国医大师亲笔真传系列

李济仁

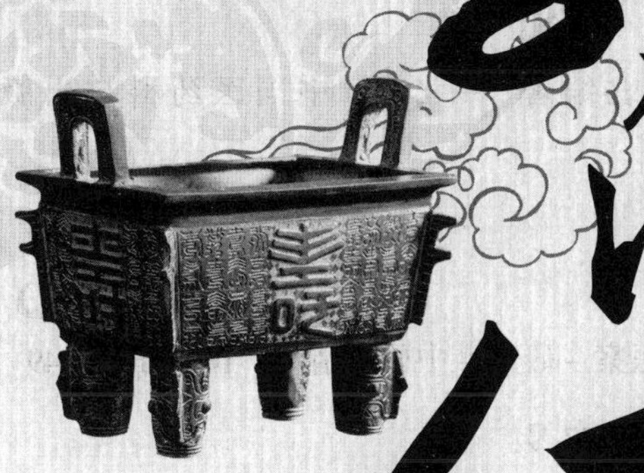

国医大师

点评杏轩医案

李济仁　胡剑北　编著

中国健康传媒集团
中国医药科技出版社

内容提要

清代名医程杏轩的《杏轩医案》是一部内容详实的医案著作。该书载案192个，包括内、外、妇、儿等科，每个医案都详细记录了患者的体质、病情、辨证经过及追访等，并载录了许多危重症的病案，本书不仅记录了治疗成功的病案，也记录了一些失误和不效的病案。李济仁教授及其研究生胡剑北为阐发《杏轩医案》各案之旨及未尽之词，按注并校的《杏轩医案并按》，方便读者理解各个病案，对临床医生、中医院校学生及中医爱好者具有较高的参考价值。

图书在版编目（CIP）数据

李济仁点评杏轩医案/李济仁，胡剑北编著．—北京：中国医药科技出版社，2014.1（2024.12重印）

（国医大师亲笔真传系列）

ISBN 978-7-5067-6429-2

Ⅰ.①李…　Ⅱ.①李…　②胡…　Ⅲ.①医案-研究-中国-清代　Ⅳ.①R249.49

中国版本图书馆CIP数据核字（2013）第237277号

美术编辑　陈君杞

版式设计　郭小平

出版　**中国健康传媒集团｜中国医药科技出版社**

地址　北京市海淀区文慧园北路甲22号

邮编　100082

电话　发行：010-62227427　邮购：010-62236938

网址　www.cmstp.com

规格　710×1020mm 1/16

印张　14 3/4

字数　194千字

版次　2014年1月第1版

印次　2024年12月第2次印刷

印刷　北京印刷集团有限责任公司

经销　全国各地新华书店

书号　ISBN 978-7-5067-6429-2

定价　45.00元

《国医大师亲笔真传系列》

总编委会

出版者的话

祖国医学源远流长，千百年来，中医药学能够传承发扬，不断创新，一代又一代的医家经验功不可没。

2009 年 4 月由原卫生部、国家中医药管理局、人力资源和社会保障部联合评选产生了我国首届 30 位“国医大师”。这是新中国成立以来，中国政府部门第一次在全国范围内评选出的国家级中医大师，是中医发展历史上重要的里程碑。

国医大师是当代中医药学术的集大成者，也是当代名老中医的杰出代表，体现着当前中医学术和临床发展的最高水平，他们的学术思想和临证经验是中医药学的宝贵财富。这些大师大都在自己的学术壮年时期，就著述颇丰，并且对目前的临床工作依旧有很强的指导性。但遗憾的是由于出版时间已久，目前市场已很难见到，部分著作甚至已成为中医学习者的收藏珍品。

基于此，我社决定出版一套《国医大师亲笔真传系列》丛书，主要挑选各位大师亲笔撰写的、曾经很有影响力、到目前还对临床具有较高实用价值的图书，重新修订再版，以满足广大临床工作者的需求，同时，也为我国的中医药传承事业尽一些微薄之力。

为使读者能够原汁原味地阅读各医家原著，我们在再版时采取尽可能保持原书原貌的原则，主要修改了原著中疏漏的编辑印制错误，规范了文字用法和体例层次。此外，为不影响原书内容的准确性，避免因换算造成的人为错误，部分旧制的药名、病名、医学术语、计量单位、现已淘汰的检测项目与方法等均不做改动，更好地保持了原貌。

本套丛书第一批有 15 个品种，为了突出每位医家的特点，我们对原书名进行了微调，具体如下：

《任继学医学全书》：包含任老亲笔编著的两本著作：《悬壶漫录》和《任继学经验集》。其中《任继学经验集》一书，还补充了一些任继学教授晚年的随笔文章和医话。

《邓铁涛医话集》：按照邓铁涛教授的建议，将《邓铁涛医话集》和《邓铁涛医话续集》两本书合并，并对相关内容进行分类和整理，以便能够更集中地反映邓老在中医学术和教育上的主要观点。

《李济仁点评杏轩医案》：原书名为《杏轩医案并按》。《杏轩医案》本身即为中医上乘之作，《李济仁点评杏轩医案》一书不仅有经作者认真点校后的《杏轩医案》全文，而且有李济仁先生为各条案例所撰写的按语、注文，实为校按古籍医书之典范。

《李济仁点评名老中医肿瘤验案》：原书名《名老中医肿瘤验案辑按》。本书搜集当代80余位名老中医治疗肿瘤之验案201篇，尤为珍贵者，书中大部分医案，为名老中医珍藏之手迹。其中有些医案更是名老中医教授生前最后时刻亲笔成文的，从未公诸于世。

《痹证痿病通论》：为《痹证通论》和《痿病通论》两本书合订而成。是李济仁教授在20世纪八九十年代编纂出版的。

《济仁医录》：保持原书名。为李济仁教授行医期间对中医理论和临床的心悟体会。

《新安名医及学术源流考》：原书名为《新安名医考》，此书不仅是一本医家人物史志，而且是一本学术性专著，可谓新安名医各家学说集大成之作。

《班秀文妇科奇难病论治》：原书名《妇科奇难病论治》。

《班秀文妇科医论医案选》：保持原书名。

《张琪脉学刍议》：原书名《脉学刍议》。

《张学文论治瘀血》：原书名《瘀血论治》。

《张学文谈中医内科急症》：原书名《中医内科急症学简编》。

《张学文临证心得手记》：原书名《张学文医学求索集》

《实用温病学》和《感证治法与类方》：此两本书是张灿玾教授早年的临床教学心得，又经近两年亲笔修改补充而成，属于第一次出版。

希望本套丛书的出版能够在一定程度上满足广大临床工作者对名医经验学习的渴求，对推动中医事业的继承和发展、弘扬民族医学和文化，做出一定的贡献。

中国医药科技出版社

2014年1月

前 言

程文囿，字观泉，号杏轩，祖居歙县东溪，清代乾隆至道光年间人，约生于乾隆26年（1761年），卒年不详。其所著《杏轩医案》分初集、续集、辑录等三集，合刊于1829年，为《明清十八家名医医案》（伊广谦 李占永 主编）之一，全书不分门类，辑录作者历年所治疑难病证验案，也有失治误治和治而不效的案例，弥显珍贵。《杏轩医案》曾七次刊行，由首届国医大师李济仁教授及其研究生胡剑北教授早年按注并校的《杏轩医案并按》亦三次印刷，其风靡程度可见一斑。《杏轩医案》于病证、病理记述颇详，审证较细致，但仍有错漏之处。李师等给予详尽的考校，加以句读，并进行贴近实际的订正，在每案后附以言简意赅、恰如其分的评述，使病案日臻完善，有益于后学者学习交流。

医案即病案，为各代医家所重视，素有“读书不如读案”之说。是医生治疗疾病时辨证、立法、处方用药的连续记录。滥觞于汉代名医淳于意所著的《诊籍》，千年流传，鼎盛于清代。清代医案之所以有所成就，在于医家们对医案的普遍关注。一方面医家对前贤医案倍加珍视，如王燕昌云：“名医立案，各有所得，流传既久，嘉惠无穷。盖临证多则阅理精，练事深则处方稳，此前贤医案所以可贵也。”（《王氏医存·凡例》）另一方面，医家对个人撰写医案格外重视，徐灵胎指出：“故治病之法，必宜先立医案。”足见当时医家书写医案已蔚然成风。传世医案较有影响的如喻昌《寓意草》、汪机《石山医案》、尤在泾《静香楼医案》、程文囿《杏轩医案》等，枚不胜举，可谓名家辈出，各领风骚。各案虽风格有所差异，但都反映了各自独特的学术思想和诊疗经验，为后人所称道。

全书共载病例192条，不仅包括内、外、妇、儿、五官等临床各科的众多内容，而且包括患者的姓名、性别、体质、病情等的记录也十分周详，使后学能对患者的病情和医者的诊治思路及结果了然于心。但是，医案尤其是古代医案难读、晦涩，即使是精彩的医案，究竟好在哪里？哪些值得效仿学习的？若非学验俱丰的医家，还真是莫衷一是。李师在医院、高校行医、执教数十年，凭借其雄厚的中医理论功底和丰富的临床经验，对《杏轩医案》进行了全面而系统的按注并校，独具慧眼，寥寥数语，勾勒出医案的精妙之处，几易其稿，著成《杏轩医案并按》一书。本书仍按原书初集、续集、辑录的顺序按注并校，按语均用通俗易懂的语言，平实的文字实事求是地评述，使深奥的医理变得通俗浅显便于学习掌握，对后学者无疑是一份不可多得的大餐。本书虽经 3 次（祖国大陆 2 次，台湾 1 次）印刷，颇受同道的好评，均很快售罄。本次应中国医药科技出版社的邀请，又因原书中存在瑕疵，故对原书进行修订校对印刷出版。

李　艳

于皖南医学院弋矶山医院国医大师工作室

癸巳蛇年仲夏

目录

初集 …… 1
许静亭翁夫人产后感邪，重用清下治验 …… 1
刘明府少君先天不足，心脾内亏治法 …… 2
鲍觉生宫詹郁伤心脾，证类噎膈，殆而复生 …… 3
洪楚峰孝廉中脏殆证，再生奇验 …… 4
方萃岩翁公郎滑精证治 …… 5
余氏子疟后变证 …… 6
汪典扬翁外孙女体弱感邪，证变抽掣 …… 7
方玉堂翁孙女暑风惊证，详论病机治法 …… 8
方宅揆翁幼孙暑风惊证，病愈之奇 …… 9
洪荔原翁尊堂大头时疫，真热假寒之证 …… 10
又夫人子嗽 …… 12
族兄奏韩挟虚伤寒，因循贻误，救治原委 …… 13
方牧夫兄尊堂寒湿内伏，加感外邪 …… 14
曹近轩翁感后食复 …… 15
曹肖岩翁春温两感危证 …… 16
又三郎麻闭急证 …… 17
吴芳崖兄幼孙胎疟 …… 18
方理丰翁中寒脱阳，殆证救苏 …… 19
方晋偕翁乃媳咳嗽成痨，预决不治 …… 20

潘氏室女经闭成痨，不治之证 …… 21
方灿侣翁腹痛蓄瘀脱血治愈，并商善后法 …… 21
农人某攻痔动血，昏晕急证 …… 23
王以仁翁乃郎暑病，热久伤阴 …… 24
又翁自病肝郁，证似外感 …… 25
吴秀森翁干脚气 …… 25
洪临川兄幼女偏废 …… 26
吴礼庭兄时感肿腮消后，睾丸肿痛 …… 27
庄炳南兄素禀火体，病治与众不同 …… 28
柳荫千兄令爱无故发斑 …… 29
柳闻莺兄挟虚伤寒，并后患阴疟误截致变拯治始末 …… 29
方绣文兄夫人怀孕，日吐清涎数碗 …… 31
曹德酧兄乃郎水肿 …… 32
方咏葭兄伤寒转疟并论胎疟病因 …… 33
闵方田兄初患少阴伤寒喉痹，治愈后患脚气，杂治成痿 …… 34
汪心涤兄夫人半产血晕危证 …… 35
吴立亭翁幼孙伤暑危证治验 …… 36
梅文彩兄令堂病类噎膈奇证 …… 37
郑鹤鸣挟阴伤寒 …… 38
郑媪便闭 …… 39
吴光先翁偏中便闭 …… 40
董千云伤寒格阳证 …… 41
许妪伤寒疑难证治 …… 42
吴某时疟变证 …… 44
族叔晓堂失志狂妄 …… 44
族人联升休息痢，证治奇验 …… 45
堂妹感冒暑风证治 …… 46

家炳然兄女肝郁气厥，实有羸状 …… 47
陈某子感证，体脉俱厥 …… 48
又妇忧劳传染药误致变 …… 50
许生母伤食腹痛 …… 51
叶习方甥麻疳 …… 52
族兄女痘证，并妇感证濒危救回大略 …… 53
菜佣某单腹胀 …… 54
胡某乃媳感证 …… 56
汪氏妇热病，喜饮沸汤 …… 57
蒋某阴暑 …… 58
汪木工感证舌苔变易之奇 …… 59
农人某伤寒，误服凉药，舌见人字纹 …… 61
李某阴证伤寒见纯红舌 …… 61
郑氏妇肝风头痛 …… 62
汪某头痛，预见真脏脉 …… 62
方氏妇目疾误治变证 …… 63
闵某心脾虚脘痛 …… 64
许细长食厥 …… 65
商人某唇衄奇证奇治 …… 66
汪氏妇鼻衄，止衄奇法 …… 66
某妇胎动下血 …… 67
吕妇产后胞衣不下，误药晕脱 …… 68
族媪血崩奇证 …… 69
方氏女孩带下，罕见之证 …… 69
洪大登痉病 …… 70
王木工反关脉 …… 70
王某血证频发 …… 71

族子石淋奇证 …… 72
曹某忍精淋痛 …… 73
王氏妇痹证 …… 74
自病臂痛 …… 74

续录 …… 76
黄敬修兄咳血 …… 76
鲍宗海风寒喘嗽误补，肺胀欲绝治验 …… 76
胡某妇脏躁，面论证治方法 …… 78
佘振如兄幼子胎痫 …… 79
柳圣依翁夫人热病战汗而解 …… 80
鲍子钦兄感风停食小恙，猝变虚脱，宜用急疗之法 …… 81
族妇眩晕，续堂弟媳所患证同，治皆无效，不药自瘥 …… 82
洪荔原翁挟虚伤寒 …… 83
洪召亭翁夫人胎动血晕，急救保全 …… 84
曹引泉翁竹筒痢 …… 85
王策勋先生幼孙痞疾 …… 86
金荫陶封翁久泻滑脱之证 …… 87
洪梅渚翁肝郁犯胃，痛呕发黄，温补药误，危而复安 …… 88
又乃爱暑邪扰胃，发热吐泻，欲作惊搐 …… 89
又乃郎湿温感证 …… 90
张汝功兄乃郎嗽久伤阴，奇治验 …… 92
又令爱暑入心包，拯治无功，后见数人证同，皆不可救，并答门人四问 …… 93
叶蔚如兄胁痛便闭，一剂而效 …… 98
曹静川翁孙女颏脱音哑 …… 99
堂妹吐证 …… 100

方萃岩翁乃郎跌后又患腹痛，药伤胃气治验 …………… 101
又翁自患阴疽，复中寒阳脱，救急治法 ……………… 102
次儿光墀单腹胀奇验 ………………………………… 103
巴声茂生布痘瘢闭险逆，一剂救转 ………………… 105
答鲍北山翁询伊郎饮澼证治始末，并商善后之策 …… 106
许玉书翁大郎腹痛吐泻危证，拯治之奇 …………… 110
又次郎脾肾阳虚，伏寒凝冱，重用温补而瘳 ………… 111
鲍宅京翁仆人中寒暴脱，救转之奇 ………………… 113
许绸之兄齿痛 ………………………………………… 114
鲍智原翁令孙痘后鬼肿溃久，药投温补而愈 ……… 115
吴尚时兄春温两感危证治愈，附载郑晋康兄令弟病同致殂之故，并诲门人 ……………………………………… 116
家芃生兄怔忡治法 …………………………………… 119
汪靖臣兄乃郎冒暑泻甚欲脱，亟挽元气一法 ……… 120
又幼女外感咳嗽，误药酿成肺痹急证 ……………… 121
黄曙堂翁乃郎头痛忽变痉厥，续见数证，皆不治 …… 122
家秀翘兄肝郁，痛伤胃气，详论病机治法 ………… 124
别驾萩田何公仆妇子痫 ……………………………… 125
鲍觉生宫詹病发三次，不能复起 …………………… 126
黄就唐表兄脘痛呕吐，危证治验 …………………… 128
燕云亭司马伏暑感证 ………………………………… 129
饶君扬翁公郎风温证治原委 ………………………… 130
饶厚卿兄幼女因热生风之证，治愈并明其理 ……… 132
又仆人肝风，用药大意 ……………………………… 133
许兑岩兄尊堂久痢治验 ……………………………… 134
许月邻翁令爱齿衄 …………………………………… 135
族弟羲寀血涌欲脱 …………………………………… 136

何少君令政传尸虫异，附载历见诸证，并详治法 …………137
汪绍由翁尊堂脱证救苏 …………140
汪商彝翁夫人风寒袭络之证 …………141
予久患腹痛，忽下瘀血而痊 …………142

辑录 …………145
庆敬斋方伯耳鸣 …………145
又公子痘证 …………145
齐方伯胁痛 …………147
福方伯哮嗽 …………147
台静亭州尊阴阳两亏，伤及奇经 …………148
长中堂病机治法 …………149
马朗山制军公子中寒阳脱，急救不及 …………150
温景侨制军饮伤脾胃，商善后之策 …………151
周都宪咳久医误，治用温肺涤邪 …………151
方耒青制军便泻溲数 …………152
曾宾谷中丞痢疾 …………153
张观察如夫人经期不调 …………154
龚暗斋观察令媳瘵证 …………155
吴春麓仪曹不寐眩晕 …………156
又少君水火失济之证 …………158
胡观察疝证 …………159
郭松厓郡侯疟疾 …………159
鲍莳春部曹尊堂血枯久伤奇经 …………160
周司马非风病后，足膝软弱 …………161
王明府夫人积聚久痛 …………162
沈虹桥广文疫证 …………163

洪广文少君损过脾胃 …… 164
鲍觉生宫詹精气内亏，详叙证治次第 …… 165
殷仲周先生筋挛便泄 …… 167
张佩韦先生肝肾两亏证治 …… 168
家近陶翁肝阳逆肺咳嗽，加感风温，标本异治 …… 169
汪舜赓翁令爱水肿 …… 170
方芷南茂才夫人产后心脾两亏之证 …… 171
鲍禹京翁夫人厥证治法节略 …… 172
张仲篪翁息贲喘嗽 …… 175
方竹坪翁头痛 …… 176
洪竝锋翁脾阳虚，寒湿内伏，重用温补治法 …… 177
洪庭光兄肝风眩晕，证类猝中 …… 178
叶振标翁证患似膈非 …… 178
洪星门翁吐血 …… 179
龚西崖兄咳血 …… 180
吴曜泉翁乃媳痉厥变幻，证治之奇 …… 181
叶震先兄肝风眩晕 …… 183
吴双翘兄幼女目疾 …… 183
江式如兄阴暑感证转为瘅疟，前后治法不同 …… 184
又乃嫂喉痛，清药过剂变证 …… 186
又患伏暑危证，拯治原委 …… 187
吴妇血崩 …… 189
许妇内伤经闭，辨明非孕 …… 190
汪孚占翁乃孙暑风惊证，反复治法 …… 191
黄禹功兄阴虚咳血，误服阳药致害 …… 193
方侣丰兄挟虚伤寒，误治致变坏病 …… 194
谢翁证治，并答所问 …… 195

饶君扬翁脾虚泻血，肺燥咳嗽，证治异歧 …………… 196
方女幔惊 …………………………………………………… 199
某妪本病风痱，加感暑邪 ……………………………… 200
胡某令郎麻后颈生瘰疬，筹治三法 ………………… 201
家若谷兄乃郎胁痛 ……………………………………… 202
梅氏女呕吐经闭 ………………………………………… 202
叶某喉痛 ………………………………………………… 203
朱百春兄令婶半产崩晕，寒热似疟 ………………… 205
王氏妇妊娠，二便闭塞 ……………………………… 206
李某鼻渊孔溃 …………………………………………… 207
王某背疡溃后，余毒未净 …………………………… 208
王锡章肺肾虚喘，畏补致脱 ………………………… 209
吴媪肺痹 ………………………………………………… 209
施妇感证 ………………………………………………… 211
江妇崩证 ………………………………………………… 212
江氏子足痹，误治成废 ……………………………… 213
叶翰周世侄感证反复，状类内伤 …………………… 214

附录 ………………………………………………………… 216

初　集

许静亭翁夫人产后感邪，重用清下治验

丹溪云：产后当以大补气血为主，他证从末治之。言固善矣，然事竟有不可执者。乾隆乙巳仲夏，岩镇许静（亭）翁夫人病，延诊。据述：产后十二朝，初起洒淅寒热，医投温散不解，即进温补，病渐加重，发热不退，口渴心烦，胸闷便闭。时值溽暑，病人楼居，闭户塞牖。诊脉弦数，视舌苔黄。告静翁曰："夫人病候，乃产后感邪，医药姑息，邪无出路，郁而为热。今日本欲即用重剂清解，恐生疑畏，且与一柴胡饮试之，但病重药轻，不能见效，明早再为进步。"并令移榻下楼，免暑气蒸逼。诘朝视之，脉证如故，舌苔转黑，众犹疑是阴证。予曰："不然。阴阳二证，舌苔皆黑。阴证舌黑，黑而润滑，病初即见，肾水凌心也；阳证舌黑，黑而焦干，热久才见，薪化炭也。"前方力薄，不能胜任，议用白虎汤加芩连。饮药周时，家人报曰："热退手足微冷。"少顷，又曰："周身冷甚。"静翁骇然，亦谓恐系阴证，服此药必殆。予曰："无忧。果系阴证，服温补药效矣，否则昨服柴胡饮死矣，安能延至此刻？此即仲景所谓热深厥亦深也。姑待之。"薄暮厥回，复热烦渴，欲饮冷水。令取井水一碗与饮，甚快。予曰："扬汤止沸，不若釜底抽薪。"竟与玉烛散下之。初服不动，再剂便解黑矢五六枚，热势稍轻，改用玉女煎数剂，诸候悉平，调养经月而愈。众尚虑其产后凉药服多，不能生育。予曰："无伤。经曰：有故无殒。"至今廿载，数生子女矣。壬戌岁，与订朱陈焉❶。予来岩镇谭医，自静翁始。

【**按语**】"产后当以大补气血为主，他证从末治之"，一般医者多拘于是说。唯程氏则以辨证为重，虽清下之剂，亦不忌投。观其治许妇之

❶ 缔结婚姻。

疾，即知其运用之妙。

许妇产后十二日即为外邪所感，其时正当溽暑凌人，病家为慎风寒又闭户塞牖。以新产之虚，复蒙烦热之扰，焉有不益增其恙耶！若医者明乎三因制宜，审证立方，投以疏解，或可应验。惜其拘于“产后宜温”之训，妄施温散、温补，以至邪无出路，郁而发热，“发热不退，口渴心烦，胸闷便闭”矣。

程氏鉴于前治之非，立足于辨证之点，投以景岳之柴胡饮试治，以清其外邪内火，然因“力薄不能胜任”，“脉证如故，舌苔转黑”。继而又进白虎汤加芩连为治，病人虽然热退但手足微冷，渐至周身冷甚。此时，众皆骇然而疑，恐系阴证。唯程氏胸有成竹，据理明辨，终以玉烛散下之，以图釜底抽薪，解其症结。方中归尾、川芎活血行气，以顾护其产后；生地、赤芍清热凉血，以防止热与血结，邪入血室；更有大黄、芒硝荡涤邪热；甘草和中养胃，合而达到推陈致新之目的。药后，果“解黑矢五、六枚，热势稍轻”。继以玉女煎一清阳明气火之余，二补少阴阴精之乏，而顾其全，“经月而愈”。

综上可见，程氏治病，师古而不泥于古，要在审证求因，循因论治，实足为医者范。

刘明府少君先天不足，心脾内亏治法

刘少君年近三旬，春间由都来徽，抱疾数月，食减形倦，心悸少寐，浮火上升，间或见血。医云：肝肺火盛。药投清降，屡治不效。金文舫中翰，荐延予诊。谓曰：“病由先天不足，心脾内亏所致。”丹溪云：虚火可补、实火可泻。虚以实治，宜乎无功。拟黑归脾汤合生脉散，数服稍应。复诊令照原方再进，诸恙渐平，接服丸药。次春北上，秋归晤之，状貌丰腴，前病如失。

【按语】肾主先天，“先天不足”应责之于肾。心主血脉，脾主运化，“心脾内亏”必然运化不良、营阴亏损。故患者“食减形倦，心悸少寐，浮火上升，间或见血”。此证虚象毕露，前医以事证论治，自难取效。

须知辨证不明虚事，药饵妄投，已属误人，而虚以实治，则误人更甚。因此，孙思邈指责此种医生为“含灵巨贼”，并不为过。《内经》早已指出：“邪气盛则实，精气夺则虚”，虚实概念，极为明确，今竟不辨，医之过也。

程氏根据本案证情，诊为“先天不足，心脾内亏”，至为确切。方用黑归脾汤补其心脾，合生脉散益其气阴，药证相符，故获良效。

鲍觉生宫詹郁伤心脾，证类噎膈，殆而复生

鲍宫詹未第时❶，游昆陵幕，抱疴半载，百治不痊。因买舟回里，延予治之。望色颊赤面青。诊脉虚弦细急。自述数月来通宵不寐，闻声即惊，畏见亲朋，胸膈嘈痛，食粥一盂，且呕其半，粪如羊矢，色绿而坚，平时作文颇敏，今则只字难书，得无已成膈症耶？予曰：“君质本弱，兼多抑郁，心脾受伤。脾不能为胃行其津液，故食阻；二肠无所禀接，故便干。若在高年，即虑成膈，今方少壮，犹可无虞。”方仿逍遥、归脾出入，服至数十剂，病尚未减，众忧之。予曰：“内伤日久，原无速效，况病关情志，当内顾静养，未可徒恃药力。”续得弄璋之喜❷。予曰：“喜能胜忧，病可却矣。”半月后，果渐瘥，仍劝往僧斋静养。共服煎药百剂，丸药数斤乃瘳。因更号觉生，盖幸其殆而复生也。

【按语】七情之郁，病发多端，隐曲不伸，药难独效，此不易之理也。患者素体不强，且多抑郁，郁而不解，肝气何舒？肝病及脾，故“食粥一盂，且呕其半”，生化无源，心失所养，神不宁舍，宜其“通宵不寐，闻声即惊”。有诸内必形诸外，“颊青面赤”，非无其因；“脉虚弦细急”，实有所本。既然“郁伤心脾”，缘何证类噎膈？殆本景岳之论欤！景岳云：“噎膈一证，必忧郁思虑，积劳积郁，或酒色过度伤阴，阴伤则精血枯涸，气不行则噎膈病于上，精血枯涸则燥结病于下。”证情相似，故曰“类之”。况手少阴与足太阴之脉，皆贯穿横膈，夹食道而傍行乎！

---

❶ 参加科举考试未能录取时。

❷ 生男孩的喜事。

程氏洞察病情，不为类似所惑。方仿“逍遥”、“归脾”出入，法虽至善，而效不彰明。岂“逍遥”不能疏肝解郁，“归脾”不能健脾养心耶？非也。因情志之郁，精神因素起主导作用。两方虽均可改善精神状态，但“抱疴半载”，焉能速效。医者明乎此，而嘱患者达观静养，后得弄璋之喜，病果渐瘥。内经虽有五郁之治，犹恐难获全功，而病者养性怡情，竟使沉疴渐起，事堪效法。

洪楚峰孝廉中脏殆证，再生奇验

洪楚峰孝廉病，遣使延诊。问其使曰：“何候?”曰：“中风。”问：“年几何?”曰：“耋矣。”予曰：“殆证也。”辞不往。使者强之，将及门，闻邻人语云：“病将就木，医来何为，若能起之，其卢扁乎。”入视，身僵若尸，神昏不语，目合口张，声鼾痰鸣。遗尿手撒。切脉虚大歇至。予曰：“此中脏也。高年脏真已亏，况见五绝之候，不可为矣。”其弟曰：“固知病不可为，然尚有一息之存，安忍坐视，求惠一方❶，姑冀万一。”勉处地黄饮子，合大补元煎，以为聊尽人事而已，讵意服药后，痰平鼾定，目开能言。再剂神清食进。复诊更加河车、鹿茸，脉证大转。续订丸方付之，半载后，因视他病，过其家，见翁矍铄如常矣。

【按语】“中风”之为病，在程度上有轻重之不同，依次可分为：中络、中经、中腑、中脏四种。要以中脏为最严重。此例患者，切脉则“虚大歇至”，症状为“身僵若尸……”，病情危殆，故为“中脏”。其所以如此，《内经》谓“邪入于脏”。《医宗金鉴》谓“神昏不语，口缓，邪在脏也”。足见程氏辨证之准。

其论治，有攻风劫痰，养血润燥，补气培元之法。但须知“真中风”（外风）与“类中风”（内风）之分。如果辨证不明，取治乖乱，不但毫无疗效，甚至加重危机。程氏根据患者年已至耋（80岁），阴阳并损，无阴则阳无以化之理而用温柔濡润通补之地黄饮子合大补元煎为治，可谓得法。倘用羌防星半、乌附细辛以祛风豁痰，虚当实治，则祸不旋踵，能

❶ 光绪六年刻本：“求惠一七”。

不审慎。

其遣方，以《宣明论》中地黄饮子为主治，功能滋肾阴，温肾阳，化痰开窍。此对舌不能言、足不能步之喑痱病是卓有疗效的。审喑痱之病机，是由于肾元虚衰，虚阳上浮，痰浊随之上泛，堵塞窍道所致。故本方配伍的特点，即在于温肾滋阴同用，也是为了针对中风一病的特殊证候而设。此例患者"神昏不语，目合口张，声鼾痰鸣，遗尿手撒"，要非阴气衰竭于下，阳气暴脱于上，决不至于出现如此危象。所以用熟地、山萸肉补益肾阴，壮水以济火；巴戟天、肉苁蓉、附子、肉桂温养肾阳，更能引火归源。为加强益阴之效，故用石斛、麦冬滋水清火，兼制桂附之刚燥；为制止真阳失守，火动痰生，痰浊上泛，堵塞窍道，故用菖蒲、远志，开窍化痰；再配以茯苓之淡渗，五味之酸收，薄荷之散，姜枣之调和营卫，可谓阴阳并顾、温润同施而治中风失语之良方。更加参、草、归、杞、山药、杜仲，合成大补元煎，以补气血大虚，肾精亏损，其效益捷。

方萃岩翁公郎滑精证治

萃翁公郎，禀质向亏，诵读烦劳，心神伤耗。初病浮火上升，继则阳强不密，精时自下，诊脉虚细无力。方定六味地黄汤，除茯苓、泽泻，加麦冬、五味、远志、枣仁、牡蛎、芡实。期以功成百日。服药数剂未应，更医病状依然。复召诊视，予曰："此水火失济象也，岂能速效。"仍用前方，再加龙骨、蒺藜、桑螵蛸、莲蕊须，合乎滑者涩之之意。守服两旬，虚阳渐敛，精下日减，但病久形羸食少，究由脾胃有亏。经云：肾者主水，受五脏六腑之精而藏之。是精藏于肾，非生于肾也。譬诸钱粮虽贮库中，然非库中自出。须补脾胃化源，欲于前方内参入脾药，嫌其杂而不专，乃从脾肾分治之法。早用参苓白术散，晚间仍进前药，服之益效。续拟丸方，调养而瘳。

【按语】一般认为：因梦交而泄者称为梦遗，不因梦交而泄者称为滑精。前者属心肾火旺，偏于实；后者属肾不固摄，偏于虚。又有"有梦为心病，无梦为肾病"之说。其实这种截然划分之见，未必尽善。朱丹溪曾云："主闭藏者肾也，主疏泄者肝也，二者皆有相火，而其系上属于心，心君火也，为物所感则易动，心动则相火亦动，动则精自走，相火翕然而起，虽不交会，亦暗流而自疏泄矣。"所以梦遗未必肾阴不虚，滑精亦能引动心肝之火。何去何从，当以临床见证为主。

"禀质向亏，诵读烦劳，心神耗伤"，此乃患者致病之由，"初病浮火上升，继则阳强不密，精时自下"，则为病情发展表现。由此可见，其神伤于上，精败于下，心肾不交，至为明晰。程氏选用六味地黄汤加味，以滋肾阴亏耗，而制虚阳浮越，既切合病机，且符"阴阳之要，阳密乃固"之经旨。病家不察，更医不效，再次求治。程氏一本初衷，仍以前方再进，守服渐效，可资说明。但以久伤之精气难复，虚损之形体何康？叶香岩云："内经治五损，治各不同，越人有上损从阳、下损从阴之议，是必纳谷资生，脾胃后天得振，始望精气生于谷食。"因从脾肾分治之法。于一日之中，施二脏之治，既可独立取效，又能相互支持，途虽不同，而目的则一。经治之后，效益彰明，可谓得法。

余氏子疟后变证

余氏子八龄，形瘦阴虚，夏患瘅疟，愈后失调。值秋燥时，偶作寒热，幼科泛投疏散之剂，转致躁扰搐搦，危证百出。余翁求视，以决生死。予视其儿，肢掣痰鸣，身热烦躁，势颇危笃。诊脉神根未败。予曰："疾固剧矣，然尚可生。"翁喜叩其说。予曰："'惊风一证，时世无传'小儿受害，不可胜数。喻氏虽辟其谬，特重外感轻内伤。经曰：东方青色，入通于肝，其病发惊骇。医昧病因，用方通套，偶遇强实而应者有之。特此儿所患，本非外因，良由肾水下虚，肝失所养，木逢金制，故作寒热，状似外感，误投疏散，津液更伤，因而肝风鼓动，变幻若此。予尚望其生者，因其脉犹未败耳。方拟六味地黄汤。滋水生木，更加归芍甘草钩藤之属，和阳熄风，风熄而惊自定矣。"翁闻言甚悦。服药痰平热退，不搐不烦，另制膏子药与服痉愈。

【按语】惊风或称惊厥，以抽搐和意识不清为特征。其病因较为复杂，但以风、火二邪为主。《内经》云："诸暴强直，皆属于风，""诸热瞀瘈，皆属于火。”由于小儿体属纯阳，受邪之后，极易化热，更因脏腑娇嫩，形气未充，不耐高热影响，以致热极生风。故喻嘉言曰：“重外感，轻内伤”，或本于此。

本案患儿乃疟后变证，其本在于形瘦阴虚，病后失养，虽因秋燥引起寒热，究不能与风、火二邪所致可比。所以不可泛投疏散之剂，投之不仅难以获效，而且损津耗液，益伤其正，于是“躁扰搐搦，危证百出”，能不审慎！

对此“肢掣痰鸣，身热烦躁”之危候，究以何法治疗为善？经云：“治病必求其本”，实有重要临床意义。程氏根据患儿体质素虚，病后失养，和诊脉神根未败之症情，而认为病虽危重，但尚有生机，状似外感，实则内伤，以滋水生木、和阳熄风之法。而用地黄丸加味救治，使患者转危为安，非大匠之功，不能为也，钱仲阳曾云：“身体壮热，目上视，手足动摇，口内生热涎，颈项强急，此肝阳旺也，当补肾治肝。”补肾用地黄丸在于“壮水之主以制阳光。”程氏所以不用泻青丸治肝者，殆鉴于患儿疟后变证以虚为主之故欤！

汪典扬翁外孙女体弱感邪，证变抽掣

典翁外孙女，年三岁，病经旬日，发热便泻。初服疏导药不应，忽作抽掣，复请前医视之，云系动惊，更加金药琥珀。典翁邀予商酌。望其儿，色白神疲，头身虽热，四肢冰冷，按脉沉细无力。谓曰：“病乃质亏感邪，便泻多日，脾元受伤，以致肝风内动，金石之品，不可用也。”拟六君子汤加炮姜、桂枝。服药热退泻稀，再服肢温泻止，惊亦不作。

【按语】本案患儿病由“体弱感邪”而起，以治不得法，“证变抽掣”。其所以不得法者，医只考虑感邪之一面，而忽略质亏之另一面，故以疏导为治不应。迨“证变抽掣”之时，医又欲以金药镇之，琥珀安之，是舍体质病机于不顾也。

须知小儿机体柔弱，感邪之后，每易病势枭张，出现实证。但邪气既盛，正气易伤，又可迅速转为虚证，或虚实并见。同时其“稚阴未长”，易阴伤阳亢而为热；“稚阳未充”，又易衰竭而为寒。若只拘一格，不经其他，必致谬误。

程氏诊视患儿“色白神疲”，“脉沉细无力”，知其阴血不能荣于经脉；“头身虽热，四肢冰冷”，明乎阳气难以布于四末；兼以泻甚伤脾，土虚木乘，故作抽掣。虞抟云：“盖脾虚则生风，风盛则筋急。”沈金鳌按之曰：“脾虚则生风者，非风自脾而生，以脾虚则木必强，乃风生于肝也。风盛则筋急，以肝主筋故”。（《幼科释谜》）。当此之时，必须补气健脾，以培其元，岂可以金石之品，重镇肝木！其疏六君子汤者，在于壮土以制木也。桂枝能温通经脉，炮姜可止泻温中，故加之而取速效。

方玉堂翁孙女暑风惊证，详论病机治法

玉翁孙女年四龄，夏间感受暑风，热发不退，肢搐体僵，目斜口啮。予曰：“此暑风急惊也。暑喜伤心，风喜伤肝，心肝为脏，脏者藏也，邪难入亦复难出，证虽可治，然非旦晚能愈，且内服煎药，仍须参以外治之法。”令挑黄土一石，捶细摊子凉地，上铺荷叶，再用蒲席与儿垫卧，慎勿姑息，俟热退惊定，方可抱起。药用防风、香薷、柴胡、钩藤、连翘、川连、石膏、木通、生甘草，引加鲜菖蒲、扁荚叶，清暑疏风，一切金石之类，概置不用。盖病因暑风生热，热生惊，金石镇坠锢邪，最为害事。依法服药，守至七朝，热退惊定。渠家以为病愈，恐久卧凉地不宜，将儿抱置床上，当晚热复发。予令仍放土上，热即退。尚不之信，次晚复抱起，热又发，乃问所由。予曰：“邪未净也。”又问：“邪何日可净？”予曰：“伤寒以十二朝为经尽，大概亦需此期。”届期上床安卧，不复热矣。药换养阴调和肝胃，诸恙皆平。唯喑哑不能言，其母忧甚。予曰：“无伤，将自复。”阅三月，果能言。予按此证，小儿夏间患者甚多，治不如法，往往不救，较之寻常惊证特异。考诸古训，鲜有发明。唯近时吾郡许宣治先生，叙有十则，辨论颇详。至若卧置土上，垫用荷叶一法犹未言及。予治此证，每用此法获验，盖土能吸热，荷叶清暑故耳。特其惊之作，必由热盛而成。然有一热即作者，有热二三日而作者，其状悉皆昏迷搐搦，肢厥咬牙，轻者时昏时醒，重者七日方苏，极重者至十二朝始转。若由吐泻而起，脉细质亏，不能受清凉者，多不可治。倘不因吐

泻，一热即惊，脉洪质实，能受清凉者，十中可救七八，勿视其危而弃之也。再按惊后喑哑一证，诸书亦未论及，每见证轻者，病后多无此患，重者有之。然有喑至一两月愈者，有三四月愈者，有终身不愈者。予堂侄女，惊后数载始能言。又见保村族人子，惊后喑哑，至今十余年，竟不能愈，其故总因多服金石之药所致。若未服此等药，虽包络暂闭，当自开耳。

【按语】“暑风”一证，从内科角度言，有指伤暑之后，又感风邪，手足时有搐搦者；也有指暑温病，因热盛而见昏迷抽搐者。二说虽不完全一致，但其致病因素却一也。从西医学看，此病相当于“病毒性乙型脑炎”。

本案患儿夏季染疴，又有“发热不退，肢搐体僵，目斜口啮”之见症，故曰：“此暑风惊证也。”暑风致病，易犯心肝，抽搐神昏，每多出现。程氏以清暑疏风内治，固属常法，然将黄土捶细摊于凉地，铺以荷叶，卧儿于其上，却属创新。按物体本可传热，儿热既高，置于凉地，热向凉处走，犹水向低处流也。奈病家不明其理，两次移儿于床上，热均复发，盖以床温高于凉地，体热不能散发之故。所谓邪净之日，以十二经传尽为期，未必尽然，但以凉导热，信不可疑，久则邪净，或可预期。证诸程言“予治此证，每用此法获验”不谬。在热退神清之后，继以养阴濡液，调肝和胃为法，亦妥。

经云：“诸热瞀瘛，皆属于火”，热盛则生风，风盛则搐搦，风火相煽，心包受害，神迷肢厥，惊证作矣。然证情有轻重，愈期有早迟，体质有强弱，发病有异同，故有可救与不可救之分，程氏之论，甚当。唯惊后喑哑，为今之患“乙脑”者常见之后遗症，愈否？应视大脑皮质语言中枢受损程度如何来定，似非“多服金石之药”之咎。

方宅揆翁幼孙暑风惊证，病愈之奇

宅翁幼孙，夏月患暑风惊证，热盛神迷，肢掣、齿龂、目斜。予照治玉翁孙女法，数日证犹不转，不啼不食，气息奄奄，俨如就毙，翁以为殆。予曰：“病诚可畏，若在他候，则无生理，唯此证乃暑邪内闭心窍，幸得窍开，尚可挽回。”仍令守视勿懈。一夕迅雷骤至，儿卧地上，忽然作声，如梦初觉。此后神明渐苏，热平惊定。斯证予虽为治愈，然理殊不可测。岂雷气通于心，雷动则蛰启，心为邪闭，得雷声而启耶？

【按语】本案患儿症情与方玉堂翁孙女相似，所不同者，前案虽热盛惊厥，但尚未至“气息奄奄，俨如就毙”之际，故用“黄土吸热，荷叶清暑”获效。本案已达到严重阶段，甚至“翁以为殆”，医亦言“病诚可畏”。岂前法所能立见其效耶？程氏并未因其难治而束手，深知证属“暑邪内闭心窍”，非窍开不能愈也。盖以“心为君主之官，神明出焉”。“神”，从西医学看，系指人体高级中枢神经之功能活动，此种活动中医学认为由心主宰，故又有“心主神明”之说。“主不明，则十二官危”，可见邪闭心窍，神明失所，各脏腑就不能进行正常活动。所以程氏说：“幸得窍开，尚可挽回。”此种见解，非学验俱丰者莫办。然则窍何以开？此时，案中未言投药，只“令守候勿懈”，此或因“齿龄”之故。其所奇者“一夕迅雷骤至”儿竟苏醒，疑为雷气通心，雷动蛰启，其实不然。在临床上常见“乙型脑炎”患者，当其逾越危险期之后，常因多次呼唤其名而得苏，此迅雷之用，震撼大地，对神识昏迷之人是一种强烈刺激，引起中枢神经系统积极反应，因而苏醒，未始不可解释。至于“热平惊定”，似非雷声使然，实乃程氏外治之功也。

洪荔原翁尊堂大头时疫，真热假寒之证

荔翁尊堂，年届六旬，初发寒热，疏散不解，越日头颅红肿，渐及面目颐颊，舌焦口渴，发热脉数。予视之曰：“此大头时疫证也。东垣普济消毒饮最妙。”翁云：“家慈向患肠风，体质素弱，苦寒之剂，恐难胜耳。”予曰：“有病当之不害，若恐药峻，方内不用黄连亦可。”市药煎熟，仅饮一杯，旋复吐出，病人自觉喉冷，吸气如冰，以袖掩口始快。众见其拒药喉冷，疑药有误，促予复诊，商欲更方。细审脉证，复告翁曰：“此正丹溪所谓病人自觉冷者，非真冷也，因热郁于内，而外反见寒象耳。其饮药旋吐者，此诸逆冲上，皆属于火也。如盈炉之炭，有热无焰，试以杯水沃之，自必烟焰上腾。前治不谬，毋庸迟疑。”令将前药饮毕，

喉冷渐除，随服复煎，干渴更甚，头肿舌焦如前。荔翁着急，无所适从。予曰："无他，病重药轻耳。再加黄连，多服自效。"如言服至匝旬，热退肿消，诸恙尽释。可见寒热真假之间，最易惑人。若非细心审察，能不为所误耶。

【按语】"大头时疫"即大头瘟也。此病多因感受风热疫毒之气，蕴于上焦心肺，上攻头面所致。其症状《瘟疫论》言之甚详，主要有"憎寒壮热，体重，头面肿甚，目不能开，上喘，咽喉不利，舌干口燥"。本案虽无体重，上喘，咽喉不利等表现，但其余症情恰相吻合。而张景岳则谓："腮面红肿"是虾蟆瘟。其实即西医学所称的"颜面丹毒"或"腮腺炎"。

此例患者在服用普济消毒饮时"拒药侯冷"，"吸气如冰"，果真冷耶？非也。乃阳盛格阴之病理反应，系热极生寒实非真寒的一种反常现象。医者如不细审病机，临证茫然，或迷于假象，热当寒治，祸不旋踵。然则何以辨其真伪？张景岳言之甚善。他说："假寒者外虽寒而内则热，脉数有加，或沉而鼓击，或身寒恶衣，或便热秘结，或烦渴引饮，或肠垢臭秽，此则恶寒非寒，明是热证，所谓热极反兼寒化，……"据此，足见"头颅红肿、舌焦，口渴发热，脉数"之病人，确为真热假寒之证，故程氏坚以原药服治，并据药后寒除，热渴更增之象，增益黄连进之获效。

对于"真热假寒"之证治，如因病势嚣张而致服药格拒，可用《素问·五常政大论》所云："治热以寒、温而行之"反佐法。本案之所以未用此法，可能由于初治时未见病人有"寒象"，直至服药时，始"喉冷"、"吸气如冰"之故。其所以如此者，程氏认为：如水沃盈炉之炭，烟焰上腾耳。后仍"令将前药饮毕，喉冷渐除"，未见格拒；此正是医者辨证准确，良药对症耳。普济消毒饮出自李东垣之手，见于《证治准绳》，功能清热解毒、疏风消肿，为治风热疫毒上攻头面之"大头瘟"有效方剂。其中芩连用量最大，目的在于清泻上焦心肺热毒以治本，牛蒡子、薄荷、连翘、僵蚕以疏散风热而消头面之肿；玄参、桔梗、马勃、板蓝根以清咽解毒。再辅以陈皮理气，甘草和中，升柴升阳散热，引药上行而竟全功。故程氏谓"最妙"。

据现在临床报道，用普济消毒饮治流行性腮腺炎极效。因其中芩、连、玄、勃等有抑菌、杀菌作用；板蓝根，连翘、僵蚕有抑制病毒效果。

又夫人子嗽

荔翁夫人，怀孕数月，嗽喘胸痹，夜不安卧，食少形羸。予曰："此子嗽也。病由胎火上冲，肺金被刑，相傅失职，治节不行。经云：咳嗽上气，厥在胸中，过在阳明太阴。夫嗽则周身百脉震动，久嗽不已，必致动胎。古治子嗽，有紫菀散❶、百合汤❷，法犹未善，鄙见唯补肺阿胶汤，内有甘草、兜铃、杏仁、牛蒡，清金降火，糯米、阿胶，润肺安胎。一方而胎病两调，至稳至当。"服药两日咳嗽虽减，喘痹未舒。方内加苇茎一味，取其色白中空，轻清宣痹再服数剂，胸宽喘定，逾月分娩无恙。

【按语】 妇女妊娠期中，咳嗽不已，甚或五心烦热，胎动不安，称为"子嗽"。此病之产生，多因平素阴亏，肺阴不足，怀孕以后，血聚于下以养胎，则血虚而阴液愈亏，水亏火盛，虚火上炎，灼肺伤津，肺失濡润，遂成燥咳。亦有因风寒袭肺，或痰湿内停而致者。

由于发病之因不同，治疗之法亦各有所异。因聚血养胎、阴虚火动者，治宜养阴清热，因风寒袭肺者，治宜解表宣肺，因痰湿内停者，治宜理气化痰。但其相同之处，均须在止咳同时予以安胎。正如程氏所说："嗽则周身百脉震动，久嗽不已，必致动胎。"因此胎病两调，乃为子嗽需要。

本案系属胎火刑金之候，急应清金以止嗽，降火以抽薪。虽然"有故无殒"，但应力求万全。补肺阿胶汤能治阴虚火盛之喘嗽，又可补血安胎，足承其任，故选用之。而紫菀散疑为紫菀汤，只能治肺痨咳吐痰血；百合汤疑为百合固金汤，只能治肺肾阴虚、虚火上炎之咳喘，均无安胎之效，故舍弃之。程氏用心亦良苦也。

❶❷ 王海藏"紫菀汤"中，虽有阿胶之补，但有茯苓之渗，"济生紫菀汤"药性偏温，系治寒咳喘息而无热者。百合汤系治气机郁滞之胃脘疼痛。程氏所说紫菀散、百合汤，究属何方，只有存疑。

族兄奏韩挟虚伤寒，因循贻误，拯治原委

族兄奏韩，年逾四旬，外腴内亏，邪乘虚入，寒热咳嗽，头身疼痛，脉大无力。予初投温散不解，转用补中益气汤加姜枣辅正托邪，语其侄曰：“令叔病候不轻，慎勿泛视。”旁人以为病轻药重更医，漫不为意，迁延数日，势渐鸱张。延同道余朗亭先生诊治，不肯立方。既而曰：“程某现在比邻，胡不邀来同议。”乃复相招。观其病状增剧，面红目赤，舌黑唇焦，神识昏乱，脉息豁大空虚，势欲内陷。因与余君商以壮中温托，仿六味回阳饮方法。无如渠家皆系女流，其侄少不谙医理，或谓烦热若此，再投姜附，必致踰墙上屋。故此迟疑，药不敢服。又复因循，病势更剧。再请余君不至，阖家张皇。其侄偕鲍履平兄来舍恳治，并乞扎邀余君。予为作书，余君始至。宾朋交集，时金若融兄在坐，私谓予曰：“子可尽力举方，服药之事，吾能任之。”复与余君斟酌，仍用前方。融兄俟药煎熟，面督复下。次日神采稍回，脉象渐敛。方除炮姜，加枸杞、山萸，又服一剂，热退舌润。再将附子分两减半，加杜仲、山药。继进大补元煎，两月始康。

【按语】《伤寒论》云：“太阳病或已发热，或未发热，必恶寒，体痛，呕逆，脉阴阳俱紧者，名为伤寒。”所谓伤寒挟虚者，因其脉大无力也。初治“温散不解”，似嫌治偏于实；继虽“扶正托邪”，又未免治偏于虚。两治不效，医者始谓之“病候不轻”，其实在治法上似有失于偏颇耳。病家固有因循之过，医者又何尝无贻误之嫌。

由于失治而致病情增剧，热势鸱张。因为热甚伤阴，故见“面红目赤，舌黑唇焦，神识昏乱”。因为阴伤阳耗，故见“脉息豁大空虚”。在此“势欲内陷”之时，程氏力纠过去之偏，断然以景岳六味回阳饮壮中温托，堪称卓见。《内经》云：“阴在内，阳之守也，阳在内，阴之使也”。现阳不能卫于外，阴何以守诸内，如不回阳救阴，必然阴阳离决。

六味回阳饮系治热性病伤阴耗阳而致阴阳将脱之专方。方中重用人参二两，辅以姜附，回阳之力甚强，熟地一两，辅以归、草，滋阴之功亦著，故首剂即效。继则随证化裁，终使阴平阳秘。

由此可见，治病必求于本。王清任云："本源一错，万虑皆失"。至于阴阳乃万物变化之根本。所以有"察色按脉，先别阴阳"之议。本例初治不效，实因未能真正掌握"其本"，后治效速，乃知阴伤阳耗，势欲内陷之故。察乎此者，芩、连、姜、附，尽可回春，参、术、硝、黄，并能起死……何虑乎"烦热若此，再投姜附"哉。

方牧夫兄尊堂寒湿内伏，加感外邪

嘉庆甲子初秋，牧兄邀视伊母恙。云："家慈年逾五旬，外腴内亏，病经八日，上热下冷，痰多汗少，咳嗽作呕。昔患淋痛，兹亦带发。医为散风清暑，治俱不应，又以为肝火，拟用龙胆泻肝汤。"求为决之。予曰："淋证为本，感证为标，从本从标，当观病之缓急，未可臆断也。"比往诊视，脉细面青，身热足冷。时正酷热，病人犹盖毡被，舌苔白滑，胸腹胀闷，不渴不饥。谓牧兄曰："尊堂之病，乃寒湿内伏，加感外邪，治宜温中逐邪，淋痛无暇兼顾。"方用苍白二陈汤，加姜附、白蔻以温中燥湿，桂枝、秦艽以彻其表。牧兄问："服药以何为验？何期可愈？"予曰："伤寒以舌为凭，舌苔退净，病邪自清，计非二候不可。"初服舌苔稍退，再剂已退其半，服至四剂，寒热全解，舌苔退净，淋痛亦止。唯腹闷食少，大便未行。次日忽便泻数次，佥以伤寒漏底为虑。予曰："无妨。仲圣云：胃家实，秽腐当去也。"方易六君子汤加谷芽、苡仁、泽泻、神曲健脾渗湿。三日内共泻二十余行，始得胸宽食进。越日忽又发热，诊脉浮大。予曰："此复感也。"牧兄曰："病人日来，俱卧帐中，邪何由入？"予曰："想因日前便泻，夜间下床，恙久体虚，易于感耳。"仍用六君子汤，加姜附秦艽，一服即平。

【按语】六淫之邪，可以互相兼感而发病，所谓"寒湿"者，即：二邪兼而有之也。但有外受与内伏之分。外受寒邪，法当表散，如兼湿者不可大汗；内伏寒邪，治宜温中，如兼温者，应加渗化，若肾阳充旺，脾土健运，则寒湿之证，难以为虐矣。

患者"脉细面青"，"舌苔白滑"，寒湿之象已具，"身热足冷"，阳气被遏可知。"时正酷热，犹盖毡被"，乃真寒也；"胸腹胀闷，不渴不饥”，脾苦湿也。且其“痰多汗少”，实由寒凝湿聚犯肺所致，“咳嗽作呕”，宁非痰阻气逆以成。程氏诊为“寒湿内伏，加感外邪”，所见甚是。非若前医或误为暑风；或疑为肝火，反其道而行之，焉能获效。

既为“寒湿内伏”，自以温中燥湿健脾为要，宿恙淋痛，岂能兼顾。爰以苍白二陈汤加味主治。因二陈汤有燥湿化痰、理气和中之功，而苍术、白术却同为健脾良品。其不同者：白术苦甘性缓，补多于散，苍术辛苦性烈，散多于补。前者以补脾益气为主，后者以燥湿健脾见长。二者同用，补燥兼行，更益“二陈”之效。况加姜附以温中，白蔻以化湿，芎、桂以彻表邪。此乃医者临证敏思，学古知变之故也。

服药之后，患者虽然“寒热全解，舌苔退净，淋痛亦止”，但便泻频仍，新波又起。或谓“伤寒漏底”，预后堪虞；而程氏则谓“秽腐当去”，何虑之有？乃以六君子汤加味续治。终使“胸宽食进”。后复感邪发热，浮大之脉，彰于指下，仍以原方加温中彻表之品再进，诸症皆平。

由此观之。在二病并发之时，要舍其次而就其主；在寒热虚实之间，要明于辨而不能惑于议。否则，安能谨守病机，遣方用药哉。

曹近轩翁感后食复

近翁同道友也，夏月患感证，自用白虎汤治愈后，因饮食不节，病复发热腹胀，服消导药不效，再服白虎汤亦不效。热盛口渴，舌黄便闭。予曰：“此食复也。”投以枳实栀豉汤，加大黄，一剂和，二剂已。仲景祖方，用之对证，无不桴鼓相应。

【**按语**】“食复”一名，见于《伤寒论》，即因饮食失宜，引起疾病复发之谓也。患者因暑月感邪，服白虎汤而愈，显属阳明热盛而入于气分之实证，有所谓“四大”（大热、大汗、大渴、脉洪大）之表现者。阳明属胃，热盛则耗气伤阴，既愈之后，应慎于饮食，否则，极易引起“食复”之患。其所以再服白虎汤不效者，盖因证情有变耳。此时虽有“热盛、口渴、舌黄”之象，但“腹胀”、“便闭”，却非白虎汤证所应有。白虎汤证虽内外大热，但尚未至腑实便秘，故既不宜下，亦不宜苦寒直折更伤其阴，此理甚明。今就已变之证，而用未变之方，胶柱鼓瑟，安能取效。

栀子豉汤有清热除烦、和胃解闷之效，原治发汗、吐下之后，实邪虽去，余热稽留，胸膈窒塞之证，继用于白虎汤证后之“食复”，未必完全精当，故加枳实、大黄（即小承气汤去厚朴）以轻下之，从而解除肠胃结热，所以两剂即效，非仅用消导之药所能为功也。患者为医，殆明于人而惑于己耶。

曹肖岩翁春温两感危证

道友曹肖岩翁，故居杨村，侨寓岩镇。乾隆甲寅春，初病寒热头痛，自服温散不解。又因胸膈胀闷，疑夹食滞，加用消导药不效。直至七朝，热发不退，精神恍惚。予视之曰：“病由冬不藏精，又伤于寒，邪伏少阴，乘时触发，即春温两感证也。”渠虑客中不便乃归。诘朝廷诊，势渐加重，神昏脉大，面赤舌黑。方仿理阴煎，补中托邪。渠师仇心谷先生见方称善。次早复诊，予告仇公曰：“此病全是真元内亏，邪伏于里，猝难驱逐。吾料其热烦过二候，始能退去，热退神自清耳。”复订六味回阳饮与之。越日再视，热盛舌干，烦躁脉数，因易左归饮，今服两剂，期届二候，果汗出热退。守至两旬，饮食大进，日啜糜粥十余碗，便犹未圊。其昆季问故，予曰：“胃中常留水谷三斗五升，每日入五升，出五升。缘病中全不能食，胃中水谷，久经告竭，今虽日啜糜粥，不足弥缝其阙，并未有余，焉能骤便。予阅方书，案载一人病后纳食颇多，并不欲便，亦无胀楚，众疑之。医曰：胃津亏耗，燥火用事，所进之食即销熔，其渣滓须待津回燥润，方能便利如常，阅月余便始通。今才两旬，何虑为？”后至三十余日便通，病亦全却。

【按语】冬伤于寒，春必病温者，重在冬不藏精也。肾为封藏之脏，藏精生髓充脑。其所以不藏者，常为烦劳多欲主人。阴精久耗，其气必虚，冬令之寒邪辄凑而伏之。入春则里气大泄。木火内燃，强阳无制，燔燎之势，直从里发，能不为病耶。

此例初病寒热头痛，温散未解，胸膈胀闷，消导无功，非药饵罔效，实本源不明耳，终致“发热不退，精神恍惚”。患者为医，良由自误。须知热病误投温散、消导，正气受伤，热何以退？胀何以除？程氏诊为春温两感之证，非无所据。盖以冬令少藏，春阳升举，少阴伏邪，感时而发，内外交侵。肾精既能生髓充脑，上济于心，今封藏失职，热乘膻中，安得不“神昏脉大，面赤舌黑”乎。投景岳理阴煎以治真阴不足，识者称善，理固彰明。然则何以不能立效？诚如尤在泾在《伤寒贯珠集》中云：“少阴为三阴之枢，犹少阳为三阳之枢也，其进而入则在阴，退而出则就阳，邪气居之，有可进可退，可上可下之势”，故其病“猝难驱逐”。继与六味回阳饮，以防其病久耗阴损阳，阴阳两脱耳。医者用意固嘉，但该方中有姜附之辛热，归地之厚腻，参草之甘温，用于热势方张之病人，似有未妥，故改投左归饮，以补益肾阴，两剂得效。

本病时经二候，三易其方，除六味回阳饮阴阳两治之外，余均以滋养肾阴为务。肾阴充沛，雨露方兴，阳光得制，龙相始安。此盖治封藏失职，真元内亏，冬伤于寒，寒从热化之道欤。

或有对《内经》“冬伤于寒，春必病温”之论述有所非议。认为：“冬伤于寒者春未必病温，而冬不伤于寒者也未必不病温”。此见拘泥，似不可采。因人体有强弱之差异，受寒有轻重之不同，所以有“必”与“未必”之分。《内经》之意，在于揭示“伏气”之存在，其不即病者，寒邪藏于人体，伺机引发，此犹西医学之“潜伏期”然，其必病温者，气虚体弱；其未必病温者，气壮体强也。若概而论之，似嫌绝对。是耶？非耶？验诸实践可也。

又三郎麻闭急证

肖翁三郎心成兄，幼时出麻，冒风隐闭。喘促烦躁，鼻扇目合，肌肤枯涩，不啼不食，投药莫应。翁商于予，见其势濒危，谓曰：“此麻闭急证，药非精锐，蔑能挽救。”方疏麻杏石甘汤与之。一服肤润，麻渐发出。再服周身麻出如痱，神爽躁安，目开喘定。继用泻白散，清肺解毒。复用养阴退阳之剂而愈。予治麻闭危候，每用此方获验。盖麻出于肺，闭则火毒内攻，多致喘闷而殆。此方麻黄发肺邪，杏仁下肺气，甘草缓肺急，石膏清肺热。药简功专，所以效速。可见仲景方，不独专治伤寒，并能通治杂病也。

【按语】《麻疹拾遗》云："麻疹之发，多为天行疠气传染"，属于温病范围。症分顺逆，顺者正气充沛，邪毒较轻，不治可愈，逆者正虚邪盛，病情逆转而较重，治之不当，可危及生命。

"麻闭"者，乃疹不透发，邪毒闭阻之逆证也。如外感风寒，内热炽盛，饮食积滞，痰湿过盛等，均能使肺气受阻，腠理闭塞，影响透发，而致疹当出不出，或疹虽出而不透，或疹刚透而急收。于是麻毒内陷，险象环生焉。本例证情"喘促烦躁，鼻扇目合"，足见麻毒内闭，肺热不宣，"肌肤枯涩，不啼不食"，更为津液亏虚，肺津不布，心包受累，神识昏矇，故谓："势已濒危"矣。麻杏石甘汤有宣泻郁热、清肺平喘之功，对麻疹并发肺炎之证，卓著疗效，诚为精锐之师也。故药仅两服，麻出如痱，毒邪透表，喘定躁安，何其神效如此耶？因麻、杏、石、甘四药作用于肺者，在于透邪、下气、清热、缓急之故也。但在选药用量上必须多从风邪化热着眼。例如麻黄性温，用量不宜过大，多则热未除而喘反增，内扰心神之热亦不得解。本案虽未明言麻黄用量，然从其治疗效果看，适量可知。程氏在力挽狂澜之后，继用泻白散者，意又何为？盖以桑皮、地骨功能泻肺清热、止咳平喘；甘草、粳米养胃和中，具有"虚则补其母"之义。以此用于"麻闭"向愈之时，甚合病机，谁云不善。

吴芳崖兄幼孙胎疟

芳兄乃孙，甫生两月，即患胎疟，幼科佥用疏导和解，不愈，面色黄滞，口鼻手足俱冷。予疏六君子汤，加炮姜。芳兄曰："襁褓即可服参耶?"予曰："小儿如初生萌芽，不惯风日，攻伐宜少，补益宜多，况疟久脾伤，温补脾元，重扶生气，不易法也。"服药色泽肢温，疟止无恙。

【按语】胎疟一证，方书多未言及，其于"疟，"前冠以"胎"字者，或因婴儿出生不久，即患疟症之故，似非指在母体中种有疟因也。

由于婴儿脏腑娇嫩，发病之后，易为虚实，故在症状表现上有与常疟不同之处，即发冷时四肢冰凉，但无寒战；发热时伴有呕吐，但吐之即出，且可迅致血虚，面带黄白等。

本案并未详录证情，仅云：“甫生两月，即患胎疟”“面色黄滞，口鼻手足俱冷”。由此观之，显属疟甚伤脾，脾阳不布，非温补脾元，不能为功，岂“疏导和解”所可奏效。程氏深明其道，故用六君子汤加炮姜施治，以补气健脾，化痰养胃，使脾阳得运而寒凝自解，气虚得补而肢体自温。或问温补脾元，何以能愈胎疟？殊不知叶桂早言：“幼稚之疟，都因脾胃受病”耳。

方理丰翁中寒脱阳，殆证救苏

理翁年逾五旬，耽于酒色，时值寒夜，邻家邀饮，起身小解，昏眩仆地。促余往视，面白肢厥，口鼻气冷，神昏遗溺，脉细如丝。予曰：“阳脱矣，奈何！”渠子弟泣求拯治，仓卒市药不及，令先取艾火灸气海、关元数壮，并煎姜汤灌之，少顷呻吟出声。方订参附汤，因其力难办参，姑用党参二两，附子一两，浓煎服讫，四肢渐温，目开能言，舁归❶。诘朝脉色略回，唯呕恶畏寒，不思饮食。将前方分两减半，参合理中法，与服二日。转用右归饮，温补肾元，月余方能起箦。

【按语】寒为阴邪，易伤阳气，若阳气过伤，则功能衰退，抗邪乏力，其不为病者几希。“脱”因虚甚，气不能续，血何以行，五绝之象立见，其不生命垂危者又几希。是以阳脱则阴无根，终使“阴阳皆脱，暴死不知人也”（《灵枢·通天》）可见其症情严重，似与西医学休克者相同。

患者“年逾五旬”，又“耽于酒色”，斲伤过甚，阳气自虚，寒夜赴饮，阴邪乘袭，“昏眩仆地”，理固彰明。其“面白肢厥，口鼻气冷”，是“寒”也；“神昏遗溺，脉细如丝”，是“脱”也。程氏诊为“中寒阳脱”，实为至当。

然则何以为救耶？急切之间，以艾灸姜灌，回阳救逆而获苏。其所以灸“气海”、“关元”者，因两穴均能治虚脱也。至于生姜则能温中散

---

❶ 舁（yú），轿。舁归，用轿抬回。

寒耳。(据报道：生姜含有辛辣素和姜油等。姜油能促进周围血液循环，服后自觉全身温暖)。旋用参附汤施治。由于病情危急，故加大剂量，浓煎服讫，转危为安。因人参（与党参功效同）大补元气，附子温壮真阳，二药合用，对元气大亏、阳气暴脱者，效捷而力专。诚如《删补名医方论》云："补后天之气无如人参，补先天之气无如附子，此参附汤之所由立也……二药相须，用之得当，则能瞬息化气于乌有之乡，顷刻生阳于命门之内，方之最神捷也"。后以"呕恶畏寒，不思饮食"，故减参附之量，参理中之法，以温中祛寒、健脾补气。终以温补肾元之右归饮善其后，可谓丝丝入扣，无懈可击。

方晋偕翁乃媳咳嗽成痨，预决不治

晋翁乃媳，秋间咳嗽，不以为意，交冬渐甚，午后寒热。医云外感，服药不效，遂致形倦肌瘦，食少便溏。予视其行动气促，诊脉弦劲无胃，询其经期，三月未至。私谓晋翁曰："此殆证也，危期速矣。"翁惊曰："是病不过咳嗽寒热，何以至此。"予曰："经云：二阳之病发心脾，有不得隐曲，女子不月，传为风消息贲者，死不治。矧脉弦劲无胃，乃真脏也。经又云：形瘦脉大，胸中多气者死。脉证如此，何以得生。"辞不举方，逾旬而殁。

【按语】古有"积虚成损，积损成痨，积痨成瘵"之说。所谓积虚积损云云，皆言其病程较长，而非自秋及冬，咳嗽渐甚之所能成痨也，在此之前，必有伏患。今因咳久未愈，证情加剧，故"午后寒热"、"形倦肌瘦……"由于此病传染性较强，故又名"传尸痨"，一般不易根治。其主要临床表现有：咳嗽，咯血，潮热，盗汗，身体逐渐消瘦等。若以此临床表现来对照患者症状，其为"肺痨病"无疑。而前医却以外感施治，是虚其虚矣，焉能获效。

待程氏着手之时，病情已发展到"行动气促"、"月经三月未至"阶段，再加"脉象弦劲"，胃气全无，所以渭之"殆证"。"殆证"者，不治之证也，结论如此，非无根据。其一：脉呈真脏之象；其二：非因他故，月经三月不潮；其三：形体消瘦，行动气促，"风消息贲"，表现无遗，故预决不治。由此可见，程氏辨证之精，预后之准，实非一般医者所能望其项背也。

潘氏室女经闭成痨，不治之证

潘氏室女，年十五岁，初患腹痛，驯至咳嗽寒热，形瘦食少，诊脉细数，询经事愆期三月。予曰："瘵证也。"辞不治，未百日而殁。历见妇人咳嗽寒热，脉数经闭者，多不可治，若室女更无一生。任用补虚清热，解郁调经诸法，总无灵效。求诸古训，鲜有良法，唯《金匮》载有大黄䗪虫丸及百劳丸二方，喻氏阐发其义。窃思此证，当其初起血痹不行，痨瘵将成未成之际，即以此药投之，祛旧生新，或能图功，亦未可料。倘迁延时日，元气已衰，则无及矣。识此质诸明哲。

【按语】本案证情"咳嗽寒热，形瘦食少"，"经事愆期三月"与前案相同，但"初患腹痛"、"诊脉细数"与前案有异。其所以"腹痛"者，乃经事愆期，胞宫瘀阻也。"脉细数"者，乃血亏气弱，阴虚成痨也。以及笄之年，竟撄痨瘵之疾，青春发育，必受其挫，脏腑机能，难逃其害，故谓"室女更无一生"者。

查"痨瘵"一证，与今之"肺结核病"相类似。其发病机制，在于素体不强，抗病力弱，因而痨虫（结核杆菌）侵袭，易受感染，犯肺则金气失宣而"息贲"作，累脾则土运不健而风消成，久之血枯血热、经涩经闭，"祛旧生新"之经方既不能确具疗效，"补虚清热"之新法也难以图功，终致元气大伤，其能久存乎？

方灿侣翁腹痛蓄瘀脱血治愈，并商善后法

灿翁年近七旬，向患腹痛，一夕忽吐下紫瘀血块数碗，头晕自汗，目合神疲，诊脉芤虚。谓其予曰："此血脱证也。"书云：久痛多蓄瘀。盖腹痛数年，瘀蓄已久，一旦倾囊而出，夫气为血之帅，高年气虚，切虑晕脱。古人治血脱，每用独参汤以益其气，但目下参价甚昂，恐难措办，

乃订大剂黑归脾汤，资其化源，固其统摄，未几获痊。次年病复，虽不若前之剧，亦觉困倦莫支，仍守前法治愈。其子忧甚，恐其再发，商图善后之策。予思蓄之故，必有窠囊，如水之盈科而进。按胃为生血之源，脾为统血之脏，苟脾健胃强，则气血周流，何蓄之有。经以六经为川，肠胃为海，譬诸洪水泛滥，究缘江河失疏。为订二方，早用归脾丸，晚用参苓白术散，每方俱加丹参、干漆二味，冀其去瘀生新。服药经年，其病遂绝。

【按语】血不循经，溢出于肠胃之间，随气上逆则吐出，顺流而下则便出，如不即时吐下，势必蓄瘀而痛。然则血何以不循其经常之道耶？除三因之外，夫复何求？所欲求之者在于气耳。唐容川在《血证论》中云："盖人身之气游于血中，而出于血外。……其气冲和则气为血帅，血随之而运行，血为气之守，气得之而静谧。气结则血凝，气虚则血脱，气迫则血走，气不止而血欲止不可得矣。"以此解之，虽非尽善，但可知气血之关系矣。

患者"年逾七旬"，气虚当甚；"向患腹痛"，蓄血可知。"一夕吐下紫瘀血块数碗"，其为慢性出血而瘀积于肠胃之间，一时倾囊而出甚明。唯"吐下"一词，可作两解：分而言之，则为口吐，便下；合而言之，单指口出亦可。细审"数碗"一词，当以后解为是。因吐血较多，故"头晕自汗，目合神疲"，"诊脉芤虚"，断为"血脱"，自属有据。用独参汤补其气固为常法；用大剂黑归脾汤资源统摄，亦为良方。邵新甫在《临证指南医案》中指出："若烦劳不息，而偏损心脾，气不摄血者，用甘温培固法，如保元汤，归脾汤之类也"，因此治愈。"次年病复"，仍以前法获效。但病情反复，必有所因，血蓄窠囊，盈科而进，此乃程氏之灼见也。故强胃以资生化之源；健脾而助运行之力。潜渗之血，因归脾、参苓之补而得偿，壅塞之瘀，因丹参、干漆之加而逐去，实治蓄瘀脱血之良法也。邵新甫又云："血之主司者，如心肝脾三脏，血之所生化者，莫如阳明胃腑。可见胃为血证之要道，若胃有不和，当先治胃。"《仁斋直指》云："一切血证，经久不愈，每每以胃药收功。"先生之法，与此何异。真所谓"智者所见相同"耳。

农人某攻痞动血，昏晕急证

农人某，久患痞积，腹如抱瓮。偶遇方士，教以外用灸法，内服末药，即可刈根。某信之。数日后忽觉心嘈如饥，吐下紫瘀成碗成盆，头晕不能起坐，无力延医。舁至镇中戚家，招予往视。病者踡卧榻上，闭目呻吟。方欲诊脉，血又涌出，状如豚肝，遍地皆污，昏晕手战咬牙。戚家恐其脱去，急欲扛回。予按脉虽虚细，尚未散乱，戒勿惊扰，姑俟之。少顷晕定，令先灌米饮，以安其胃。续党参汤，以益其气。再予八珍汤一剂，嘱尽今晚服尽，明日再商。诘朝来人请云：昨服药血幸止，唯心慌气坠，睡卧不安。思血脱之后，心脾必亏，乃易归脾汤加黑姜，令其扛归，多服自效，后果如言。

【按语】痞积者，腹腔内之积块也。其发病之因，《杂病广要》云："皆因一物为之根，而血涎裹之。乃成形，如杯如盘，按之坚硬也。食积败血，脾胃有之，痰涎之积左右皆有之"。此农民"久患痞积，腹如抱瓮"，证情严重，岂可急攻。方士不察，投以峻剂，而致"吐下紫瘀，成碗成盆"，庸医杀人，能不引以为戒耶！

患者由于出血较多，昏晕、手战、咬牙之危象出。当此气血将脱，死生立判之际，程氏根据"脉虽虚细，尚未散乱"之由，"戒勿惊扰"。足见其胸有成竹，尤冀力挽狂澜，实"苍生之大医"也。晕定之后，先灌米饮，以固护胃气，且符"止血其法独取阳明"之义。续用独参汤救之，以益气摄血。因此，气不脱则血不奔。此即世所谓："有形之血不能骤生，无形之气所当急固"。同时以八珍汤继其后。按八珍汤为气血双补，阴阳之兼顾良方，能使阳生阴长，气运血生，用于失血过多之人极为合拍。但血虽幸止，而心脾必亏，故有"心慌气坠，睡卧不安"之表现，于是易养心健脾之归脾汤加黑姜善其后。

黑姜系由干姜炮黑而成。通过炮制，性味变为苦温，已乏辛散作用，故专于温中辍血，为治中焦虚寒、脾不统血之要药。因此，前人有："生姜走而不守，干姜能走能守，炮姜守而不走"之说。黑姜之加，甚合"劳者温之"之经旨，但阴虚血热妄行之出血则忌用。程氏用药之精，于兹可见。

王以仁翁乃郎暑病，热久伤阴

以翁乃郎年五岁，夏月病逾两旬，诸药罔效，发热不退，汗多口渴，色白肌瘦，切脉虚数无力。阅前方悉皆清散之属。翁问：“病势何如?”答曰：“极重。”又问：“此为何病?”予曰：“暑病也。初治甚易，医不如法，热久伤阴，元气被伐，犹幸肝风未动，急宜养阴保金生水，尚有生机。”方用首乌、料豆衣、扁豆、沙参、玉竹、麦冬、五味、石斛、茯苓、丹皮，令取稻露煎药，守服四剂，汗止热退。更进麦易地黄汤，神采渐转，唯饮食欠旺，参用六神散，餐加无复。

【按语】《内经·素问热论》云：“先夏至日者为病温，后夏至日者为病暑……”病温、病暑，常以发病在夏至前后为区分。而暑病之名，则首见于成无己《注解伤寒论》。若以病因分之，多谓：动而得之为中暍；静而得之为中暑，动为阳，静属阴，所以又有阴暑、阳暑之别。实际上皆因感受暑邪或伏邪夏发所致之热性病。

患儿“发热不退，汗多口渴”，“切脉虚数无力”，此为暑病之征。时值夏令，更可确诊。前医皆以清散为治，药不中其肯綮，以致病逾两旬，无以取效。以“色白肌瘦”之躯，罹热久伤阴之疾，其不气耗津亏陷于“极重”之境者几希。所幸肝风尚未激动，否则，势难挽回矣！当此之时，程氏用“养阴保金生水”之法，免其热盛阴虚，汗多水脱，实为至当。况暑热伤气，肺为气主，如不保之，徒回生津，何益！

欲保其肺，首须清热，因火灼金也。苦寒直折，胃气中伤，子失母也。用沙参、麦冬、石斛、玉竹甘寒濡润之品以滋养肺阴、生津益气。再配以五味敛汗，茯苓渗湿，丹皮凉血，首乌补虚，料豆、扁豆解暑健脾，共奏清暑益气之功，而收养阴生津之效。是以“守服四剂，汗止热退”。程氏此方系根据生脉散之意加味而成。可见其学前人之法而不拘，随证情异同而知变，非若庸俗之流“刻舟求剑”可比。或谓治暑须治湿，湿去暑自消，何方中祛湿之品不多！殊不知病已兼旬，湿从热化，苦寒既非所宜，其温又将助热，舍而不用，正是其机灵之处。

又翁自病肝郁，证似外感

以翁自病，寒热胁痛，口苦食少，呻吟不寐，已经月余。服药不应，自以为殆。诊脉弦急，知其平日情志抑郁，肝木不舒，病似外感，因系内伤。与加味逍遥散，一服而效，数服而安。

【**按语**】肝以疏泄、条达为其重要生理功能，如郁结不舒，则功能障碍，所以有“七情所扰，病归于肝”之说。然则郁者何？戴思恭云：“结聚而不得发越也，当升者不升，当降者不降，当变化者不得变化也”。肝郁者又何？乃指肝脏气机郁勃不调，而使脏腑血脉、营卫阴阳不能和畅而言耳。故《内经》有五郁（木、火、土、金、水）之论，丹溪有六郁（气、血、火、痰、湿、食）之方，而木郁则居于主导之位，因其能贼五脏，致六郁，为郁证之关键。明乎此，始能言治郁也。

本例患者，“平日情志抑郁，肝木不舒”以致营卫不和而“寒热”作，血脉瘀阻而“胁痛”生，肝病及脾而“口苦食少”，上扰心神而“呻吟不寐”。脉见弦急，更为肝郁之佐证矣。其证虽似少阳外感，而实属郁而不达之厥阴内伤。明鉴如此，非素悉其平日情志者莫办。故解表驱邪，定难奏效，开郁利气，始得为功。因与加味逍遥散一服而效，数服而安。

逍遥散系由四逆散发展而来，为疏肝解郁之有效方剂。方中柴胡可疏解郁结之肝气，以治致病之因，当归、白芍养血和营以柔肝；茯苓、白术、甘草、煨姜健脾和胃并佐薄荷协同柴胡调达肝气，故治肝郁血虚，情志不悦，食欲减退，或胸胁胀满之证甚合。肝郁既为诸郁之首，使用本方，岂能不效。正如：赵献可云：“予以一方（指逍遥散）治木郁，而诸郁皆解。”

吴秀森翁干脚气

秀翁年将五十，体虚多劳，初病足痹，医治数月不效。诊脉虚濡无力。视其腓肉枯瘪，膝盖肿大。谓曰：“此干脚气也，又名鹤膝风。病由肝肾下亏，邪乘虚伏。医者不知，温补托邪，泛从标治，转致血气耗伤，无性命之虞，有终身之患。”治仿大营煎加附子、党参、河车、鹿角胶，初服十剂，其痛已减，再服十剂，足能履地。续服丸药，枯回槁泽，行动如常。

【按语】《景岳全书》云：“方书以肿为湿脚气，不肿者为干脚气，湿者宜除湿，干者宜行气。”此例患者程氏诊为“干脚气”者，殆“视其腓肉枯瘪”而不肿耶。

《医宗金鉴》云：“鹤膝风肿生于膝，上下枯细三阴虚，风寒湿邪乘虚入，痛寒挛风筋缓湿。”程谓：“又名鹤膝风者”，盖因其“膝盖肿大”也。

就病因论：干脚气系因素体阴虚内热，湿热风毒之邪从热化，伤营血，筋脉失养（类似维生素B_1缺乏症），治宜宣壅化湿、和营清热。而鹤膝风则因足三阴经亏损，风湿乘袭，治宜活血养筋，兼理风湿。二者共同之处，皆为湿邪客于筋脉；不同之点，一偏于热，一兼于风。

由此观之，“干脚气”与“鹤膝风”并非一病两名，其病因症状亦有相同与不同之说，究有何据，姑且存疑。但其治仿大营煎加温通峻补之参附，和血肉有情之品紫河车、鹿角胶以补肾益精有效。足证其“病由肝肾下亏，邪乘虚伏”之论不谬。此所谓治病必求于本，非拘泥于病名也。

洪临川兄幼女偏废

临兄女三岁，右肢痿软，不能举动，医作风治。予曰：“此偏废证也。病由先天不足，肝肾内亏，药当温补，若作风治，误矣。”临兄曰：“偏废乃老人病，孩提安得患此？”予曰：“肝主筋，肾主骨，肝充则筋健，肾充则骨强。老人肾气已衰，小儿肾气未足，其理一也。”与右归饮，加参、芪、鹿角胶，数十服乃愈。

【按语】“痿”者，肢体筋脉弛缓，软弱无力，手不能握物，足不能任身，渐至肌肉萎缩，运动无权也。此症之作，有因肺热伤津，湿热淫胃，有因气血不足，肝肾亏虚。前者偏于实；后者偏于虚，也有虚实夹杂者，非辨证明确，治难为功。《内经》云：“治痿独取阳明”，固应尊重，但筋骨失养，四肢不用，能不责之于肝肾乎！

患儿“右肢痿软，不能举动”，偏废甚明。“医作风治”，实属不解病情。程氏深明其道，认为：老人患此，由于“肾气已衰”，小儿患此，由于“肾气未足”。肝肾同源，筋骨受累，其理相同，能有老人痿而小儿不痿耶。

既属“先天不足，肝肾内亏”，法当温补。故投右归饮以补益肾阳，加参芪益气养血，鹿角胶健骨强筋，宜其数十服而愈。

或谓：诚如此，《内经》所言“治痿独取阳明”又将如何解释？要知“独取”者，乃“重在”之义也，在于强调胃之作用，并非排除其他治痿之法。如五痿均与肺有关，（张景岳曾云：“五脏之痿，皆因肺气热，则五脏之阴不足，此痿躄之生于肺也”）须清肺热。此例乃为先天不足，下元亏虚，补益肝肾，甚为合辙。总之用药如用兵，“用兵之妙，存乎一心”，决不能单从“痿”病之名而确立治法。

吴礼庭兄时感肿腮消后，睾丸肿痛

礼兄平素体虚，时感寒热，耳旁肿痛。维时此证盛行，俗称猪头瘟。医与清散药两剂，耳旁肿消，睾丸旋肿，痛不可耐，寒热更甚。仿暖肝煎加吴萸，一剂而效。同时族人泽瞻兄病此，予诊之曰：“得无耳旁肿消，睾丸肿痛乎？”泽兄惊曰：“子何神耶！”亦用煎法治愈。后阅《会心录》，载有肿腮一证云：医不知治，混投表散，邪乘虚临，传入厥阴，睾丸肿痛，耳后全消，昔贤之言，询不诬也。

【按语】腮肿，又名痄腮、含腮疮，即流行性腮腺炎。为感受温毒病邪后，肠胃积热，与肝胆郁火壅遏少阳经脉所致。其症在两腮肌肉不着骨处，或左或右，漫肿焮热，寒热往来，一般使用普济消毒饮有效。据西医学认为：男性成年患者，有时可导致继发性睾丸炎，因腮腺炎病毒好犯成熟睾丸之故。而中医学则认为：邪客少阳，传入厥阴，厥阴经脉下络阴器乃致睾丸肿胀，质硬疼痛。此与西医学所见基本相同。

所不同者，在继发睾丸炎出现之后，中医则从“疝症”论治。经云：“邪客于足厥阴之络，令人卒疝暴痛。”《临证指南医案》邹滋九论叶香岩治疝曰：“及观先生治疝之法……旨以暴疝多寒、久疝多热，为疝病之大纲”。此例病人“耳旁肿消，睾丸旋肿”，“邪乘虚陷，传入厥阴”甚明。“痛不可耐，寒热更甚”乃消散不能彻其毒，必更张而为治耳。程氏可能鉴于“疝病之本，不离乎肝，又不越乎寒”，故投景岳“暖肝煎”加吴萸以温补肝肾、行气止痛，一剂而效，且两得验证。

由此可见，病分上下，药用寒温，须临证化裁，使各得其所宜也。

庄炳南兄素禀火体，病治与众不同

炳兄禀质多火，喜惊恶热，夏月常以冷水灌汗，露卧石地为快。素患痰火，方用生地、丹皮、麦冬、山栀、瓜蒌、黄芩、知母等味，发时服之即安，乃至他病亦服此方，并食肚肺馄饨汤，汗出即解。暇时向予道及。予曰：“痰火药应用凉，若凡病守服一方，似无其理，倘属伤寒阴证，恐其误事，后当慎之。”一月果患阴暑感证，寒热身痛，脉细肢冷。予投附子理中汤不应，再强服之，病反加重，坚不服药。素食馄饨肚肺汤。予谓：“荤油腻邪，戒勿与食。”不听，食后得汗反安。欲服常治痰火方，家人劝阻不可，竟服之，病却，后亦无损。予思咫尺间，人病体质之殊若此，则南北土地不同，风气各异，其人其病，又何如耶？《素问·异法方宜论》不可不玩索也。

【按语】“火”，就生理言，为阳气所化，乃生命之动力；就病理言，系人体各种功能亢进之表现。但“火”又有虚实之分，实者为外邪所化，虚者由阴虚之变。其为阴虚者应滋其阴；其为邪实者应泻其实。

患者“禀质多火”，各种功能必然亢进，故平时“喜凉恶热，夏月以冷水灌汗，露卧石地为快”。此种盛阳之躯，极易致阴虚之候，是以火益盛而液益伤，炼液成痰，发为痰火，此理有固然也。因常用生地、丹皮、麦冬以滋阴凉血，栀芩、知母、瓜蒌以清热化痰获效。乃至“他病亦服此方，并食肚肺馄饨汤汗出即解”。盖阳盛之体不易感阴邪之患耶？后感阴暑，法当温散，然投以附子理中汤病反加重，何也？或为“素患痰火”，不耐重温，素服馄饨肚肺汤得汗反安者，乃邪随汗解之故也。阴暑之邪既解，阳盛之势又张，所以服治痰火之方病却。至于近在“咫尺”，殊非因地而殊；患者素禀火体，实属因人而异耳。

柳荫千兄令爱无故发斑

嘉庆甲子秋，予在邻村，偶值余朗亭先生云："日前往富堨视一女子病甚奇。初起无故发斑，医言是火，多投凉药，渐变损怯。今脉证俱败，此何故也?"予曰："无故发斑事属罕闻。若云变怯，大都清凉过剂，元气被戕耳。"越日荫兄令爱，两胫斑出密密，形如锦纹，诊脉和平，询其寝食如常，别无他疾。予曰："勿药。"荫兄曰："斑乃重候，安可勿药?"因以余公所云告之，竟听予言，后斑退无恙。设当时杂投汤药，不几踵富堨女子覆辙乎。

【按语】"斑者，有触目之色，而无碍手之质，即稠如锦纹，稀如蚊迹之象也。或布于胸腹，或见于四肢。总以鲜红起发者为吉，色紫成片者为重，色黑者为凶，色青者为不治。"此邵新甫在《临证指南医案》中评述之语也。

盖形诸外者必有诸内。斑之成，一般多因伤寒、瘟疫诸证，失于宣解，邪蕴于胃腑而走入营中，每有是患。亦有感于外邪，郁于肌肤所致。虽有不治可愈之例，岂有无故发斑之理。非其无故，实知之不详，故引以为奇。

邻村之女发斑，医者泛言为火，不参脉证，凉药漫投，必招损怯，此意中事也。今柳女发斑，参其脉象和平，且无兼证可见，令其勿药，以观变化固可，但为免蹈邻村之女覆辙，令其勿药则非也。因证虽相似而体质不同，饮食起居，各有所异，岂能一律看待。如有言中者亦属偶然，决不可视为定理。

此病成因，中医学认为：主要是风、湿、热等邪蕴于肌肤所致，或血中有热，又感外风而发病。西医学则认为是变态反应性疾病或为血小板减少，血液凝固性差而渗入皮下以成。所谓"无故发斑"，似嫌欠妥。

柳闻莺兄挟虚伤寒，并后患阴疟误截致变拯治始末

闻兄体虚感邪，兼挟内伤，病起寒热肢厥，诊脉沉细。初投当归四逆汤，肢厥虽回，身热未退，审属下亏，邪乘虚陷，更进理阴煎两剂。复

诊脉转浮大，舌黑面红，奄奄欲脱。贫士无力服参，姑以党参、熟地各四两，熬成浓汁，昼夜与浆粥间进，神稍回，脉稍敛，尚觉心烦内热、舌枯津涸。嘱煮团鱼汤煎药，诸侯渐平。又转为疟，发时甚剧，多方图治，百日始痊。后数年因夏伤于暑，秋发痎疟，邪伏于阴，寒热夜作。予用补中益气汤，参香薷饮，数剂未止，自求速愈，杂服截疟诸方，气血大伤，面青形倦，寝食俱废，目中时见红光，溲溺淋漓。复迓予治，悉屏疟门套药，仿四明[1]治久疟不愈，用养营汤，送八味丸法，十剂而止。

【按语】《内经》云："邪之所凑，其气必虚"，此言人体在邪正斗争中，终因正虚而受病。患者"体虚""兼挟内伤"，一旦感邪，必易撄疾。"虚热肢厥"，邪内陷也。"诊脉沉细"，里虚寒也。当归四逆汤虽可回阳，而下元亏损之躯岂能速愈。理阴煎系治真阴不足，劳倦内伤，忽感寒邪，不能彻解之方，投之甚合。但"脉转浮大，舌黑面红，奄奄欲脱"者，何也？此乃阴损及阳，阴虚气脱之象，非理阴煎所能立效也。因用补气生津之党参，补血滋阴之熟地，重剂而进，稍有转机，唯热盛津枯，必须大补其阴，始能制燎原之势。团鱼（鳖）为咸寒之品，咸入血而走阴分，寒能清镇而制亢盛之阳，以其汤煎药，旨在加强清热凉血，滋阴潜阳之力，故服之"诸侯渐平"。

越数年，患者又以"夏伤于暑，秋发痎疟"。《丹溪心法》云："痎疟，老疟也。"须知渠在患"挟虚伤寒"之后，曾转疟甚剧，多方图治，百日始痊，今又病此，宁非老疟乎。邵新甫在《临证指南医案》疟评中云："诸疟由伏邪而成，非旦夕之为患也。"邪乘于阳则病轻，邪伏于阴则病重，其发在夏伏者，多与暑湿有关。暑必挟湿，专伤气分，故用补中益气汤参香薷饮为治，如能续进，未必不效。奈患者"自求速愈，杂服截疟诸方"，以致"气血大伤，面青形倦，……"当此之时，不能再用治疟常法矣，应以调补气血，燮理阴阳为重，如用养营汤，送八味丸获效。

综观程氏之治病也，贵在法随病转，敢于创新，滋阴而用团鱼汤煎药，治疟则阴阳气血通补。要非良工，曷克臻此。

---

[1] 即清·雍正时，浙江四明（今鄞县，余姚一带）名医高鼓峰所著《四明心法》，该书又名《医家心法》。书中疟疾门，有用香红饮（人参、甘草、香附、红花，生姜），二妙丸（橘红、姜半夏、神曲）治疟者，此与一般治疟套药迥异。

方绣文兄夫人怀孕，日吐清涎数碗

绣兄夫人旧冬曾患弱证，今春又病肝风，俱予治愈，续复得一奇证，口吐清涎，日计数碗。道经云：涕、唾、精、津、汗、血、液七般灵物，总属阴涎亦液属，久吐真阴必伤，然百计治之不止。语其妇曰："古有咽华池真水之法，咽之不吐何如?"妇曰："若强咽下，即愦愦欲呕。"诊手少阴脉微动，问经事两月未行。告绣兄曰："脉象似属妊娠，不卜昔年怀孕有此证否?"曰："拙荆❶往年受孕，原有吐证，但所吐者食耳，此番证绝不类，况旧病体虚未复，焉能受孕?"予曰："据脉多属重身，不然断无此等奇证。今不论其孕否？专意补养肝肾，兼益脾胃，以俟消息。"交夏后腹中跃动，孕形渐露，复邀诊视。绣兄笑曰："拙荆累孕矣。但吐涎如故奈何!"予曰："无伤，产后当自止。"分娩后涎竟止。计自春徂冬，十月之间，所吐涎沫无算，而津液竟无所损，且胎前诸治不应，产后不治自痊，亦异事也。

【按语】妊娠早期出现轻微恶心，有时呕吐，乃为常有之反应，无需治疗，不久即可逐渐消失，但亦有反应较长者，直至产后始止。若恶心呕吐严重，择食或食后即吐，甚则呕吐胆汁或血性物者，则应加以治疗，以免失液伤阴，不能摄取营养，影响胎儿发育，损害母体健康。

唯恶阻证型较多，有胃弱、胃寒、胃热、痰阻、肝热之不同。此例"口吐冷涎，日计数碗"，似属胃寒恶阻之证型。此病多因乎平素脾胃虚寒，孕后胞门闭塞，脏气内阻，寒饮逆上，以致呕吐清涎。再加前患弱证，又病肝风，体虚未复，里寒必具，故吐涎较甚。程氏针对其虚寒之体，有孕之身，用补养肝肾，兼益脾胃之法，以安胎抑吐，意专法善，岂可厚非。

患者服药之后，虽"吐涎如故"，直到产后始止，但此为临床所常见。其所异者：①吐涎无算，津液无损；②胎前诸治不应，产后不治自痊。我们认为：吐涎十月，要非补充及时，津液必有所损，谓无损者，谬

❶ 对别人称自己妻子的谦词。

也；产后不治自愈，因其致病因素已不存在，不足为异。

至于妇人手少阴脉微动，月事两月未行，兼见呕吐清涎，皆为妊娠征兆，故云："据脉多属重身，不然断无此等奇证。"足见程氏识验俱丰，实非庸工所能望其项背也。

曹德酌兄乃郎水肿

德兄乃郎，年十四岁，证患水肿，医投利水诸药无效，转致腹大如鼓，足冷如水，头身俱肿，阴囊光亮欲裂，行动喘促，势甚危急。诊脉沉细无力，谓曰："此脾肺肾三脏内亏之病也。肺虚则气不化精而化水，脾虚则水无所制而反克，肾虚则水无所主而妄行。仲师金匮肾气丸如禹之治水，行所无事，实为至当不易之方，无如病久形羸，消耗药多，真元败坏，恐难挽矣。"德兄固请救治，仍用本方，旬日而验，不月而痊。

【按语】水肿，系指体内水湿潴留，面目、四肢、胸腹甚至全身浮肿之谓也。《金匮》有五水之分，丹溪有阴阳之别。其发病也，《素问·水热穴论》云："其本在肾，其末在肺，皆积水也。"《诸病源候论》亦有"脾病不能制水"之说。程氏根据患者脉证而谓："肺脾肾三脏内亏之病也"，实属信而有征。

按水肿一症，在临床上必须判明虚实，始得论治。如实以虚治，其病必增，虚以实治，祸不旋踵。也不能单从肿在腰以上者，汗而发之，肿在腰以下者，渗而利之着眼。因水为阴邪，性属寒凉，凡水肿而不兼热者，率多宜用温药以运散。此例患者，"足冷如冰，头身俱肿"，肿甚而"行动喘促"，虚甚而"脉沉细无力"。"开鬼门"势所不宜，"洁净府"屡治无功。况"病久形羸……真元败坏"耶。

值此正虚邪盛之时，且属童年之体，非益火之源，何足以消其翳，补先天之肾，岂能培生命之基。金匮肾气丸乃温补肾阳之剂，肾阳得充，脾阳始振，输精于肺，肺气方行，肃降有权，通调顺利，水不能积矣。诚"障百川而东之，挽狂澜于既倒"之良方也。

方咏葭兄伤寒转疟并论胎疟病因

咏兄先天不足，形瘦质弱，夏夜贪凉，醉而使内，邪乘虚伏，交秋病发。初诊脉细肢冷，舌白面青，畏寒不热，腰痛无汗。方订附子理阴煎，服后夜发壮热。次日复视，谓其尊人曰："令郎病候，乃夹阴伤寒，势防内陷，药当温中托邪，冀其云蒸雨化。"今守原方，服至六日，病犹未减，举家忧甚。予曰："正亏邪重，未易驱除，日来证未变幻，即为见效，须过二候，方望转机。"方内加入参、芪、枸杞、杜仲，一意照顾真元，毫不杂投标药，届期得汗热退，渠家以为病愈，是晚复发寒热。诘朝往视，予曰："疟作矣。"咏兄曰："疟疾吾生平未曾患过，恐其缠绵，恳为截之。"予曰："子病乃极重伤寒，赖温补诸剂，守住三阴门户，不使内陷。经言少阳为枢，今未净之邪，得从少阳转枢而出，乃佳兆也，乌可言截。"于是早进八味丸，晚服补中益气汤，十数发才止。予曰："慎之，防复。"旬日后，疟果复，更用养营汤吞八味丸乃愈。按胎疟一证，诸书鲜有言及，患者多至淹缠，轻则月余，重则数月，治不如法，或成虚劳，或变肿胀，即质实之人，亦累成症母，为终身之患。且常疟有不入阴，胎疟每多入阴，常症愈后少复，胎疟愈后多复。又究此病淹缠之故，想由经隧路径生疏，故邪不易出耳。续阅《会心录》云：常发症者，邪从毛窍熟径而出，其愈易。若胎疟，则隧道少疏通之机，毛窍非熟由之路，其愈难。乃知昔贤之言，先得我心矣。再按其证，似与痘疹相类，人生皆不能免。夫人禀父母之精血以成形，其所以必患痘疹者，盖因淫火种于有形之先，发于有生之后，不识胎疟之因，果何所本耶？录中惜未详及，或谓此乃胎中感受风邪，故名胎疟，是说予未之信。

【按语】 肾为先天之本，先天不足，其体必虚，故"形瘦质弱"为本案突出标志，再加"夏夜贪凉，醉而使内"，予寒邪以潜入之机。至肃杀之秋，焉有不发病之理。根据其"脉细肢冷，舌白面青"之表现，显属气衰血少，阴寒内盛；"畏寒不热，腰痛无汗"，更知阳气式微，肾府亏损，故谓之"夹阴伤寒"。

附子理阴煎为治真阴不足，忽感寒邪不能自解之良剂，药用熟地、当归以补血，干姜、附子以回阳，炙草温中兼制姜附之燥烈。但服后“夜发壮热”，证似加重，其实驱邪外出，战斗方酣耳。由于“正亏邪重”，势难一战成功，故六进原方，以制其变。旋又加入参芪等品，顾护真元，终于扭转证情，趋向好转。

伤寒转症，原为佳兆，但体虚病久，治应从补，故用八味丸以益其肾，补中益气汤以补其中，养营汤以荣其血，倘视为常疟而截之，则犯虚虚之弊矣。

至于胎疟一证，已于前面吴芳崖幼孙胎疟案中论及，程氏之见，根据古训，尚属中肯，不赘。

闵方田兄初患少阴伤寒喉痹，治愈后患脚气，杂治成痿

方兄体素清癯，症见身热足冷，喉红肿痛脉息沉细无力。诊毕谓予曰：“贱恙似属风热，烦君为我散之。不卜喉痛可吹冰硼散否?”予曰：“不然。君病乃少阴伤寒，少阴之脉循喉咙，良由肾元下虚，寒邪客之。雷龙不安其宅，是以上热下寒，其喉为痹。治当温补下元，引火归根。若泛视为风热，而清散之殆矣。”方仿镇阴煎，一服喉痹愈，再服寒热退。是日有何生者，从本里吴谵泉先生游，证候相类。向与喉科某善，因便道托诊，某与清散药一剂，服后彻夜烦躁不安。比晓吴公迓予，至已逝矣，归告闵君，骇为吐舌。后数年渠又患脚气肿痛，予初为祛风渗湿，因其下元素亏，兼益肝肾，诊视数次，病犹未减。更医消散过剂，血气耗伤，腿膝枯瘪，致成痿废，足不任地，阅十余年，始能出户。

【按语】“少阴之脉络于横骨，终于会厌，系于舌本。凡阴火逆冲于上，多为喉痹。但少阴之火，有虚有实，不得类从火断。若果因实火，自有火证火脉，亦易知也。若因酒色过度，以致真阴亏损者，此肾中之虚火证也，非壮水不可。又有火虚于下，而格阳于上，此无根之火，即肾中之真寒证也，非温补命门不可”。此景岳之论少阴喉痹也。

由此可见，少阴喉痹有实火、虚火，与真寒之分，决不能单从“喉红肿痛”之表现，即认为风热肆虐，而妄投清散。何生之逝，能不鉴戒。

此例患者以清癯之体，撄真寒之候，“身热足冷”，是火虚于下，格阳于上也。既不同于风热侵袭之实火，也不同于真阴亏损之虚火。若泛从“实”治，势必立见危殆；倘以“虚”为，宁非霜加雪上，程氏诊为少阴伤寒喉痹之证，良有以也。

由于少阴伤寒，孤阳失守，循经上越，发为喉痹，非温补肾阳不治。镇阴煎乃治格阳喉痹而上热下寒之良剂。方以熟地滋肾育阴，牛膝引血下行，泽泻泄降，甘草和中，桂附引火归原，使雷龙得安其宅。寓有“善补阳者，必于阴中求阳”之意，故两服而效。

唯足少阴之脉，经腓肠肌，沿下肢内侧后部上行。因前伤于寒，经气已虚。后患脚气肿痛，未必非其果也。虽脚气之为病，多因外感湿邪风毒以成，但邪乘虚入，更易伤人。程氏以祛风渗湿，兼益其素亏之肝肾为治，原较中肯，奈何患者急于求成，过服消散之剂，以致成痿。殊不知病有缓急之图，药有轻重之施，越其常而超其量，反受其害，能不慎欤！

汪心涤兄夫人半产血晕危证

汪心涤兄夫人，体孱多病，怀孕三月，腹痛见血，势欲小产，延予至时，胎已下矣。血来如崩，昏晕汗淋，面白如纸，身冷脉伏。予曰：“事急矣，非参附汤莫挽。”佥谓：“用参恐阻恶露。”予曰：“人将死矣，何远虑为。”亟煎参附汤灌之，少苏，旋复晕去，随晕随灌，终夕渐定。续用参、术、芪、草、归、地、枸杞，大剂浓煎，与粥饮肉汁间服，旬日始安。再投归脾汤数十剂乃愈。后张效伊翁夫人证同，亦照此法治验。乾隆甲寅秋，予室人叶孕三月，胎堕血晕，日进参芪十数两乃定。后仍半产数次，势皆危险，均赖补剂挽回，倘惑于浮议，并殆矣。

【按语】 妊娠三月以内，胎未形成而堕者，为堕胎；三月以外，胎已形成而堕者，为半产。但在半产之后发生血晕者，或有甚于正产。盖因瓜未熟而蒂已落也。其应与正产辨明者：正产血晕有血虚、血瘀之不同，而半产血晕，除外伤外，多为气血两亏，不能固摄养胎之结果。

患者“体孱多病”，胚胎已失聚养之基，“腹痛见血”，半产已呈必然之势。由于“血来如崩”，营阴下夺，所以“身冷脉伏”；孤阳上冒，以致“昏晕汗淋”。当此千钧一发之时，非固脱回阳不能为治，岂能顾及“恶露受阻”耶！故用参附汤灌救，终宵始定。复用参芪以补气，归地以补血，术草以健脾，枸杞以滋肾。既资其生化之源，又益其封藏之本，此开源节流之法也。再以归脾汤善其后，终使回春。

每读程氏所言：“人将死矣，何远虑为?”深佩其敢作敢为，当机立断之精神。与浓煎补剂和粥饮肉汁间服，更感其周谋灵变。且以参附急救，归脾缓图，皆循常规而遵绳墨耳。孙思邈之“胆欲大而心欲小，智欲圆而行欲方”。贯串在此案之中，真妙手也。

以西医学观点分析，本例乃属失血性休克。治疗之法当输血以补充血容量。由于当时医学技术条件限制不能采取此种方法，但程氏却能以大剂参芪补气固摄健脾生血，力挽垂危之证，实可称道。

吴立亭翁幼孙伤暑危证治验

嘉庆辛酉夏，立翁幼孙，伤暑发热，吐泻不止，神烦体躁，唇赤舌黄，口渴欲饮，饮后即吐。诊脉沉伏，手冷过肘，足冷过膝。料非寒厥，欲投凉剂，恐其吐泻，脾胃受伤。拟用六君子汤，除白术，加川连、木瓜、黄土、稻花安脾胃，祛暑邪，服药不效。维时赤日当空，暑气正酷，偶见庭前花卉枝叶枯萎，童子汲水溉之，因悟病机，乃与生脉地黄汤，一服吐泻即止，再服脉出肢温，未及旬而愈。思前脉伏肢厥者，乃童真未充，吐泻日频，津液顿伤。脉乃血派，脾主四肢，脾不能为胃行其津液，四肢不得禀水谷之气故也。六味大培真阴，生脉保金化液，小儿脏气，易为虚实，是以效速。

【按语】夏日因暑受病，总称“伤暑”。《医学心悟》：“伤暑者，感之轻者也，中暑者感之重者也。”《素问·刺志论》曰：“气盛身寒，得之伤寒，气虚身热，得之伤暑。”可见“伤暑”乃为夏令之热病。其别于伤寒者，一则气盛身寒，一则气虚身热；其别于中暑者，一则证轻，一则证重也。

然病在小儿者，却有与成人不同之处。因其脏腑娇嫩，形气未充，古有“稚阴稚阳”，易于受病之见，既病之后，寒热虚实，变化迅速，调治不当，易出危象。唯其脏气清灵，活力充沛，虽有六淫之侵，但无七情之扰，病因单纯，又易于康复。此种特点，必须明察。

就此例患儿言：发热，烦躁，口渴，舌黄，均为一派热象，而吐泻不止，则为“诸呕吐酸，暴注下迫，皆属于热”之表现。但其脉象沉伏，手冷过肘，足冷过膝，貌似寒厥，实非寒厥也。程氏认为：“童真未充，吐泻日频，津液顿伤”而致脉伏肢冷，实为至当。初以顾护脾胃，未谙病机，故投加减六君子汤不效。后从暑热熏蒸，花卉枯萎，汲水灌溉，可望复苏之自然现象得到启发，改用生脉地黄汤，应手取效。其所以然者，盖以药证相符也。

东垣之生脉散系以人参、麦冬、五味子组成。此三药虽有补、清、敛之不同，但均有生津作用。对暑热伤气、津液亏损之证，确具良功。据西医学临床报道：其用于心源性休克患者，对升高血压、抗休克和改善四肢末端循环有一定疗效。六味地黄汤为滋阴补肾之方，医家向有“三补、三泻”，相反相成之论，诸证临床不谬，因其可助真阴，可泄积热也。两方相合既益气生津，又补阴救液，用以治疗因伤暑吐泻不止，而致津液亏耗之疾，自能获效。

梅文彩兄令堂病类噎膈奇证

噎膈一病，古人论之甚详，尚有似膈非膈之证，犹未言及。文兄令堂，年届四旬，病经数月。初时不能食饭，后并米饮俱不能咽，强之即吐，膈证无疑，然每日尚可啖干面粿数枚。思古人论膈证，不出胃脘枯槁四字，又称阳气结于上，阴液亏于下。今既不能食饭，何独能食面，且饮汤即吐，干食反安，理殊不解。与逍遥散，数服不应。考《张氏医通》有饮鹅血法，行之又不验，更医多方图治，亦不效，因劝勿药。两载后可食面汤，并精猪肉。今十余年，肌肉不瘦，起居如常，亦奇证也。

【按语】《内经》云：“三阳结谓之膈”。又云：“一阳发病。其传为膈”。此噎膈发病之机也。其症状则为“膈绝不通，食不能下”，非若“朝食暮吐，暮食朝吐，宿谷不化”之反胃。朱丹溪云：“噎膈反胃，名虽不同，病出一体，多因气血两虚”而成。张景岳则认为：“噎膈者，食不能下；反胃者，食入反出。后者阳虚，不能化也，可温可补，其治犹易；前者气结不能行也，或开或助，治有两难。”景岳之说，似较中肯。

此例患者，“不能食饭，独能食面，饮汤即吐，干食反安”，此与“膈绝不通，食不能下”之噎膈证，显然不同。所以说“似膈非膈”也。然则究以何病为是，就其对食物有选择性格拒而言，既非“诸逆冲上，皆属于火”，似属忧思伤脾，脾失健运，胃失和降以成。即西医学所谓：胃神经官能症也。

查胃神经官能症发病机制：系由某种不良精神因素导致中枢神经调节与抑制作用发生紊乱，而使高级中枢活动失常，造成胃功能障碍。此病常因暗示或自我暗示而引发。患者之所以“不能食饭”，“饮汤即吐”者，或因自示不适所致，而“独能食面者，”许是自示较安。故一吐，一不吐。是耶，非耶！谨就正于明哲。

至于患者“十余年，肌肉不瘦，起居如常”，因其初能食面，后则汤肉并进，故然。

郑鹤鸣挟阴伤寒

郑鹤鸣君平之流，冬月适患伤寒，初起寒热身痛，不以为意。延挨数日，陡然肢冷脉伏，肌肉青紫，面赤烦躁呃逆频频。请同道曹肖岩翁诊视，询知系欲事后起病，以为少阴下亏，寒邪乘之，逼其真阳外越，与六味回阳饮，服之不应。势已濒危，邀予商酌。予曰：“景岳回阳二方，皆能救急，其中尚有分别。夫寒中阴经，审其阴阳俱伤，而病尚缓者，则从阴阳两回之法。苟真阳飞越，重阴用事，须取单骑突入重围，搴旗树帜，使既散之阳，望帜争趋。若加合阴药，反牵制其雄入之势。”定方单用姜、附、参、草四味，煎令冷服。外用葱艾炒热熨脐，老姜附子皮煮汁蒸洗手足，于是一昼夜厥始回，脉始出。唯呃未止，每呃必至有声，知为肾气上冲，于前药中参以熟地、枸杞、五味、丁香，摄纳真元，诸恙渐减。改用右归饮，与服二日，口辣舌燥。投六味地黄汤，浮阳顿平。复为调理脾胃，及脾肾双补而起。

【按语】“夹阴伤寒”之病名，见于明·陶华《伤寒全生集》。系指伤寒患者在病中因房事所致病势增剧，多因肾经虚损，复感寒邪所致。(清·钱璜在《伤寒溯源集》中对此提出不同意见)。但此例病起欲事之后，似与陶说有异，仍可谓之“夹阴伤寒”耶！

根据其证情：“初起寒热身痛”，“延挨数日，陡然肢冷脉伏”。似由阳经传入阴经之伤寒。程氏认为“寒中阴经”，尚待商榷。但其“肌肉青紫，面赤烦躁，呃逆频频”，又似阴中有阳。何去何从，能不明鉴而决之。张景岳云：“大都似阳非阳之证，不必谓其外热、烦躁、微渴、戴阳之类，即皆为阴证也。”因此应从伤寒阴证论治为是。

前医用治热病伤阴耗阳，阴阳将脱之六味回阳饮不效。因其内有阴药，对“真阳飞越，重阴用事”之证，反受其制。故程氏去其中之归、地，用姜、附、参、草之四味回阳饮，取其性纯阳而力专，即所谓：单骑直入，斩将以驱阴，树帜以聚阳也。同时令煎后冷服乃遵《内经》“治寒以热凉而行之”之意，防止“重阴”之证，对热药难以接受，而因势利导之。再加外用温药敷洗，全力回阳，终使阴寒弥漫之疴，厥回脉出。程氏用药，可谓精矣。

“唯呃未止”，未竟全功。果为“肾气上冲”乎？按呃有：寒、热、气、痰、瘀、虚之不同，而以脾胃虚寒所致者较多。此例既为阴寒之候，其为寒呃可知，故参入温纳之品而渐平。其中温中降逆之丁香或起主要作用。

郑媪便闭

郑媪年逾古稀，证患便闭，腹痛肛胀，寝食俱废，已经两旬，诸治不应。延诊以下为嘱，切脉虚细而涩。谓曰：“此虚闭也。一补中益气汤足矣，何下为。”服药两日，便仍不通。自言胀痛欲死，刻不可耐，必欲下之。予曰：“下法吾非不知，但年高病久，正气亏虚，下后恐其脱耳。”媪曰：“与其胀闭而死，莫若脱之为快。”因忆《心悟篇》云：病有不可下，而又不可以不下，下之不得其法，多致误人。沉思良久，于前汤内加入制大黄三钱，仿古人寓攻于补之意。饮后肠鸣矢气，当晚便解结粪数枚，略能安卧。次日少腹尚痛，知其燥矢未净，仍用前方，大黄分两减半，再剂便行。两次先鞕后溏，痛止食进而愈。夫补中益气汤，原无加大黄之法，此虽予之创见，然医贵变通，固不容胶柱鼓瑟也。

【按语】 便秘，指大便干燥坚硬，排出困难之证。有正虚与邪实之不同。气虚阳弱，推动无力，或阴虚血少，肠燥便结，以致便秘，可统称为阴结。实热痰湿壅结，或气滞而成便秘，可统称为阳结。此证分阴阳，实为寒热虚实不同病理之概括也。

在治法上，张景岳云："盖阳结者，邪有余，宜攻宜泻者也；阴结者，正不足，宜补宜滋者也。"

此例患者"年逾古稀"，"切脉虚细而涩"，"便闭两旬"，"胀痛欲死"，显属正虚阴结，即程氏所谓"虚闭"也。既为虚闭，自因气虚以致肠道传导无力引起。今施以补益之剂，乃塞因塞用之法，缘何不效？且其如此之年，如此之脉，鲜有不虚之理。岂因补中益气汤，只能补其虚，不能润其燥，只能益其推动之气，不能增其润滑之液耶！

细读景岳之论："老人便结，大都皆属血燥，因人年四十而阴气自半，则阴虚之渐也，此外，人愈老则愈衰，精血日耗，故多有干结之证"。乃知老年便秘，气虚是其一面；血燥是其另一面。程氏之所以初治不效者，以重于补虚，失于润燥也。后遵《心悟篇》之旨，在原方中加入泻下之制大黄获效。由此可见，证虽虚闭，只要下之得法，未必误人。

况大黄虽苦寒沉降，力猛善走，但功能荡涤肠胃积滞，清泻血分实热，以治"燥胜则干"、肠道失去津液之便秘，投之立应。其力虽猛，但制之则缓；其性虽寒，但置于温补剂中必敛。据西医学报道：大黄素能刺激肠壁，改善肠收缩，促进肠液分泌，故有泻下之功。所以大黄之加，不仅寓攻于补，且亦借水行舟也。倘只执大黄峻猛，不能施之于老年久病之躯，宁非真误人乎，故医贵变通，更贵独创。

吴光先翁偏中便闭

光翁年逾七旬，偏中卧床不起，治用地黄饮子，参左右二归饮。服药半月，证已守住。唯大便两旬未圊，腹痛肛胀。盖由气血俱亏，不能传送。方如通幽汤、补中益气汤、五仁汤、济川煎，屡投不验，思用猪胆汁蜜煎导法。无如燥粪已抵肛门，阻不能入，每一努挣，魄汗淋漓，头晕欲脱，无可如何。偶记叶氏案中，载治便闭，有用挖法，令病人自用中指染油探入肛内将燥粪挖碎而出。奈病者肢废，自难掉动，瞩其孙依法行之，当即挖出燥粪数块，随后自解秽腐甚多，不劳余力，病者称快，洵治便闭捷法也。

【按语】本例患者年逾七旬，又偏中卧床不起，显为气阴两虚，血少肠燥之“阴结”无疑。既为“阴结”，当以补、滋为善。但其主证属于“偏中”，方用地黄饮子参以左右归饮，自属恰当，故“证已守住”。无如便闭形成，岂可置之。补气既不见功，润肠又难奏效，若努挣过甚，每可导致主证加剧，变生不测。而积逾于肠，久之，又可自身中毒，所以必须使之解出。程氏深知其弊，在诸法施治失效之后，终以叶桂治疗便闭之挖法，获得良效。可见医者应急人之所急，苦人之所苦，博采群方，解危救厄，始属良工。

董千云伤寒格阳证

董千云卖花为业，年逾四旬，外状丰腴。冬月患伤寒，诊脉沉细无力，证见寒热烦躁，头身疼痛，面红目赤，舌吐唇外数寸，病来势暴。询因房劳感受寒邪，逼其虚阳外露，即格阳证也。方定六味回阳饮，令其煎成冷服。无如饮药旋呕，并吐蚘虫，躁扰如故，甚为踌躇。其母跪求救治。勉取前药半盏，冲入猪胆汁数匙，试服不呕。良久又与半盏，夜间尽剂。晨诊躁象略安，舌收吐止，仍照原方再进。次易八味地黄汤。时届九朝，忽口噤不语。十一二日，又寒热如疟。有从外感起见者，予曰：“温中即可以散邪，强主正所以逐寇。”力排众议，坚持数日，稍见转机。此后尚多枝节、极力扶住正气。守至两旬，寝食虽安，神采欠爽。因思前病重时，只图固正，未暇驱邪，温补药多，未免留邪闭窍。曾记方书论伤寒时疫，愈后神识不清，有属邪滞心包之语。与服蛮煎两剂，神明顿清，续为调理而痊。

【按语】格阳，系指体内阴寒过盛，阳气被拒于外，出现内真寒而外假热之证候，患者“冬月伤寒，诊脉沉细无力”，此内真寒也；而其证有“寒热”，“面红目赤”此外假热也，故称格阳，但其“烦躁”，“舌吐唇外”，又似热扰心神，岂“重寒则热”耶。从症状上看，寒热错综，从脉象上看，里虚寒盛，此在他医或无定见，而程氏则根据《内经》所云：“必伏其所主而先其所因”。“询因房劳感受寒邪”而致病，断为“伤寒格阳证”，颇有见地。

六味回阳饮，乃治热病伤阴耗阳、阴阳将脱之方剂。对里寒外热之证颇为合辙，但“饮药旋吐，并吐蚘虫”，奈何？虽“令其煎成冷服”，符合“治寒以热，凉以行之”之经旨，然格拒依然，踌躇难定，后冲入猪胆汁，徐服，则不呕矣，猪胆汁寒能胜热，滑能润燥，清心脏，凉肝胆，以治阴盛格阳之证，配入热药方中，可防止热药格拒不下，此即取其苦寒润降及“寒因寒用”以反佐之意。故尽剂之后，舌收躁减，鉴于病由房劳感寒而起，“次易八味地黄汤”，以温补水中之火，即古人所谓“益火之源，以消阴翳”之治法。

但旬日左右，病变多端，先“口噤不语”，后“寒热如疟”。按阳明之脉上挟口唇，风寒乘袭则挛急口噤。议因外感而起，未可全非，况寒热如疟乎？程氏坚持守方，认为：“温中即可以散邪，强主正所以逐寇”也（张介宾语）。所见甚是，病果转机，倘疏解乱投，或变生莫测。

服蛮煎为景岳之方，性味轻清，善入心肝，行滞气，开郁结，通神明，养正除邪，功效颇著。此例在力扶正气之后，证情虽减，而“神采欠爽”，知因温补滞邪，心包蒙蔽，故与服蛮煎两剂，而应。

本案证情复杂多变，寒热错综，程氏能审证求因，不为假象所惑。该守方时守方，该易法时易法，知常达变，药不妄投，非造诣高深，不能为也。

许妪伤寒疑难证治

许妪冬月病伤寒，寒热头痛。医投疏表和解不应，渐致昏谵口渴，更进芩连清之亦不应，便秘经旬，用大黄亦不下。予初望其面赤烦躁，意属阳证。及切脉细涩又疑阳证阴脉，思维未决。因问其汗，自病起至今未出，扪之肤熇而枯。予曰："是矣。"且不立方，姑先与药剂，有验再商。幸彼农家，不谙药性，与药即服。次日往视，面红稍退，烦躁略平，肤腠微润，予曰："生矣。"疏方付之，乃大青龙汤也。又服一剂，更见起色，转为调理而安。渠族人佩之兄与予善，亦知医理。问曰："君治此病，殆有神助，不然如斯重候，何药之奇效之速也。"予曰："仲圣云，太阳病不罢，面色缘缘正赤者，此阳气怫郁在表，其人躁烦，不知痛处，但坐以汗出不彻，更发汗则愈。何以知之？脉涩故也。"子能参悟此篇，自知此病之治法矣。

【按语】寒伤于表，疏解即和，何渐致昏谵口渴，芩连不应，便秘经旬，大黄无功。其为药不中病可知。须知"面赤烦躁"乃热闭于经也，"切脉细涩"，乃营卫两病也。前医辨证不明，只知其里热而用苦寒直折，不知其未汗，腠理难开，舍麻桂而不用，欲病起于何时？良可慨也。

程氏察其证似阳，按其脉为阴。景岳云："阴病见阳脉者生，阳病见阴脉者死"。果为阳证阴脉则危矣。但闻其自病至今未汗乃幡然而悟：此阳气拂郁在表，故"面赤"，阴邪化热于里，故"烦躁"。倘能发汗以泄表，清热以安里，病未有不愈者。因投大青龙汤而获效。

大青龙汤是在麻黄汤基础上加石膏、姜枣以成。麻黄汤已具发汗解表之功，现加重麻黄剂量（本方麻黄、甘草较麻黄汤为重），其发汗解表作用更强。增加石膏取其清内热而除烦躁也。再加姜枣，倍甘草，以和中气，调营卫，兼助发汗。诚如程应旄在《方论选录》中云："此汤，寒得麻黄之辛热而外出，热得石膏之甘寒而内解，龙升雨降，郁热烦除矣"。但此方所治烦躁，乃为不汗出之烦躁。若脉微弱，汗出恶风者，虽有烦躁之证，亦不能用。

程氏见脉涩而问汗，深得仲景之旨，因涩为阴脉、为少气、为忧烦、为痹痛、为拘挛、为麻木、为无汗……此阐明于《景岳全书》脉神章中，可细玩之。

吴某时疟变证

吴某尝富后贫，体虚多郁，病患时疟，坚不服药，已半月矣。一夕忽发热不退，胸闷干呕。医投小柴胡汤不应。热盛汗多，神昏体倦，脉细无力，呓语音低。急廷予诊，按仲师云：谵语有虚实，实则谵语，虚则郑声。《素问》云："言而微，终日乃复言者，此夺气也。"用补元煎合生脉散，两服霍然。

【按语】发热，亦称身热，常见于多种疾病，但外感多于内伤。一般外感发热常为实，内伤发热多为虚，且在表现程度上和时间上各有不同。临床时必须详加鉴别。

患者"尝富后贫"，其精神抑郁可知。又以虚弱之体，撄时行之疟，势必虚之更其，其"脉细无力"，已有明征。由于血虚而身热热盛则气逆，故"胸闷干呕"；由于气虚而汗多，汗多必然耗伤心液，故"神昏"、"呓语"。既非少阴实热之证，岂小柴胡汤所能为功耶。

谵语，一般系指阳明实热或温入于营血，热邪扰及神明，出现神志不清，胡言乱语之谓也。而郑声则指疾病晚期，病人语音低怯，断续重复，话不成句之危重征象。前者为实之甚，后者为虚之极。此例"呓语音低"，其虚也更明。

因此，投以补元煎合生脉散立效。补元煎系治气血大虚、精神失守之剂；生脉散功能益气敛汗，养阴生津。两方相合，补敛同施，焉能不效。

族叔晓堂失志狂妄

族叔晓堂，向在吴地贸易，情志不舒，抑郁成病，神迷谵妄，诸医无效。同人虑有不测，送回里中。诊脉弦急搏指，知其因郁生火，因火生痰，痰火扰其神明，蒙其心窍，是以语言不正，举动异常，与阳明胃实狂乱之候不同，故前医下药不应。病久正气固虚，补之又恐助其痰火。爰仿服蚕煎，加犁尖铁、琥珀、辰砂为引。初服谵妄稍定，再服寝食渐安。共服十二剂，神清语正，举止如常。盖此方能清心肝之热而通神明，故效速如此。

【按语】《广韵》云："心不能省得失之地则谓之狂"，举动失常则谓之妄，实际上是精神病一种类型。此病多因七情郁结，五志化火，痰蒙心窍，或阳明胃实所致。轻则少卧不饥，狂妄自大；重则怒骂叫号，毁物伤人，甚至越墙上屋，不避亲疏。

由于病因不同，治法自异。属于阳明胃实者，下之自愈；属于情志郁结者，疏解当和。若只从其狂妄表现作出判断，加以施治，焉能取效。前医下之，足见其非也。而程氏则能审证求因，知其为"情志不舒，抑郁成病"。诊其脉则"弦急搏指"；观其行则"举动异常"，故认为痰火为患，乃言之有据也。因情志与气之关系密切，如长期精神活动过度兴奋或抑制，均可使气机紊乱，脏腑真阴亏损而出现火证之表现，即所谓五志化火也。《内经》云："诸躁狂越，皆属于火"。

因此，使用开郁结，行滞气，通神明，清心肝之服蛮煎，加琥珀以安神，辰砂以镇惊，犁尖铁以下气。其功效与生铁落饮相近，且多养正除邪之功。所以服十二剂而诸恙悉平。

此证类似西医学所称之"躁狂忧郁症"。以情感活动病态过分高涨或低落为基本症状，具有反复发作，自行缓解倾向。当之其发作时可仅有躁狂或忧郁状态，也可二者兼有，"躁狂"与"忧郁"，系相反之情感障碍，但从本质上看，乃为同一疾病不同之表现。其发病原因：首次发病前有精神因素存在，少数有躯体因素存在。因此，探究精神因素，具有重要防治意义。在治法上，侧重于镇静安神。

族人联升休息痢，证治奇验

族人联升，患休息痢，淹缠两载。药如清火、固涩、补中、升提遍尝无效。偶遇渚涂，望其色萎气怯，知为脱血之候。谓曰："尔病已深，不治将殆。"渠告其故，予曰："吾寓有药，能愈尔病，盍往取之。"比随至寓付药，再服即愈。渠以两年之疾，百治不瘳，此药效速如此，称为神丹。方用鸦胆子一味，去壳取仁，外包桂圆肉捻丸，每早米汤送下三十粒，旋以食压之。此方初得之人传，专治休息痢，并治肠风便血，少则一二服，多则三、四服无不应验。然其物不载《本草》，无从稽考，其味极苦，似属性寒。后阅《幼幼集成》书云：痢久邪附大肠屈曲之处，药力所不能到，用此奇效。思治虚怯沉疴，参芪归地有用数斤愈者；治伤寒热病，姜附硝黄有用数两愈者；何此物每用不过二、三分，治积年之病，其效如神，物理真不可测。先哲云：千方易得，一效难求。信矣。

【按语】 痢疾，细分则种类甚多。以便下黏冻，或赤或白，或赤白相兼，伴见腹痛，里急后重，日行多次为主要症状。因为所下黏冻，下时不爽，古称肠游或滞下。多发生在夏秋之间，由外受暑湿，内伤生冷饮食，积滞内蕴，传化失职，也有兼挟时行疫毒所致。从病因分，一般概括为：湿热痢和寒湿痢两种；从便色分，则有赤痢、白痢、五色痢之不同。如果经久不愈，时发时止，则称休息痢。休息痢类似西医学中“阿米巴痢疾”。

此例病人患休息痢甚久，屡治罔效，以致“色萎气怯”，倘再缠绵，势将不起。诚如邵新甫在《临证指南医案》评语中指出：“最难愈者，莫如休息痢。”非其难愈，实为治不得法也。程氏治此，不落清、涩、升、补之老套，竟以一味鸦胆子而愈之。可见方无论大、小，单、复，在于求其一效耳。

鸦胆子，又名“苦榛子”，而非苦参之子，性味苦寒。燥湿清热，能清肝胆湿热与肠中积垢，为治休息痢之要药。因其有杀灭阿米巴原虫作用，今多用治阿米巴痢疾，不论急性、慢性，均有较好疗效。据报道：本品杀灭或抑制阿米巴原虫的有效成分为其所含之葡萄糖苷。

《幼幼集成》系清朝陈复正所撰，刊于1750年。当时即提出鸦胆子能治久痢而有奇效，确属可贵。

堂妹感冒暑风证治

堂妹适邻村许姓。夏日浴罢，忽头晕仆地，家人扶起旋即发热。夜间热盛，烦渴呕吐，谵妄不安，手指掣动，医药无效。予诊脉息弦数，视舌尖绛苔黄。谓其翁曰：“病由暑风相搏，邪热燔炽，亟宜清解，以杜痉厥之患。”方用川连、香薷、甘草、半夏、茯苓、钩藤、防风、青蒿、羚羊角、荷叶、扁豆荚叶。服药两剂，热缓神清，呕渴亦止。方内除川连、香薷、钩藤、防风、半夏。加沙参、麦冬、石斛、稻露，又服两日，证减七八。再除青蒿、羚羊角、荷叶、扁豆荚叶，加玉竹、生扁豆、女贞子、当归、白芍，调养而愈。

【按语】 伤暑之后，又感风邪，以手足时有搐搦者，谓之暑风。亦有因热盛而见昏迷、抽搐等症，谓之暑温、暑痉或暑痫者。其实名虽异而病实同耳。

患者由于暑盛热高，故“烦渴呕吐，谵妄不安”；由于风盛痉急，故“头晕仆地”，“手指掣动”。按其脉则既弦且数，观其舌则尖绛苔黄，所以谓之暑风也。

此症多以清暑祛风为治。方用香薷饮（《和剂局方》名香薷散），或香薷汤（《证治要诀》方），随证加减。程氏治疗本例初用五味香薷饮，但将厚朴改为半夏，其意在于既不减少燥湿作用，又能降逆止呕。并加连、蒿、荷叶以清暑热，钩、羚、防风以平肝熄风，是一方兼治暑、湿、风、热之四证也。因此服之则“热缓神清，呕渴亦止”。首战告捷，由于证情缓解，乃去连、薷、钩、防及半夏，加沙参、麦冬、石斛以养阴，而功效续著。三诊则除蒿、羚、荷、荚，而增玉竹、扁豆与前方合为沙参麦冬汤之意，以清养肺胃，生津润燥，用于热盛伤阴之病后甚合。但其补益之功不足，故加归、芍、女贞以滋养肝肾，而恢复其真元。

程氏治疗本证之特点，在于能紧握病机，药随证转。初治重在祛暑清热、平肝熄风；次治重在清暑养阴；三治重在生津润燥，并补益肝肾。三方各有重点，兼顾其余，且连续性强，变化性大，所以疗效显著。诚精于辨证，妙于用药之典范也。

家炳然兄女肝郁气厥，实有羸状

炳兄女在室，年已及笄[1]，性躁多郁。初春曾患吐血，夏间陡然发厥，厥回呕吐不止，汗冷肢麻，其言微气短，胸膈胀闷。脉息细涩，状似虚象。医投补剂益剧。予诊之曰：“此郁病也。”经云：大怒则形气绝，

[1] 笄（jī），古代妇女盘头发用的簪子。女子初加笄之年，约十五岁左右。年已及笄，即年龄已十五岁。

而血菀于上，使人薄厥。又云：血之与气并走于上，乃为大厥。议与越鞠丸，加郁金、枳壳、茯苓、陈皮、半夏。兄曰：“女病卧床数日，粒米不入，脉细言微，恐其虚脱奈何？”予曰：“依吾用药则生，否则难救。此脉乃郁而不流，非真细弱，欲言而讷，乃气机阻闭故也。观其以手频捶胸臆，全属中焦郁而不舒，且叫喊声彻户外，岂脱证所有耶。请速备药，吾守此勿迟疑也。”取药煎服。少顷，膈间漉漉有声，嗳气数口，胸次略宽。再服呕止，寝食俱安。转用八味逍遥散，除白术，加香附、郁金、陈皮，病愈，血证亦泯。

【按语】肝喜条达而恶抑郁。如：隐情曲意不伸，气机升降开合不利，甚则逆乱犯上，而引起昏厥，此即所谓肝郁气厥也。

患者性躁，躁必易怒，怒则气逆，故胸膈胀闷，昔曾吐血；且其情志多郁，郁必多思，思则气结，故“脉息细涩”。今虽“汗冷肢麻，言微气短”，岂真虚耶？乃郁之甚也。郁甚则血不畅流，气机阻塞，所以实有羸状。《内经》云：血与气相失故为虚焉，血与气相并故为实焉。现“陡然发厥”，非郁而后怒，即怒而后郁，以致阳气亢盛，血随气逆，并走于上，明为实象，安得言虚。前医昧于真情，惑于假象，妄投补剂，适得其反，故证情增剧。其家人不明原委，仍以“脉细言微，恐其虚脱”。程氏力排其议，而以病人“捶胸”之举动，“彻户”之喊声，断然谓之实证，非真知灼见，不能为也。

越鞠丸为行气解郁之代表方，统治湿、食、痰、火、气、血相同郁滞之为病。其所以有效者，主要在于此方能调理肝脾气机，气机通畅，诸郁自解，但只宜施之于实证。因方中芎、苍、曲、附、栀五药，无不为泻实之品。为增强疗效，又仿二陈汤之意，加解郁之郁金，行气之枳壳，投之立应。旋以逍遥散加味善其后，诸症皆除。

由此观之，凡实证而有虚象，或虚证而有实象者，临证时必须辨明，否则，虚以实治，必使虚者更虚，实以虚治，必使实者更实，此不仅难以取效，而且贻误苍生，能不慎欤！

陈某子感证，体脉俱厥

陈某子，年十六岁，夏月患感证，壮热神昏，面赤烦渴，唇燥舌焦，口鼻牙根出血，俱属热象。唯脉息沉细，四肢厥冷，诸医不效。时届九朝，延予商之。予曰："此非阴证，乃阳证也。今日本应重用凉药，恐汝家畏而不服，姑以小柴胡汤去半夏、人参，加生地、花粉、山栀、丹皮试之。"无如歙俗以为吃坏热药有救，凉药无救。因见方有凉药果畏不服。三日后势更剧，复来迓予，予辞不往，乃浼友人胡君景三代请。予曰："救病如救焚，彼病已重，况复迁延，恐难治矣。"胡君曰："试往一决，可治则治之。"至诊其脉，前之沉细者，今竟绝无，扪其肢，则冷过肘膝，更加腹痛拒按，欲便不解，惊狂不定。予曰："疾急矣，非承气汤下之不可。"疏方讫，胡君私叩予曰："从来伤寒阴阳二证，凭脉用药，不拘浮沉大小，总以有力无力分之。有力为阳，无力为阴，今按脉全无，四肢冷甚，恐属阴证，奈何！"予曰："此乃阳极似阴，证载吴又可瘟疫论中，所谓体脉二厥也。"归检书与阅，胡君以为然，竟服下剂，夜间便行二次，比晓厥回脉出。改用甘露饮，后易生脉地黄汤，匝月而痊。

【按语】"脉厥"者，邪热入里，忽见脉细如丝，甚至脉伏不现，而神色不败，言动自如之谓也。"体厥"者，证见热盛之际，突然全身厥冷如冰，脉搏细伏，按之若无之谓也。此二者虽同见脉细如丝，几乎伏而不现，但前者"神色不败，言动自如"；后者"全身厥冷如冰"乃其不同之处。

此例患者"壮热神昏，面赤烦渴，唇燥舌焦，口鼻牙根出血"，已有胃腑实热之征，而"脉息沉细，四肢厥冷"，又似阴经虚寒之候，究属阳证阴证，必须辨明。《瘟疫论》云：盖因内热之极，气道壅闭，乃至六脉如无。又云："阳郁则四肢厥逆……今无阳已极，以至通身冰冷。"据此而论，体厥脉厥所由生，实为"热深厥深"之所致，其为阳证甚明，而清泻实热乃为当务之急。

程氏初以小柴胡汤加减为治，虽有清热凉血、养阴生津之功，但已嫌药不胜病，奈病家畏而不服，岂医者之咎哉，因此时延病重，以致脉伏不现，肢冷超过肘膝。唯此时阳明腑实之象更显，如"腹痛拒按，欲便不解"等，故以承气汤急下而效焉。

此案通过体脉俱厥之证情，而作阴证阳证之辨别，对临床实践碗有指导意义。须知厥冷有肢、身轻重之不同，亦有寒热虚实之差异，如在高热情况下，突然产生全身厥冷、脉搏细伏，应考虑是否为热极似寒之假象，不能只见其假象而不求其本质也。

又妇忧劳传染药误致变

陈某子病愈后，其妇忧劳传染。初起头疼寒热。予与香苏饮，一服汗解。旋又劳复发热，口苦耳聋，兼值经期，恐其热入血室，酌以柴芩煎，加生地、赤芍、丹皮，热犹不退，更加面赤舌黄，谵语脉数。予曰："邪犯少阳阳明也。"仿生生子小白汤，炒黄芩换生黄芩，加竹叶、灯心为引，并语某曰："予适有事他出，倘明日迟到，可请胡君商之，或照原方先服一渣亦可。"次日午刻予归，渠已着人相促数次。急造其庐，其泣曰："病大变矣。"问其何状，曰："昨日服尊剂，夜来烦热不眠，今早忽咬牙闭目，昏厥遗尿。已请胡君斟酌，并照原方煎服一渣，迄今不转奈何？"予曰："昨病虽重，然已加增药味，即不应验，亦不至此，岂更服他医药欤？"某曰："小儿病承救活，深为感佩。今且专心倚仗，曷敢易医。"胡君恍然曰："往日市药，吾未之阅，今早阅剂内生黄芩，药店错发生黄芪，比令换去，得无昨剂中误服黄芪耶？"因验昨倾之药渣，果然。予曰："此病受邪本重，前药悉力驱之，尚不能解，误服黄芪将邪热补住，内攻心包，迷塞窍隧，故致变若此。唯有急泻心包之热，通窍避邪，庶有生机。"拟导赤各半汤，除人参，加银花、金汁，外用紫雪点舌。饮药至暮，神采略回，连投四剂，浸有起色。唯神呆耳聋，时多妄语，易以服蛮煎，两服神明稍清。后用养阴定志之品，月余始平。是役也，使非胡君验明药误，在病家必归咎于医，而医亦不自知其故矣。识此，凡治重病，所市药剂，医须亲验，不可忽也。

【按语】 伤寒发热，"忧劳传染"，时有所闻。经与香苏饮一服汗解，可谓效速矣。但少阳病治有三禁，即：汗、吐、下均不相宜，否则津液去而胃燥实，热结在里，转属阳明，此《伤寒论》之见也。患者汗解之后，旋又发热，岂真"劳复"耶，或为汗误。且少阳受邪，既可因循经传入，又能直中其经，在无兼证之前，径以汗解，似须商榷。现患者口苦、耳聋，足见其肝胆火盛，又值经水适来，防其热入血室固当，但与柴芩煎加味不效，且更“面赤舌黄，谵语脉数”者何？因“邪犯少阳阳明也”。程氏此见甚是。

据此而仿孙一奎之小白汤投之，并将方中黄芩易炒为生，加清心利尿之竹叶、灯心为引，颇有见地。而反证情加刷者，乃因黄芩误发黄芪之故也。须知一药之差而效别千里。黄芩清热燥湿；黄芪补气升阳。今以寒易温，以降易升，适得其反，能不热攻心包迷塞窍隧耶。由此可见，医之与药，关系至密，稍不注意，遗患无穷。此事虽非医者之过，亦应引以为训。爰以导赤各半汤加减补救，始扭转病机，神回色起。

导赤各半汤，见于明·秦景明《症因脉治》。原方为参麦芩连，犀栀知母，甘草滑石，茯神灯心，一派清心利尿之品，以导热下行，并去其补气之参，增进清热解毒之银花、金汁，以治少阴阳明之疾发展至热陷心包可谓善矣。继以景岳之服蛮煎，心肝两治，诸恙悉平。

本案先或误于汗，后实误于药，故有此变化，使病人险遭不测，医者药者，均宜共鉴。

许生母伤食腹痛

许生咏堂母病请治，据云因食豚肝面饼，后偶触怫郁，致患腹痛，自用麦芽、楂曲、香砂、二陈不应。因其痛在少腹，以为寒凝厥阴，加吴萸、炮姜，服之益剧。予问：“痛处可按乎？”曰：“拒按。”又问：“日来便乎？”曰：“未也。”切脉沉细，视舌苔黄中心焦燥顾谓生曰：“此下证也”。生曰：“连服温消，诸剂不验，思亦及此。因家母平素质亏，且脉沉细，故未敢下。”予曰：“痛剧脉伏，此理之常，质虽虚而病则实，书称腑病以通为补，仲师云腹满不减，减不足言，当下之。”又云：“舌黄未下者，下之黄自去。”今痛满拒按，舌黄焦燥，下证悉具，夫复何疑！方定大承气汤，用元明粉代芒硝，仍加香砂、楂曲，兼行气滞。服头煎后，便行一次，其痛略定。随服复煎，夜半连下三次，痛势大减，舌干转润。易以调中和胃，旬后起居如常。

【按语】“伤食”，见于《丹溪心法》，又称“食伤”，泛指因饮食损伤脾胃所致之病证。此病多见胸脘痞闷、嗳气腐臭、厌食恶心、呕吐泄泻、苔腻等，甚至腹痛拒按。

腹痛偏在少腹，或左或右，或两侧均痛，痛时兼有胀感，多属肝经症状。因此，病家在消导不应之后，加姜、萸益剧。其所以益剧者，缘症非“寒凝厥阴”，而为食伤脾胃、积滞肠中之故也。虽与“阳明腑证”不尽相同，但“燥实内结”并无二致。须知痛处喜按为虚，拒按为实。“舌黄焦燥”，更为里热伤津之征。治以消导，其力过薄，药难胜病，加用温散，以热为寒，适得其反。

程氏根据其症情，认为“下症悉具”，乃以大承气汤加行气导滞之品投之，两服而“痛势大减，舌干转润”。诚以此方有软坚润燥、破结除满、荡涤肠胃、急下存阴之功，故其效捷。

但在临床上必须辨别腹痛之部位，结合其他症状加以考虑。若痛在少腹右侧，按之更剧，踡足而卧，寒热恶心，欲大便而不利，谨防肠痈。此病初起可下之，已成脓不可下也，恐肠壁溃破，变生莫测。由此可见，应下之证，不能失下，不应下之证，不能妄下，否则必致误人。

叶习方甥麻疳

予甥习方，穉年[1]出麻，麻后热久不退，干咳无痰，肌瘠食少，粪如羊矢，神形疲困，诸医束手，姊氏忧惶，抱负来舍。予曰：“此麻疳也，病属难疗。”姊嘱拯治。思麻后热久，阴血必伤，干咳便难，津液必涸。计唯养阴保液，清肺润肠，庶可望效。方定麦易地黄汤，加石斛、沙参、玉竹、芝麻、阿胶、梨汁、白蜜。并令饮人乳，食猪汤。姊言：“前医以嗽热未清，戒勿食荤。”予曰：“谷肉果菜，食养尽之。今病久肠胃干枯，须假物类脂膏，以补人身血液。古有猪肤汤，猪肚丸可法也。”于是药食并进，热嗽渐减，便润食加，调制一月，诸候均愈，肌肉复生，乃送归焉。

【按语】疳者，干也，寓有津液干涸之意，其病发原因，主要有三：①饮食不节，脾胃损伤；②喂养不当，营养失调；③感染诸虫，转化成

[1] 穉（zhì），稚年，幼小。

疳。其致病机制，总不外脾胃失调，影响运化之机。成因虽有不同，而导致脾脏虚弱的病理结果则一。

麻疹乃为天行疠气所传染，主要发于脾肺两经，对其他脏腑亦有较大影响，故麻后体虚，最易致病。如饮食不节，或营养失调，久则成疳，屡见不鲜。

患儿在麻疹之后“久热不退”。由于热邪伤肺，故“干咳无痰”，津液干枯，故“粪如羊矢”。其“肌瘠食少”者，脾胃受困也，“神形疲困”者，气血亏虚也。程氏诊为“麻疳”，确有所据。

治疳之法，多以扶脾健胃为主，以促进胃肠功能趋于正常。而治麻后之疳，则多以养阴保液、清肺润肠为务，兼予补养。不如此，不足以充其体液，养其气血。麦易地黄汤乃具有此种功效。再加养阴清热之石斛、沙参、玉竹，润肠通便之白蜜、芝麻；补血阿胶，更宏其效。为了加强其营养，“复令饮人乳，食猪肚汤”以充盈其血液。如此药食并进，诸候全平，岂“戒勿食荤”者所能知其旨耶。

族兄女痘证，并妇感证濒危拯回大略

族兄女三岁，出痘如蚕种，医初认为麻，越日始识为痘，骇甚辞去。更医泛投清解套药，延至九朝，色白顶陷，势欲痒塌。兄商于予。予曰：“毒盛气虚，船轻载重，本属险逆，初起按法图治，尚望生机，今无及矣。”兄恳救治，勉订保元汤，用糯米、鲫鱼、羊肉煮汁煎药，昼夜频灌，喜得浆行陷起。再加熟地、当归、枸杞、鹿茸温补之品，侥幸收功。

无何，妇病感证，两进逍遥散不应，热盛脉数，口渴舌黄。照方加生地、黄芩。次日证仍未减，补昏舌苔干黑。予曰：“疾急矣，非重剂莫挽。”乃用大剂甘露饮，令其浓煎数碗，尽今日夜服尽。诘朝复视，昏热舌黑如故，反增胸腹胀闷。旁议二冬寒凉，二地滋腻，与胀不合。予曰：“古人论治感证，始终以存津液为主。今热炽舌涸如嘶，舍是别无良法。”兄曰：“固知药好，然腹胀药势不行奈何?”沉思良久，令市大西瓜一枚，取汁与服，汁尽少顷，忽寒战，目阖昏睡，汗出如雨，衣被皆濡，至晚始定。兄问故。予曰：“此战汗也，非此则邪不能达，今无忧矣。”嗣此热退神清，知饥纳食，唯觉身轻如叶，倦怠不支。徐为培养血气而安。

【按语】《医宗金鉴》云："痘形，气为之也，气胜毒，则毒为气取，其毒解矣，故顺也；毒胜气，则气为毒蚀，其气竭久，故逆也。"本案痘形如蚕种，其细密可知，此为"毒胜气"之表现，属于危重证候，非"泛投清解套药"所能取效。终因失治而致"色白顶陷，势欲痒塌"。其所以如此者，"毒盛气虚"也。此因，非大补其气以胜毒，不足以救治。

保元汤系治痘疮气虚塌陷之专方。方中参芪补气，炙草温中，并用少量肉桂以鼓舞气血生长，取法于托里十补散治疮疡内陷不起用肉桂之意，所以甚效。在煎法上，程氏又加用鲫鱼和羊肉。同方中原用之糯米煎汁煮药，以加强温养滋补之效，故"浆行陷起"，终于获救，诚良法也。

"感证"，指因外感六淫之邪而发病。由于病因不同，故有伤风、伤寒、风温等证之异。逍遥散为疏肝和脾之剂，虽然能治寒热往来，口燥咽干之证，但以治"感证"，究非常见。甘露饮，方出《千金》，所用之药，寒凉清润，用治胃热所致之口舌生疮、咽喉肿痛颇效。然治感证热盛未必尽善，故先后投之不应。终以西瓜汁与服，经寒战之后，大汗而解，其故何也？

按西瓜甘淡而寒，有清热解暑利尿之功，适用于中暑、暑热及温热病热盛伤津、口渴心烦、小便不利等证。前人有"天生白虎汤"之称。此例患者，虽不完全有"四大（大热、大渴、大汗、脉洪大）"之见症，但热盛口渴、脉数苔黑之象已具，非予大剂清利。何以为功。

在伤寒和温病过程中，突然寒战，神情极疲，汗出后逐渐平静好转，称为"战汗"。此因患者正气虽虚，但在遇有恢复之机时，正气奋起与邪气交争，正气胜则汗出而邪解，故程氏云："此战汗也，非此则邪不能达，今无忧矣。"后果"热退神清，知饥纳食"，使濒危之疾，得以回春。

菜佣某单腹胀

菜佣某，初患腹胀，二便不利。予用胃苓之属稍效。渠欲求速功，更医目为脏寒生满病，进桂附姜萸，胀甚。腹如抱瓮，脐突口干，溲滴如墨，揣无生理。其兄同来，代为恳治。予谓某曰：“尔病由湿热内蕴，致成单胀，复被狠药吃坏，似非草木可疗。吾有妙药，汝勿嫌秽可乎！”某泣曰：“我今只图愈疾，焉敢嫌秽。”令取干鸡矢一升炒研为末，分作数次，每次加大黄一钱，五更清酒煎服，有效再商。某归依法制就。初服肠鸣便泻数行，腹胀稍舒。再服腹软胀宽。又服数日，十愈六七。更用理脾末药而瘳，众以为奇。不知此本《内经》方法，何奇之有？予治此证，每用此法，效者颇多，视禹功神佑诸方，其功相出远矣。

【按语】单腹胀，亦名臌胀或蜘蛛鼓。因其肢体无恙，或肿亦不甚，胀唯在腹，故以“单腹”名之。（见于《景岳全书》）。

胀病成因较多，有气热、气寒、气虚、气实之分。治疗之要，全在察其虚实。大凡阳证多热，热证多实，阴证多寒，寒证多虚。如辨证谬误，必为所害。须知《内经》既有“诸胀腹大，皆属于热”之示，又有：“胃中寒则腹胀”与“脏寒生满病”之议。前医不谙病情，遽以寒胀论治，药投桂附姜萸，以致病势增剧。故“腹如抱瓮，脐突口干，溲滴如墨”，实属误人。

程氏初投“胃苓之属稍效”，足见其脾为湿困，后观其口干、溲墨，当为热结中州，其为实证，热证无疑。医反其道，冰炭不容，岂能愈病。故云：“复被狠药吃坏，似非草木可疗。”

然则何以为治？证既为实、为热，非攻不克。故遵《内经》“腹中论”之旨，而用“鸡矢醴”加大黄治之。“鸡矢醴”原方为：鸡矢白一两，米酒三碗，共煎。空腹热服，治鼓胀，心腹满，旦食则不能晚食。今更为散剂，并增大黄，以宏其效，且在五更煎服，取其空腹也，疗效甚著。

其所以有如此良效者，据《纲目》云：“蛊胀生于湿热，亦有积滞成者，鸡矢能下气消积，通利大小便，故治臌胀有殊功，此岐伯方也。”《医林纂要》亦云：“《内经》以鸡矢醴治蛊胀，取其降浊气，燥脾湿，软坚去积，又能下达以去太阴之结，且能杀百蛊毒”。因此，初服肠鸣便泻，再服腹软胀宽，终以理脾而愈。

胡某乃媳感证

胡某乃媳，夏月患感证，延诊时已七日矣。切脉弦数搏指，壮热谵狂，面目都赤，舌黑便秘，腹痛拒按。诊毕，令先取冷水一碗与服，某有难色。予曰："冷水即是妙药，饮之无伤。盖欲观其饮水多寡，察其势轻重耳。"其姑取水至，虽闻予言，必尚犹豫，勉倾半盅与饮。妇恚曰："何少乃尔。"予令尽碗与之，一饮而罄。问曰："饮此何如？"妇曰："其甘如饴，心地顿快。吾日来原欲饮水，奈诸人坚禁不与，致焦烦如此。"予曰："毋忧，今令与汝饮，但勿纵耳。"因谓某曰："汝媳病乃极重感证，邪踞阳明，已成胃实。"问所服何药？某出前方，乃小柴胡汤也。予曰："杯水能救车薪之火乎？即投白虎泻心，尚是扬汤止沸耳。"某曰："然则当用何方？"予疏大承气汤与之。某持方不决。邻人曰："吾妇昔病此，曾服此方得效。"于是取药煎服。夜间便行两次，次早腹痛虽止，他证依然，改用白虎泻心及甘露饮三方出入，石膏用至四两，芩连各用数钱，佐以银花、金汁，驱秽解毒。数日间，共计用药数斤，冷水十余碗，始得热退病除。众皆服予胆大。予曰："非胆大也，此等重证，不得不用此重剂耳。"

【按语】 感证，系指感受六淫之邪或疫疠之气而发病，为病因分类之一种。初起多有寒热，日久失治，往往由表入里，形成重候，岂能等闲视之。

此例患者病已七日，势极沉重，又值炎夏当令，更助其热。由于热势鸱张，故谵狂目赤、舌黑面红；由于便秘不通，胃肠积滞，故腹痛拒按。且"热"与"积"具，相互为用，故脉弦数搏指。此阳明实热之证也，岂小柴胡汤所能胜任耶。

为杀其燔炎之势，救其津液之伤，令取冷水一碗与患者饮，饮后称快。此乃"急则治其标"之法也。水虽非妙药，但当津枯液涸之时，饮之则如甘露，安可忌其生冷而不与。程氏此举，实为常人所不敢为而为之，要非胆识俱高，绝难办到。且以饮水多寡，测其热势轻重，更属创见。

“扬汤止沸，不如釜底抽薪”。对此热盛腑实之证，非峻下热结之剂不能为功。爰以大承气汤与之，大便行而腹痛止，但“他证依然”，岂可罢手。故继用白虎、泻心、甘露饮三方出入，加重石膏芩连用量，集中全力，清心胃之火，佐以银花、金汁，寓有辟秽解毒之图，终使“热退病除”，临危得救。

从整个救治过程中，可见程氏治病，胆大心细。如：热盛与饮冷水，但不允其纵；石膏用至四两，必随热势而渐加。非洞彻根源，岂有此精严治法哉。

汪氏妇热病，喜饮沸汤

汪氏妇患热病，壮热不退，目赤唇干，舌黑起刺，便闭溲赤。诊脉弦数有力，应用清剂无疑。试问：“渴乎？”曰：“不甚渴，唯喜饮沸汤，数口稍凉，即不思饮。”如此热证，当渴饮水，何反嗜饮沸汤？若以此一端而从阴治，似乎不可。偶忆律云，二罪俱犯，以重者论。今脉证均属阳热，乌可以喜饮沸汤一事为疑。先与小白汤，病状仿佛。知其药不胜病，乃进大剂白虎汤，石膏重用四两。因其胃热上冲，呕恶不食，更加芦根、竹茹为引。另取元明粉蜜拌涂舌，以润其燥。如此寒凉叠进，阅十四朝，始得热退神清，便通舌润。使拘古法，以喜热从阴而投温药，不几抱薪救火乎。孟子云：“尽信书则不如无书”，斯言可证矣。

【按语】事物往往复杂多变，病情每有寒热错综，只知虚实寒热之常，不明复杂错综之变，岂能理万诸纷然之疾。

此例患者脉证均属阳热之候，而反喜饮沸汤，又似阴寒。寒热阴阳竟在其一人身上出现，实属特异。究以何者为是，此医者所当辨也。若谓阳证似阴，必外寒而内热，如言阴证似阳，必外热而内寒。今其壮热脉数，舌黑唇干，便秘溲赤，绝无澄沏清冷之象，岂可仅凭“嗜饮沸汤”一端，即以“喜热从阴”论治。果如此，势必火上加油，逾墙上屋。

程氏未为一叶障目而不见森林，乃从轻重权衡，阴阳立判，断然认为：阳热如此，安能以温药妄投？于是先用小白汤投石问路，证情未见改变，继投大剂白虎汤，重用石膏四两及镇吐润燥之品，终使病除。既周谋而又果断，非大匠不能为也。

由此可见，临床治病，若本质不明，必然泾渭难分。以热为寒，以阳为阴，执其次而忘其主，取其轻而舍其重，此不仅难以改变人体阴阳盛衰之偏激，使之重归于平衡，甚而招致不测之变端，苍生受害，能不慎欤。

在理论上经典诂训，固可遵循，后人经验亦可参考。具体事物必须作具体分析，否则，不知变通，削足就履，必然误事。所以书不可不信，亦不可尽信。

蒋某阴暑

蒋某夏月病患发热、口渴、头疼、身痛。医云伤暑，初用香薷饮不应。因其热甚，更加青蒿、连翘，服之益剧。诊脉沉细，望色舌白面青，身虽热而反近衣，口虽渴而喜热饮，谓曰："此阴暑证也，非姜附莫治。"其家人曰："病者日来热盛，连服凉剂，尚未见效，且天时酷暑，姜附恐未可用。"予曰："夏月伏阴在内，人多畏热贪凉，受寒最易，若云夏月不可服热药，则冬月不可服凉药矣。何仲景治冬月伤寒，每用石膏芩连耶。舍时从证，自古有之。"乃投附子理中汤，一服热退，再服病却。

【按语】张景岳云："阴暑证，或在于表，或在于里，唯富贵安逸之人多有之，总由姿情任性，不慎风寒所致也。阳暑证，唯辛苦劳役之人多有之，由乎触冒暑热，有势所不容已也。然暑热逼人者，畏而可避，可避则犯之者少，阴暑袭人者，快而莫知，莫知则犯之者多。故凡有病暑者，阳暑多不见，而阴暑居其八、九。今之治暑者，但见发热、头痛等证，则必曰：此中暑也，而所用无非寒凉，其不达也亦甚矣。"

张氏认为：阴暑多于阳暑，实为确切之论。治暑不别阴阳，一见发热，即投凉药，如此贸然行事，必然害人匪浅。此例患者"发热、口渴、头疼、身痛"，初用香薷饮不应，继加青蒿、连翘症增，正犯治暑不别阴阳之忌。殊不知其脉象沉细，舌白面青，"身虽热而反近衣，口虽渴而喜热饮"，阴暑之象毕具，反加凉药妄投，诚所谓不达之甚也。

《内经》云："必伏其所主，而先其所因。"如果病因不明，阴阳不分，只知其热，而忽其寒，只见其假，而昧其真，如此治暑，焉能中的。景岳又云："阴暑者，因暑而受寒者也。……唯宜温散为主，当以伤寒法治之也"。所以程氏在详察病情之后，断然谓："非姜附莫治"，岂能因"天时酷暑"而避忌之耶。香薷饮虽能祛暑解表、化湿和中，适用于阴暑，但若感受阴寒过甚，阳气被遏，则嫌力薄，故投附子理中汤一服而效，因其长于助阳散寒也。

汪木工感证舌苔变易之奇

汪木工年二旬余，夏间患感证，初起寒热呕泻，自汗头痛。他医与疏表和中药，呕泻虽止，发热不退，汗多口渴，形倦懒言，望色青白不泽，舌苔微黄而润，诊脉虚细。经云："脉虚身热，得之伤暑"，因拟清暑益气汤加减。服药一剂，夜热更甚，谵狂不安，次早复诊，其脉更细，疑为阳证阴脉，及视舌苔，与昨大异，色紫肉碎，凝有血痕，渴嗜冷饮。予思此必内有热邪，蕴伏未透，当舍脉从症，改用白虎汤，加生地、丹皮、黑栀、黄芩、竹茹、灯心。下午人来请云："服煎药后，周身汗出，谵狂虽定，神呆肢冷，不识何故？"予往扪其手足，果冰冷异常，按脉至骨不见，阖目不省人事，知为热厥。命再进药，旁议以为体脉如此，怕系阴证，前药恐未合宜。予曰："此非阴证，乃阳极似阴耳。若误投热剂则殆，否则今晚勿药，明日再看何如？"众然之。次日神呆略回，体脉如故。视其舌苔，又与昨异，形短而厚，满舌俱起紫泡，大如葡萄，并有青黄黑绿杂色，腻苔罩于其上。予甚惊异，辞以不治。其母哀恳拯救，予悯之，揣摩再四，令其紫雪蜜调涂舌，于前方内加入犀角、黄连、元参以清热，金汁、人中黄、银花、绿豆以解毒，另用雪水煎药。翌日再诊，厥回脉出。观其泡，舌消苔退，仅干紫耳。再剂，热净神清，舌色如常。是疫也，予虽能审其阳证似阴于后，然未能察其实证类虚于前。自咎学力未到，但生平历治伤寒瘟疫诸候，曾未见此舌苔之异。且诊视五日，变幻如出五人。前贤诸书，亦鲜言及，真匪夷所思也。谚云：读尽王叔和，不如临证多。洵非妄语。

【**按语**】患者病发于夏，"初起寒热呕泻，自汗头痛"，此邪不仅在表，亦属里也。虽与疏表和中之剂而呕泻止，但发热、汗多、口渴未解，显属里热已盛，其为阳证甚明，而脉象虚细，与症状表现相左。从症从脉，治阴治阳，推求抉择，其任在医。程氏根据“脉虚身热，得之伤暑”之论，投以清暑益气汤使证情益剧何也？盖清暑益气汤有李东垣和王士雄之不同。李方益气健脾渗湿之力较强，是为素体虚弱感受暑湿者而设，故体质一般，而又无气虚见证者不宜服；如单纯暑证，高热烦渴者，尤当忌用。王方是为气阴两伤者而设，滋阴生津之功较大，故暑而挟湿者忌用。程氏虽未明言所用何方，但从患者药后“夜热更甚，谵语不安”来看，似属李方无疑。故程氏以“未能察其实证类虚于前”自咎。

疾病之本质与现象有不相一致者。如阳证似阴，阴证似阳，常出现在临床之中。若不细心辨认，即为其假象所惑而误治。此例患者，在服白虎汤加味之后，竟神呆肢冷，脉伏不出。须知此乃邪热过盛，津液受伤，影响阳气运行，不能透达四肢而致手足逆冷之热厥，与内脏虚寒，寒凝血脉之寒厥有本质区别。倘误以阴治，岂非大谬。因此，医者必须透过现象，掌握本质，观其脉症，决定取舍，始不致误。

舌诊为四诊中望诊之一。通过舌与苔之观察，可从中获得脏腑气血各种病理变化之真谛。《临证验舌法》云：“核诸经络，考手足阴阳，无脉不通于舌，则知经络脏腑之病，不独伤寒发热有苔可验，即凡内外杂证，也无一不呈其形，著其色于舌……据舌以分虚实，而虚实不爽焉，据舌以分阴阳，则阴阳不谬焉，据舌以分脏腑，配主方，而脏腑不差，主方不误焉。”由此可见临证验舌之意义。此例患者，初病之时，舌苔“微黄而润”，其里热尚轻可知；继则“色紫肉碎”，其里热已盛甚明；终则“形短而厚，满舌俱起紫泡，大如葡萄，并有青黄黑绿杂色，腻苔罩于其上”，其里热已极，疫毒已深毕露。《伤寒舌鉴》对此言之甚详。如：“葡萄瘟疫，乃瘟病中之一，原杂病气、尸气与杂气酝酿而成，其舌或青，或紫，或酱，或黄，或蓝。”所谓“葡萄疫”，即因舌上起葡萄形水泡而得名。此病成因，系由热毒秽浊之气郁伏于里所致。程氏“辞以不治”，盖因“舌苔变易之奇”也。但“能审其阳证似阴于后”，而取紫雪丹蜜调涂舌，并继续用白虎汤加清热解毒之品为治，终使厥回脉出、舌泡消退，仍不失为方家之治也。

农人某伤寒，误服凉药，舌见人字纹

农人某，患伤寒数日，寒热交作，自汗如雨，就予诊治。脉虚神倦，视其舌苔白滑，分开两歧，宛如刀划，考《己任编》中有阴证误服凉药，舌见人字纹之语，阅前方果然，予辞不治。渠恳拯救，先与六味回阳饮服之有效。继进左、右二归饮数剂，舌苔渐退，诸恙续痊。

【按语】“伤寒数日，寒热交作，自汗如雨”，显属太阳表虚之证。但太阳表虚，并非虚证，而寒邪化热，内逼营阴，盗汗，舌裂，理自可解。当此之时，根据“热者寒之”之旨，投以凉药。岂有不当之处。今诊其“脉虚神倦”，似属邪陷少阴，证从寒化，而“舌苔白滑”，更可作为明征，如果说舌裂是前医之误，毋宁说是越经而传至少阴，故与六味回阳饮有效。程氏虽以“《己任编》中有阴证误服凉药，舌见人字纹之语”来证明前医之误，但《辨舌指南》中却有“凡见（舌）裂纹，断纹如人字、川字、爻字及裂如直槽之类，虽多属胃燥液涸，而实热内逼者亦有之”，又当如何解释，特提出商榷。

李某阴证伤寒见纯红舌

李某患伤寒发热，下体如冰，脉息沉细，饮沸汤犹不知热，阴寒脉证悉具，药当从温无疑。然视其舌色如朱，方书云：舌见纯红热蓄里，与证不符。因其病初起，凭脉用药，先与小剂理中汤，探之无碍，随用重剂六味回阳饮，数服病痊，舌色亦退。为详其故，殆所谓肾水凌心，逼其心阳外越者欤。

【按语】舌为心之苗，其色当红，但红不能娇艳；其质当泽，但泽不应光滑；其象当毛，但毛应无芒刺，此为正常之舌象也。其所以为红者，乃心气上承之故，但红应偏淡，始合甘淡胃津上营于舌之意。今患者“舌见纯红”而又“下体如冰”，二者绝不相伦，岂真寒热错杂耶。

程氏不惑于舌色之纯红，认为纯红者“心阳外越”也，此乃疾病之假象；侧重于脉息之沉细，认为沉细者，“肾水凌心”也，此乃疾病之真情。故凭脉用药，先予小剂理中汤探治，足见辨证、用药之审慎。在“探之无碍”之后，始用重剂六味回阳饮获效。

通过此例之证治，医者对复杂之疾病，在辨证之时，必须根据不符之脉证，辨明病邪与正气之间盛衰关系，以及寒热多少，决定从舍。不能抓住一点，以概其余，而要四诊合参，以示全面。

郑氏妇肝风头痛

郑妇年近三旬，质亏多郁，证患头痛，上及巅顶，下连齿颊，医称太阳风邪，药用羌防芎芷，痛剧而厥，呕吐不食，经脉动惕。予曰：“此肝风也。经云：‘诸风掉眩，皆属于肝’。下虚上实，为厥巅疾，究由水虚不能涵木，怒木生风，勃勃欲功，误投温散，益助其威，鼓舞鸱张，渐变痉厥，诚可虑耳。”方用地黄汤，加菊花、钩藤、白芍、甘草，数服稍应。思阳但上冒，阴不下吸，熄风务用咸寒，潜阳必须介类。方加阿胶、鸡子黄、牡蛎、龟板，取用磁石为引，使其吸引肝肾之气归原，服之病释。

【按语】头居高位而属阳，在内外因之中以风邪和火气最易引起头部病证，所谓火性炎上，巅顶之上，唯风可到。同时肝之经脉上巅络脑，故肝风内动，循经上犯之头痛，与太阳风邪所致之头痛，有本质不同，必须严格区分。前医辨证不精，而用温散之品以治“下虚上实”之厥巅疾，宁有不加剧证情者。

须知患者“质亏多郁”，质亏者，阴液常虚，多郁者，风阳易动，程氏谓：“水虚不能涵木”，此其立论之据也。故用滋阴补肾之地黄汤，加平肝祛风之菊花、钩藤等为治，虽有“稍应”之疗效，但阴亏不能制阳，风阳何以平熄？因在方中增用阿胶、鸡子黄、龟板、牡蛎等药，以滋养阴液，填补欲竭之真阴，潜摄上冒之浮阳，此取大定风珠之方意也，所以获效甚捷。

汪某头痛，预见真脏脉

汪某冲年，质薄且多斫丧，头痛时作时止。夏间诊脉弦急而枯，嘱以脉象欠佳，速宜静养，多服补药，切勿因循。病者以疾虽时发，然寝食如常，犹不为意。逮冬至前二日，忽目花面赤，昏晕不支，延予至，势已败坏，且无力服参，因辞不治，逾日而逝。是病虽败于冬，而真脏脉早见于夏，乃枝叶未害，本实先拨故也。

【按语】真脏脉者，乃五脏真气败露之脉象也。凡病见真脏脉者多死不治，故其预后甚危。真脏脉之形态，早见于《素问·玉机真脏论》。如云："真心脉至，坚而搏，如循薏苡子累累然……真肺脉至，大而虚，如以毛羽中人肤……真肾脉至，搏而急，如指弹石，辟辟然，真脾脉至，弱而乍数乍疏……诸真脏脉者，皆死不治也。"

患者"质薄且多斫丧"，夏间诊其脏又"弦急而枯"。枯者，失去神根之气也；弦为春脉，今夏得之，不合于时；"急"有太过之意，春脉太过则气并于上。经曰"气并于上，乱而喜忘，气上盛而与督脉会于巅，故眩冒而巅疾也。"其"头痛时作时止"，即脉与症应之表现。因"嘱以脉象欠佳，速宜静养，多服补药，切勿因循"。

"逮冬至前二日"，药情增剧，盖已至阴极之时也。况"质薄且多斫丧"，遇此严寒天气，必然趋于败坏之势。例如："目花面赤，昏晕不支。"其所以然者，乃下虚上实，阴盛格阳之故也。程氏以患者无力服参，辞而不治，可知其本实已枯矣。

方氏妇目疾误治变证

方氏妇本体血虚，偶患目疾，眼科认为实火，初用芩连清之，更用大黄下之。饮药一盏，顷忽晕去，舌吐唇外，不能缩入，肢厥脉伏。时已薄暮，急延予诊。谓曰："寒下耗伤真阳，阳气暴脱，势属可畏，速投温补，希冀挽回。"方疏通脉四逆汤。药热不能下咽，令取艾火灸气海、关元数壮，身始动，舌始收；唯灌药一盅，移时又厥；仍令再灸，厥回，复进前药，守至黎明始苏。续进左归饮及滋肾生肝诸剂，病痊目亦明矣。

【按语】目之所以能视万物，辨五色，主要有赖于内脏精气之上供。精血同源，血不足则目难得养，视物辨色必有障碍，或昏糊不清，或夜盲特甚。此乃因虚所致，非实火所成，补之犹恐不及，安可以苦寒下之。

此例患者“本体血虚”，偶患目疾，即谓“实火”，未免失于审慎。由于辨证错误，法用寒下，以致虚者益虚，阳气暴脱，“顷忽晕去，舌吐唇外，肢厥脉伏”，岌岌可危。由此可见，治病不能只凭局部现象用药，必须根据整体情况施治，否则变生不测，危及人命，能不引为鉴戒！

本证既属寒下伤阳，阳气暴脱，理应“速投温补”，以图挽救。通脉四逆汤之投，自属良剂。因此方即四逆汤倍用干姜也。干姜有温中通脉之效，以治误下而阳气暴脱之证较四逆汤更佳。但以患者舌吐唇外，药难下咽，其方虽善，而功效难收。程氏用灸气海、关元之法使其舌收身动，为服药创造前提，要非精于医道、长于临床者莫办。经曰：“肝气通于目，肝和则目能变五色矣”，“目者，五脏六腑之精也”。精藏于肾，故用滋肾养肝之左归饮善其后。

闵某心脾虚脘痛

闵某处境艰难，向多忧虑，脘痛经岁，诸治不瘳，望色萎黄，切脉细弱，问：“痛喜按乎？”曰：“然。”“得食痛缓乎？”曰：“然。”予曰：“此虚痛也。”古云痛无补法，此特为强实者言，非概论也。为订归脾汤，嘱多服乃效。如言，服廿剂有应，百剂获痊。后一丐者患同，某检方与之，服数十剂亦愈。

【按语】脘痛即胃痛也。胃含汇意，乃冲繁要道，为患最易，虚风贼邪均能乘机窃发，其间消长不一，因而治法各异。其痛也，有在经在络之分和属虚属实之辨，岂能以“痛无补法”而漫施辛香温燥之治耶？

邵新甫在《临证指南医案》胃脘痛一节指出：“若素虚之体，时就烦劳，水谷之精微，不足以供其消磨而营气日虚、脉络枯涩，求助于食者，甘温填补之法所宜频进也。”程、邵之见正相同耳。

此例患者，“处境艰难，向多忧虑”，且“望色萎黄，切脉细弱”，其烦劳体虚，不言可喻，况脘痛喜按、得食痛缓，更足以证明其虚痛无疑。“虚则补之”，岂可轻易。

鉴于其“向多忧虑”，必然心神耗伤，“望色萎黄”，须知生化之源不足。脾为后天之本，又与胃相表里，故以归脾汤补之，多服获效。所谓

“痛无补法……非概论也”，甚当。

许细长食厥

许细长石工也。病起少腹胀痛，坚硬如石。医用消导药，转致吐蚘，便溺俱闭。更医目为寒凝厥阴，投以姜附吴萸，痛剧而厥，肢冷脉伏，急来延予。予以手按其少腹，见其眉攒难忍之状，谓其妇曰：“此食厥证也。”妇曰：“病果因食冷面而起，然已服过消导药无效，或药力不及亦未可知，第停食小恙，何至厥逆吐蚘便溺俱闭？”予曰：“谷食下行，由少腹右角后出广肠。今食积不下，故大便不通；直肠紧张，撑迫膀胱，小溲因而不利；下既不通，气反上行，故为呕吐；呕多胃逆，蚘必上攻，是以随呕而出。务得大便一通，通则不痛，诸证自释矣。但病经多日，凝冱已坚，非精锐之品，不能奏绩。”旋进备急丸三钱，顷之腹中雷鸣，下结粪数枚，再予钱半，复泻十余行，厥回脉出，痛减腹软，观者动色，惊有神助，后畏药不服，将息而起。

【按语】食厥乃厥证之一，多因暴饮暴食，偶感风寒，以致食滞脘腹，积聚不散，气逆上壅，甚至昏厥，故名食厥。然此证与痰、蚘等厥有其异同之处，应予分辨。

本案患者“病起少腹胀痛，坚硬如石”，且按之“眉攒难忍”，其为有形之实证无疑。医用消导药不效者，因病经多日，食积与寒气凝冱已坚矣。若谓“寒凝厥阴”，则应有下焦浊阴之气循经上犯诸多之见症，岂能仅凭吐蚘而以姜附吴萸漫施其治耶。果如此，其“便溺俱闭”又将作何解释？由于药证不符，故痛剧而厥。

程氏在诊断此病时，未闻“病果因食冷面而起”即认为：“此食厥证也”，足见其诊断之准，并详论患者“厥逆吐蚘，便溺俱闭”之道，指出食积肠道为致病之主因；便秘溺闭，吐蚘肢厥为必然之后果。治疗之法，疏肠通便自解，故用备急丸两服而神效。

备急丸系用大黄、巴豆霜、干姜组成。凡因寒气食积互结，阻滞肠胃，气机痞塞，大便不通，以致卒然脘腹胀满剧痛，甚则面青气喘，口噤肢厥。当此之时，若不急下，则贻误病机，故名“备急”，其急即在此也。现有用此丸治肠梗阻多例，效捷而佳。

商人某唇衄奇证奇治

唇衄之名，医书未载，而予则亲见之，证治之奇，理不可测。乾隆壬子秋，一商人求诊，据述上唇偶起一疮，擦破血出不止，或直射如箭，已经旬矣，求与止血之药。按唇属脾，必由脾热上蒸，以故血流不止。初用清剂不效。因血流多，恐其阴伤，更用滋水养阴之剂，亦不效。及敷外科金疮各种止血药，又不效。挨至月余，去血无算，形神羸惫，自分必死，忽梦其先亡语曰：尔病非医药能治，可用栗一枚，连壳烧灰，同硫黄等分，研末和敷自愈。醒后依法敷之，血果止。商人亲向予言，真咄咄怪事也。

【按语】唇为脾之外候，脾气之盛衰，每多表现于唇口之荣枯。唇裂而衄，多因脾津不布；唇疮突起，常为脾热上蒸，故唇与脾关系至密。

今患者唇疮擦破，血出不止，或直射如箭，其为脾热上蒸，热伤阳络无疑。《金匮要略》云："热伤阳络则衄血。"阳络者乃肌肉皮肤之脉络也，由于位居体表，易被感染而成疮；由于血热壅盛，故擦破而血出不止。

一般治法自应清其热而止其血，但程氏几易其方，均不见效，岂脾失统摄之权耶。所谓梦其先亡之语，固属荒诞无稽之谈，然栗灰与硫黄之末竟"和敷自愈"，其缘为何？据《玉楸药解》载：栗入脾肾经。《滇南本草》谓：栗味甘性平，生食止吐血、衄血、便血，一切血证俱可用。至于硫黄，性味酸温，亦入脾肾经，外治癣疥，内利大肠，且能止痛，抗感染，保护创面，促进愈合（《辽宁中草药新医疗法选编》）。从两药归经、功效观之，确为治唇衄之佳品，故用之甚效。

汪氏妇鼻衄，止衄奇法

汪氏妇，夏月初患齿衄，衄止旋吐血，血止，鼻又衄，大流三月，诸治不应，诊脉弦搏，知其肺胃火盛，非寒凉折之不可。乃用犀角地黄汤，取鲜地黄绞汁，和童便冲药，外用热酒洗足，独蒜捣涂足心，一昼夜衄仍不止。因忆门人许生曾言，人传止衄奇法，先用粗琴线数尺，两头各系钱百文，悬挂项下，再用手指掐定大谿穴，神验。外治之法，于病无伤，今既诸治罔效，姑一试之，衄竟止。唯神形疲困，头昏少寐，思血去过多，真阴必伤，改用麦易地黄汤，加龟板、石斛、白芍、女贞、沙参，阿胶，旬日霍然。识此以广见闻。

【按语】 鼻为肺窍，职司呼吸，又因阴阳之脉交于頞，循鼻旁故鼻病以肺胃两经为主。属于外因者以吸受风寒、风热之邪；属于内因者以温热积火上蒸，较为常见。

鼻内流血，称为“鼻衄”，以热证为多，而出血不止，则谓“鼻洪”。治宜犀角地黄汤凉血止血。急救之法，常用生地黄汁，生藕汁，或大蓟汁入蜂蜜调服。程氏“取鲜地黄汁，和童便冲药，外用热酒洗足，独蒜捣涂足心”，可谓治尽其法，但仍不效，而以钱系项下，手掐大谿穴却效验如神，何也？

现代《正常人体学》表明：颈外动脉主要分支之一的上颌动脉的分支分布于上、下颌牙齿、口腔、鼻腔、咀嚼肌。今将一线两头各系钱百文悬于项下，对颈外动脉施以压力，从而延缓血流速，减少血流量，以治鼻衄，自能产生一定作用。大（太）谿穴，属足少阴肾经，能治虚火上炎所致之咽痛、牙痛与咯血等证。现用手掐其处，以治龙火飞扬之势，使之安于故宅，故能取效，非寒凉直折所能比拟也。终以麦易地黄汤加味善其后，使阴伤得复，血失得偿，甚当。

某妇胎动下血

昔闻先辈云：补中益气汤乃安胎圣药，予未深信。乾隆癸丑秋，某妇怀孕数月，腰腹俱痛，恶露行多，势欲胎堕，诸药不应，投以此方，加阿胶即安，后屡用皆验。下方中有参芪归术培补气血，妙在升柴二味升举之力，俾胎元不至下陷，然后补药得以奏功。血热加黄芩，血虚加地黄尤妙。

【按语】 李东垣本虚补、陷举、劳温之旨，创立补中益气汤。此方具有调补脾胃、升阳益气之功，一般用治脾胃气虚、清阳下陷之证。凡饮食劳倦，伤及脾胃，以致气虚血少而生大热；脾虚失运，升举乏能，清阳下陷而使脏器脱垂均可治之。但以治“胎动下血”，称为“安胎圣药”未免过誉。

程氏所治之例，可能均具有“腰腹俱痛，恶露行多，势欲下堕”之共同症状，故“屡用皆验”，且加阿胶之益血，或加黄芩以清热，或加黄芪以补虚，固非补中益气汤独建之功也。倘因血热动胎，或跌闪下血，单用补中益气汤似非所宜。须知此方虽有补气升提作用，但药性偏温，投之则益助血热之势，对损伤之处亦甚少凝固之机。故仍须审证求因，循因施治，不能视为“安胎圣药”，而拘执其方也。

吕妇产后胞衣不下，误药晕脱

吕妇年甫三旬，平时面黄体弱，因少乳求方，与八珍汤服之有验。数年后，又因胎产，胞衣不下。予诊之曰：“此气虚不能传送，血虚不能濡润故也。”令服十全大补汤。众议以为新产胞衣积血，阻障不出，补之不宜，或授以单方，用芒硝一两煎服，云下胞如神，众咸称善，一匕入喉，即时晕脱。

【按语】根据吕妇“平时面黄体弱，因少乳求方，与八珍汤服之有验”之病史，与今“因胎产，胞衣不下”之现症，程氏诊为：“此气虚不能传送，血虚不能濡润故也”，可谓洞察本源，且与《傅青主女科》中“正产胞衣不下”之论甚合。傅云：“……胞衣不下，瘀血未免难行，恐有血晕之虞耳。治法宜大补其气血，使生血以送胞衣，则胞衣自然润滑，润滑则易下，生气以助生血，则血生自然迅速，尤易催堕也。”

由此可见，气血之盈亏与胎产之顺逆关系至密。本案患者气血亏虚既见于平时，胞衣不下又见于临产，法应大补气血，夫复何宜？奈众议乖张，只知“新产胞衣积血，阻碍不出，补之不宜”，殊不知瘀阻胞衣者乃气血两虚之果，而气血两虚却为胞衣不下之因，竟以泻热推荡之力颇猛之芒硝下之，益虚其体，能不“一匕入喉，即时晕脱”耶！

族媪血崩奇证

族媪年逾八旬，天癸复行，日渐淋漓，时或如崩，头昏食少，心悸不寐。予与黑归脾汤，服之不应。他医投以清补固涩诸方，亦不效，淹缠数月而殁。予历见老妇病此，皆不能治，古罕言之，亦奇疾也。

【按语】妇人年至七七之外，一般天癸已竭，今“族媪年逾八旬，天癸复行”，果真为天癸耶？非也，实乃血崩之渐耳。大凡天癸已竭之老妇，虽服济阴补阳之品，亦不能精满化经，一如少妇，况此高龄，气血皆衰，焉有天癸复行之理。

然则患者究因何故而“日渐淋漓，时或如崩”？既非精过泄而动命门之火，又难言气郁甚而发龙雷之炎，果如此，大补肝脾气血当可救治，何投以黑归脾汤不效，予清补固涩剂无功？试以“予历见老妇如此，皆不能治”观之，似非子宫功能性出血，或属癥瘕溃破发为漏崩。且以老妇患此，补涩既不能止，攻伐更属难承，缠绵日久，终当不治。

方氏女孩带下，罕见之证

邻村方氏女，年才四岁，其母抱负来舍求治。予问：“何疾？”曰：“带下。”问：“疾何时起？”曰：“女夜遗溺，常以帛垫卧，旧春晨起晒帛，乍见白物，以为偶然，后频下不已，渐觉面黄肌瘦，饮食减少。今经一载，时发时止，附近求医，皆言未见之证。”予曰：“此先天禀弱，脾虚挟湿故也。”但童真未充，早泄诚非所宜，令夜服地黄丸，早服参苓白术散，匝月而效。半载后，疾复发，仍令守原方服愈，嗣后不闻消息。及阅《怡堂散记》载一七岁幼女患此证，虽已治痊，后出室怀孕，一产即脱，亦夭之由也。方氏女孩，得无类此。

【按语】《傅青主女科》云：“夫带下俱是湿证。而以带名者，因带脉不能约束而有此病，故名之。……病带者，唯尼僧、寡妇、出嫁之女多有之，而在室女则少也。”今“方氏女，年才四岁”，即病带下，殊属罕见。程氏根据其症情，诊为：“此先天禀弱，脾虚挟湿故也”，甚当。“令夜服地黄丸”以补先天之阴；早服参苓白术散以健后天之阳，使肾阴得充，脾阳得运，何愁“湿气之侵，热气之逼”耶？故“匝月而效”。

程氏所述《怡堂散记》之例：一幼女亦患此疾，“后出室怀孕，一产即脱”，而虑方氏女孩后或类此。盖因“带脉通于任、督，任、督病而带脉始病，带脉者，所以约束胞胎之系也。带脉无力，则难以提系，必然胎胞不固，故曰带弱则胎易坠，带伤则胎不牢”，此亦傅氏之论也。

洪大登痉病

洪大登为人厮役，体虚多劳。初病夹车紧痛，服疏风药二剂，卧不能起，口不能张。日饮米泔，仅以茶瓶嘴灌入，四肢挛急，每小便须两人抬起，痛甚汗淋。诊脉细濡，两尺尤弱。有从外感起见，仍欲用风药者。予曰：“此痉病也，气血大亏，服此即不救。”拟用大剂补元煎，旬余未效。病家亟请更方，予曰：“毋庸，药力未到耳。”原方令守服二十剂，渐能掉动，服至两月，始出户庭。

【按语】“痉”，病之名也。源出于《内经》经筋等篇。以项背强急、口噤、四肢抽搐、角弓反张为主症。但有虚实两种：实症多因风、寒、痰、湿、火邪壅滞经络所致。治以祛风为主，可兼扶正。虚症多因过汗、失血、素体虚弱、气虚血少、津液不足、筋失濡养、虚风内动而成。治以益气养血为主，兼予熄风。二者病因不同，故治法各异。若见“痉”即用风药，不分虚实，势必误人。

患者“为人厮役，体虚多劳”，病因虚起，已有明征。至“夹车紧痛”，乃口噤之兆，竟误服风药，以致“口不能张”，“四肢挛急”，虚以实治，后果堪虞。如此症情，奈何仍有人置“诊脉细濡，两尺尤弱”于不顾，欲续用风药，良可慨叹。殊不知脉细濡者，气血大亏也，两尺尤弱者，真元将竭也。虚风内动，法应大补，岂能从外感论治而风药滥投耶。初用大补元煎虽然未效，但守服兼旬，终于获救，实程氏之功也。

王木工反关脉

王某木工也。向患胃痛，诸治不效。一医以草药与服，陡然便血半桶，时时晕去，闭目懒言、汗淋气怯，诊脉全无，按脉乃血派，此必血脱之故。然血脱益气，须用人参，彼木工焉能得此，辞不与治，料其旦晚必脱也。越月遇诸途，见其行动如常，心窃讶之，后因他病来视，问其前恙，如何得此。曰："先生言我病危，非参莫救，求医无益，只得日煎党参汤饮之，侥幸得活。"予曰："此亦血脱益气法也。"再诊两手，仍然无脉。思人久无脉，焉能得生，沉吟半晌，恍然悟曰：此必反关脉也，覆候之，果然。渠乃匠人，脉之如何，原不自知。予前诊时，因见其外证之危，仓卒未及细究，识此告诸诊家，务须留神详察也。

【按语】《三指禅》云："间有脉不行于寸口，由肺列缺穴，斜刺臂侧，入大肠阳溪穴，而上食指者，名曰反关"。反关脉乃一种生理性变异之脉位，即桡动脉行于腕关节背侧，故切脉位置也相应在寸口之背面，有同时见于两手，或独见于一手者。

患者以胃痛而服草药，"便血半桶"，以致出现"时时晕去，闭目懒言、汗淋气怯"之危象。当此之时，医必求证于脉，奈"诊脉全无"，故谓血脱之危症。初不知患者脉属反关，而在常位切之，焉有搏动之象耶。后患者因日服党参汤得活，但脉仍全无，始悟其为反关脉也。程氏虽忽略于当时，然却详究于以后，其钻研精神值得吾人效法，较诸"相对斯须，便处汤药。按寸不及尺，……明堂阙庭，尽不见察"，草率从事之医风相去何远。

王某血证频发

老医方星岩曾向予言：昔从上海王协中先生游，论及血证愈后，每多反复者。此由胃膜破伤，须用法补之。思之至再，订方用白及、鱼膘、丝绵三味，烧灰等分，为丸服之，永不复发。王某患此证，莫能除根，令服此丸，果验。

【按语】《血证论》云："平人之血，畅行脉络，充达肌肤，流通无滞，是谓循经，谓循其经常之道也。一旦不循其常，溢出于肠胃之间，随气上逆，于是吐出。"但血为何不循常道？或因血热而致妄行，或为络伤溢出脉外。治疗之法，首在止血，次在消瘀，再则宁血，终则补虚。

方氏提出之例，以“胃膜破伤”，而解“血证愈后，每多反复”之道，所见甚是。其所订之丸方，虽仅白及、鱼膘、丝绵三味，然寓有止血、消瘀、宁血、补虚之意义。其中白及苦甘性凉、质黏而涩，为收敛止血之良药。借其寒凉泄热以宁血，又有消肿生肌之功。由于既清且收，用于肺胃出血宜于清补之际，鱼膘性味甘平，功能补肾益精、滋养筋脉、止血、散瘀、消肿。丝绵前身为蚕茧。蚕茧性味甘温，能治反胃吐食，可止大小便血。三药合用，烧灰存性，故功效甚著。

族子石淋奇证

族子年方舞勺，初时小便欠利，不以为意。后每溺茎中涩痛。医作淋治，溺更点滴不通，少腹胀硬，卧床号叫，昼夜靡安。延予至家，其母手拈一物与予视之，云病者连日小便全无，昨夕努挣多时，突然溺出此物，当觉通快，喜为疾却，今又复闭，岂尿管内尚有此物塞住耶。予视其形如豆，色苍而坚，置臼中捣之不碎。考方出虽有石淋一证，即予平素目睹患此者，亦不过如盐沙之细。今此石形大如豆，从未之见。初以为妄，试取簪柄探入茎中，拨之砼然有声，方信溺之不通，竟由于此。思将此石取出，特古无是法，不敢妄出意见，辞不与治。闻后石不得出，茎根烂开一孔，溲由彼泄，迁延而殁。越数年，道出庐江，遇吕墨从先生，言彼邑昔有徐姓老医，能治此证，亲见其治愈数人。其术用刀将阴茎剖开，取出石子，敷以末药，旬日即愈。予心异之，欲求其方，其人已物故矣，因并志之倘后有患此者，须求巧手剖之可也。

【按语】石淋，为淋证之一，又称砂淋。《巢氏病源》云：“肾虚则小便数，膀胱热则水下涩，数而且涩，则淋沥不宣，故谓之淋。”病淋有五，而以石淋易致尿闭。其病因多为下焦积热，煎熬水液杂质而成。症见排尿困难，阴中痛引少腹，若有砂石排出痛解。尿多黄赤或尿血。

此例患者，初由小便欠利，间则每溺茎中涩痛，终至点滴不通。后努出一物，“其形如豆，色苍而坚”，证属石淋无疑。程氏“初以为妄”者，因其形大于过去所见，故探之，砼然有声始信。其诊病可谓精细矣。石淋之治，法宜清热涤石，方有二神散。此方见于《杂病源流犀烛》中，较本医案刊行早二十一年，何谓“古无是法”。

西医学认为：泌尿系统结石之形成，或因体内代谢紊乱，胶体、晶体平衡失调；或因尿路感染，引起组织坏死，加之脓液、细菌积聚，成为结石之核心。若以中医学衡之，前者似属肾虚范围；后者可谓下焦积热矣。凡结石大小超过一厘米，或为多角形表面粗糙者，难于排出，若伴有明显梗阻与感染，则应考虑手术治疗。在将近一百八十年前清嘉庆年间，我国即有“徐姓老医”能削茎取石，数愈此病，实属可贵。

曹某忍精淋痛

淋痛一证，今人多用八正、分清等方，然有效有不效者。盖阴茎有精、溺二窍，若因湿热阻闭膀胱，病在溺窍，则前药投之是矣。但因房劳忍精，病在精窍，乃有形败浊，阻于隧道，徒进清利无益。此证叶香岩论之甚详。言古有虎杖散，近世不识此药。治用杜牛膝根绞汁一盅，冲入麝香少许，隔汤炖服，并宗朱南阳方法，用两头尖、川楝子、韭白、归尾等味。曹某患此证，予仿前法治愈。后治数人俱验，因并识之。

【按语】败精驻于精关，宿腐因溺强出，于是淋痛作矣。淋有五淋之名，浊有精溲之别，要非湿热阻闭膀胱，清利何能有益，因精溺虽属同门，而其本源异路耳。故治忍精淋痛者，舍宣窍通腐之途，似无他法更善。

叶桂言古有虎杖散可治此病，以其能化瘀通淋也，《千金方》有虎杖煎，治腹内积聚，可见其化瘀之功；《姚僧坦集验方》以虎杖治五淋，足证明有通淋之用。奈当时以不识此药而未投，改用杜（土）牛膝汁，冲入麝香少许而为治。因麝香入络通血，杜（土）牛膝能通血中败浊之故，使无麝香则其效不显。其所以参入朱南山之法者，亦叶氏之见也。

程用叶法，每愈是疾，可谓善于学人之长，但对虎杖散弃而不究，未免可惜。

王氏妇痹证

王妇周体痹痛，医作风治，卧箦[1]月余，肢挛头晕。予见之曰：“此痹证也。驱壳外疾，虽无害命之理，但病久寝食不安，神形困顿，速救根本，犹可支撑，若见病医病，则殆矣。”方定十全大补汤，加枸杞、杜仲、鹿角胶，两服未应，众疑之。予曰：“缓则疗病，急则顾命。今病势败坏如斯，舍是不救。且补虚与攻实不同，非数十剂莫效。”又服十日，周身发肿，众称病变，予曰：“勿忧。凡风寒客于人，壮者气行则已，怯者著而为病。本由营气不足，邪陷于里，今服补剂，托邪外出，乃佳兆也。”仍命照方多服，痛止肿消而愈。识此，为治痹恣用风燥药者戒。

【按语】痹者，闭而不通之谓也。其所以不通者，正气为邪所阻，脏腑经络，不能畅达之故。此皆由于气血亏损，腠理疏松，风寒湿三气，得以乘虚外袭，留滞于内，致湿痰浊血，流注凝涩而得之。治痹之法，世人多用风燥之药，即使取效一时，亦必重伤阴气。张景岳云：“只宜峻补真阴，宣通脉络，使气血得以流行”，确具有临床指导意义。

患者“周体痹痛，医作风治”，未见好转，反致“肢挛头晕”，乃过服风药之弊。程氏遵景岳之旨，以十全大补汤为基础，加用养肝滋肾之品以补其虚，实为治本之法也。虽两服不应，十服身肿，众疑有变，而程则认为佳兆。盖因深知其人虚，其病甚，非养正不足以祛邪。今邪外出为肿，岂非佳兆耶。后果“痛止肿消而愈”。

以十全大补汤加味而治痹证，或有谓妄者，其实“治风先治血，血行风自灭”。该方以四物汤治血，以四君子汤治气，更加黄芪、肉桂以温里托表，何谓不宜，且对“久病必虚”之人更为得体。明乎此，始知治痹之道也。

自病臂痛

嘉庆癸亥岁，予因夏热，夜卧石地受凉。秋后臂痛莫能屈伸。初服

[1] 箦（zé），床席。

温经散邪之剂不效。外贴膏药又不效。思筋骨间病，药力难到。古有熨洗一法，日洗药水，其痛如故。偶阅《韩氏医通》云：有痿痹疾者，偎卧患处于壮阴之怀，久之生气和浃，病气潜消。试仿其法，将痛臂夜令室人以热体偎之，数日而愈。按《归田录》云："人气能粉犀。"则疗痹固其宜矣。

【按语】夏夜寒侵筋骨，秋来臂痛患生，此邪潜于里，得金寒之气而发也。虽内治外敷，"其痛如故"，何也？或因服药不多而中止，或因熨洗时短而骤停，否则，治寒以热，宁有不效。程氏后遵韩蘌之法，将患肢偎卧于其妇之怀，数日而愈。其实亦系借他人之温，而熨贴痛臂之寒，且续治于前法之后，故效速。岂真"人气能粉犀"之果耶。即以韩法而论，亦须"久之"始能生效，非区区数日，即可为功。质之方家，以为然否？

续 录

黄敬修兄咳血

敬兄向在金华贸易，恙患咳血，医治无效，食微肌瘦，虑成损怯。予时至兰谿，友人荐延诊视，阅前诸方，偏于温补。谓曰：“古人治血证，虽有此法，然须审其证属虚寒，方为合辙。”据兹脉症，责诸肺肾阴亏，肝阳上僭，咳甚火炎，血随溢出。理应滋水生木，润肺保金，得以咳稀，血当自止。服药投机，予欲辞回，敬兄固留，为治月余，咳血全好，餐加神旺，肌肉复生。

【按语】唐容川论咳血首谓：“肺主气，咳者气病也，故咳血属之于肺。”但其证有虚实寒热之不同，治有补泻温清之相异，决不能一律温补，致招损害。徐灵胎在评《临证指南医案》中亦云：“若吐血咳嗽，乃肺家痰火盘踞之病，岂宜峻补……”本案前医，未解斯旨，治偏温补，故多不效。迁延既久，阴血必伤，于是内热生而血益动，病无宁日矣。殊不知肺为水之上源，肺阴既虚，上源告竭，母病及子，水不涵木，木火刑金，故生是疾。今欲止其咳而宁其血，必润其肺而滋其肾。滋肾用以涵木，润肺意在保金，实至善之法，非若虚寒之证而必用温补也。程氏根据病人“食微肌瘦，虑成损怯”之见证，与法用温补，久治不效之鉴戒，致以滋肾润肺之法，“为治用月余，咳血全好。”诚如花木将枯，得滋润而枝荣叶茂矣。

鲍宗海风寒喘嗽误补，肺胀欲绝治验

黄敬修兄店内，有同事鲍宗海者。因感风寒，喘嗽多日。就彼地某姓老医看视，谓其证属内亏，药与地归参术。予见方劝其勿服。宗海以为伊体素虚，老医见识不谬，潜服其药，是夜喘嗽益甚。次日复往加减，医谓前药尚轻更增黄芪、五味子。服后胸高气筑，莫能卧下呷呀不休，闭闷欲绝。敬兄询知其故，嘱予拯治。予曰："前药吾原劝其勿服，伊不之信，况加酸敛，邪锢益坚，如何排解。"敬兄云：渠与我同事多年，不忍见其死而不救。揣摩至再，立方用麻黄、桂枝、细辛、半夏、甘草、生姜、杏仁、葶苈子，并语之曰："此乃风寒客肺，气阻痰凝，因而喘嗽。医不开解，反投敛补，以致闭者愈闭，壅者愈壅，酿成肺胀危证。《金匮》云：咳逆倚息不得卧，小青龙汤主之。予于方中除五味、白芍之酸收，加葶苈、杏仁之苦泻者，盖肺苦气上逆，急食苦以泻之，如救眉燃，不容缓待也"。敬兄欣以为然，即令市药，煎服少顷，嗽出稠痰两盂，胸鬲顿宽。再服复渣，又吐痰涎盏许，喘定，能卧。宗海始悟前药之误，泣求救援。予笑曰："无妨，枉自吃几日苦耳。"次剂麻桂等味分量减轻，参入桔梗、橘红、茯苓、苏子，更为调和肺胃而痊。

【按语】外感咳嗽以风寒和风热为常见，风寒咳嗽，痰多稀薄；风热咳嗽，痰黏不爽，或干咳无痰。二者均有喉痒、鼻塞，甚至寒热、头痛等症。医者必须明其异同，始知药用寒温。

此例患者"因感风寒，咳嗽日多"，治宜温肺化饮、平喘止咳，方可收效。无如所谓"老医"者，竟目为"内亏"而与地归参术，以致外闭其邪，内壅其气，能不喘嗽益甚耶？当此之时，亟应别谋开解，惜其固执前方，更增芪味，终使"胸高气筑"，病情加剧，实医者之过也。故凡治咳不分外感内伤，虚实新久，必然贻患，而若以外感为内伤，以实为虚，以新为久，或反之，贻患当深矣。

程氏"揣摩至再"认为此病之形成，并非由于内亏所致，实因"风寒客肺，气阻痰凝"使然。《医门法律》云："风寒无形之邪，与饮食有形之邪相合，必留恋不舍。治之外邪须从外出，内邪须从下出。"故用小青龙汤化裁为治。盖以方中麻桂细辛散寒解表，姜夏甘草化敛平喘，使邪从外出，去芍味之酸收，加葶杏之苦降，使邪从下出。因此，"煎服少顷，嗽出稠痰两盂，胸鬲顿宽"。再进则痰出喘定。旋减其量而增其制，以净其邪。并因咳嗽"聚于胃，关于肺"，而终以"调和肺胃而痊"。

胡某妇脏躁，面论证治方法

长林胡某，延诊妇病，据述证经半载，外无寒热，饭食月事如常，唯时时悲泣，劝之不止，询其何故，伊不自知。延医多人，有云抑郁用逍遥散者，有云痰火用温胆汤者，药俱不效。又疑邪祟，禳祷无灵，咸称怪证，恳为诊治。视毕出语某曰："易治耳。"立方药用甘草、小麦、大枣。某问病名及用药方法，予曰："病名脏躁，方乃甘麦大枣汤，详载《金匮玉函》中，未见是书，不识病名，焉知治法，宜乎目为怪证也。"某曰："适承指教，足见高明，但拙荆病久，诸治无功，尊方药只三味，且皆平淡，未卜果能去疾否?"予曰："此仲圣祖方。神化莫测，必效无疑。"服之果验。

【按语】脏躁，类似西医学的歇斯底里。患者以青壮年女性为多见，发作时喜怒无常，胡言乱语，意识朦胧，甚至抽搐，昏迷等。其所以如此，要以精神因素为主要病因。中医学认为七情是对外界环境各种刺激的生理反应，如果精神刺激过甚，常可引起阴阳、气血和脏腑功能活动失调，从而产生疾病。正如朱丹溪云："气血冲和，万病不生，一有怫郁，诸病生焉。"本案患者，"时时悲泣，劝之不止，询其何故，伊不自知。"足见其精神失去常态。此或因思虑过度，所欲不得，而致肝气郁结，脾气不升，阴阳不和，失去维系，神不能制其形；或因生化之源不足，病后血虚，产后失血，心脉得不到濡养而躁扰不宁。所以脏躁一症，一般责之于心肝，归之于气血。

《内经》云："心者，生之本，神之变也。"其与思维活动有关可知。程氏根据病人脉证而投以《金匮》甘麦大枣汤，正为使心虚得养、神乱得安。同时也符合"肝苦急，急食甘以缓之"之意。因本病虽属虚证，但患者"饮食如常"，不宜大补；虽有虚火，但"外无寒热"，不宜苦降，唯用甘草甘平柔润，小麦养心气，大枣补虚润燥，以达到养心安神之目的，故服之甚验。

佘振如兄幼子胎痫

振兄乃郎，出胎两月，突然肢搐目斜，逾时乃定。乳食如常，以为偶然。次日又发，幼科作胎惊治。药用疏风镇惊不应。发经数日，俱在巳午时候。予视之曰："此非胎惊，乃胎痫也。"振兄云："胎惊则尝闻之矣，胎痫之名，请问出于何典？"予曰：名出《内经》。帝曰：人生而有癫疾者，病名曰何？安所得之？岐伯曰：名为胎病，此得之在母腹中时，其母有所大惊，故令子发为癫疾也。经云：癫痫也。夫惊之搐搦无定，痫之发作有时，大人之痫疾亦然，唯其发作有时，故较惊稍轻耳。爰用茯神、远志、麦冬、丹参、甘草、白芍、菊花、钩藤、桑寄生，以安神定志，养肝熄风；少入橘红、半夏曲，以涤扰心之痰涎。盖疾由母腹受惊而得，病在心肝二脏，神安风熄，其疾自平，妄行疏散，则风益动。襁褓胃气薄弱，金石镇坠，尤非所宜。服药其发渐轻，未几而定。后见数儿证同，皆照此法治愈。

【按语】"胎痫"，又名"胎搐"，意为此病受自母胎，故以"胎"字冠其上，其实即通常所谓癫痫也。

一般癫痫之为病，无论成人或小儿，皆具有突然发作、昏倒抽搐、睛斜目闭、口角流涎，少顷即苏等特点。今患儿"出胎两月，突然肢搐目斜，逾时乃定"，自以胎痫为是。前医未解痫病之特点，漫以胎惊施治，卒难取效。

程氏认为"惊""痫"之鉴别，在于前者"搐搦无定"，后者"发作有时"。此种见解或未尽善，因为痫病多发无定时，而发有定时者实属少见。判辨之道，似应以"惊"多伴有高热；"痫"则不发热为标准。除有并发症者之外，几见癫痫有发热之象耶？

程氏认为胎痫之病机，在于心肝二脏，颇有见地。《内经》云"诸风掉眩，皆属于肝"。又说"诸暴强直，皆属于风"。风为阳邪，其性好动，而小儿又为纯阳之体，二阳相得，其势益张，灼液伤津，酿痰迷窍，内足以扰神明，外足以闭经络，故昏迷作，抽搐起。因用茯神、远志、麦冬、丹参以宁心安神；白芍、菊花、钩藤、寄生以平肝熄风；参以麦、橘、甘草以祛痰豁窍，故渐次收效。非精于此道者，其孰能之？

柳圣依翁夫人热病战汗而解

圣翁夫人，夏间病患热盛无汗，烦渴昏谵医治旬余不解。圣翁外贸，伊郎荫千兄延予诊视，脉数舌黄。谓曰：“此热病也，非清不可。”疏竹叶石膏汤与之。时夜将半，闻叩扉声甚急，启视，荫兄慌入而言曰：“病危矣。”询其故。曰：“妙剂当服头渣，至暮未见动静。再服复渣，更静，后忽寒战肢抖，少顷汗出如浆，肤冷息微，闭目不语。众以为殆，归咎药性太凉，欲投参附以救其脱，亟求复诊以决之。”予即随往，扪其肌肤果冷。细按脉虽虚耎，然至数和缓，并不急疾。曰：“无妨，此战汗也。因本气不足，邪气鸱张，予重用清剂驱之，邪不能留，逐与正争，是以战而汗出。邪虽从此而解，正亦由此而亏，且任其养息，切勿惊扰，元气来复，自然肤暖神苏，若骤进参附，诚恐余烬复炎，反为害矣。叶氏论温热病战汗解后，胃气空虚，有肤冷一昼夜之说。”取书与阅，群疑始释。另立一方，用生脉散加茯神、玉竹、白芍、甘草，嘱药煎好，俟其苏醒与服，并啜稀粥，以养胃气。次早荫兄来谢云：“昨夕非子有定见，几为旁言所误，遵嘱静守，逾时汗敛神苏，忙将煎好之药服讫，复睡至晓，肌肤已温，唯形倦气怠耳。”更为辅正养阴和胃，渐次而康。

【按语】 本案症见“热盛无汗，烦渴昏谵”。其病非仅在卫，且已转入气分。其所以无汗者，乃邪热内郁，气机不畅也。温邪深入气分之后，正邪必然相争于里，影响脏腑功能，使之趋于亢奋状态，故“烦渴昏谵”，“脉数舌黄”，呈现一派阳热之象。此时必须清泄里热，始能扭转病机。

竹叶石膏汤，系在白虎汤基础上加减而成，本为清气滋阴之良方。其中虽有温燥之半夏，但配于清热生津药中，不仅无害，且可使参、麦补而不腻。再加甘草、粳米和胃安中，以治热盛伤津之病，颇为稳妥，何谓药性太凉耶！由于本方既清又补，使邪正交争之双方，产生鏖战伏态，终于形成“战汗”之结果。

所谓战汗者，即在热病过程中，邪盛正虚，突然出现战栗，继而全身出汗也。如果正胜邪却，战汗之后，其病转愈；反之，正气不支，战汗之后，气随汗脱，其病转危。患者药服二渣，忽然"寒战肢抖，少顷汗出如浆"，此战而汗之也；"肤冷息微，闭目不语"，此邪去正虚也。此刻众议欲进参附，而程氏却认为"脉虽虚耎，然至数和缓"，于是力排众议，改以生脉散加味与之。未药即"汗敛神苏"，既药则病渐向愈。否则，乱投温补，使余烬复燃，再劫津液，则难救矣。此案实得叶香岩治温病，"顾其津液"之法，实为后学之典范。

鲍子钦兄感风停食小恙，猝变虚脱，宜用急疗之法

子钦兄幼年质弱，偶因停感，发热腹痛，儿科药用荆防楂曲，服后热退痛止，以为应验。距意次日卧床不起，头重目阖，气怯懒言，不饮不食。急延予至，见其形状倦怠，切脉细耎无神。维时伊舅柳荫千兄在座，予告之曰："令甥之恙，乃元气不支，切恐虚脱，亟宜峻补，迟则难救。"荫兄云："舍甥病才两日，消散又未过剂，童质固虚，何至遽脱，岂可骤投重补耶?"予曰："小儿脏气易为虚实，脉症疲惫如斯，舍此别无他策。"仿补元煎方法，与服二剂，病仍未转，伊乃堂❶忧甚。予曰："凡治病，补虚与攻实不同，攻实可求速效，补虚本无近功，服药病既不增，虚能受补，即为见效。古称填补如地有陷阱，方能容填，若平地填之，成敦阜❷矣。"仍以原方加入芪术茯神，枣仁合归脾汤，守服浃旬❸，头竖目开，饮食照常，俨如无病。

【按语】"感风停食"，乃儿科常见之疾患，只要调治适宜，便可迅速痊愈。反之，亦易酿成重证。因为："小儿脏气易为虚实"，邪盛正伤，精气被夺，由实转虚，或虚实并见，此在临床上屡见不鲜。

本案"偶因停感，发热腹痛"，儿科以荆防驱风，楂曲消食，"热退痛止"，治似得法。但变起突然，势亟危重，"头垂目阖，气怯懒言"，脉象细耎无神，形状倦怠难支，果何故耶？益以童质素虚，风邪凑而发病，

---

❶ 尊称别人的母亲曰堂。伊乃堂指患者的母亲。
❷ 敦，高土堆。阜，土山。敦阜，高高的土堆。
❸ 十天，一旬。

邪盛正虚，重伤元气。证属气虚停感，治应虚实兼顾，但前医只虑其实，未顾其虚，故有此变。

程氏深知其底蕴，坚持峻补，以防虚脱，故以补元煎与服。方中人参补气补阳，熟地补精补阴，当归补血，山药健脾，杜仲、萸肉、枸杞补肝肾，功能“回天赞化，救本培元”。以治形气未充，重伤童真之虚证，焉有不效？后增芪术等品，守服浃旬，其病即起，善哉斯旨，力可回天。

族妇眩晕，续堂弟媳所患证同，治皆无效，不药自痊

予童时见族中一妇人，头额常系一带，行动须人扶掖，云无他病，唯头目昏眩，饮食倍增，形体加胖，稍饥心内即觉难过，医治无效，只得屏药，越数年疾自愈，形体退瘦，饮食起居如常。其致病之由，及所服方药，均不可考。后堂弟媳，年二旬余，因遭回禄，忧郁成疾，见证与族妇仿佛。予知其疾由郁而起，初投逍遥达郁，继加丹栀清火，更进地黄、阿胶滋水生木，白芍、菊花平肝熄风，磁石、牡蛎镇逆潜阳等法，俱不应。他医以为无痰不作眩，药用豁痰，又以为无虚不作眩，药用补虚，亦皆无验，遂不服药，四旬外，病自瘳。予生平所见眩晕之疾，未有甚于此二证者，且病中诸治不应，后皆不药自痊，事亦奇矣。细求其故，盖病关情志，是以草木无灵。由此观之，凡情志内伤致病，皆可类推。

【按语】 眩晕一证早见于《素问·至真要大论》等篇。一般认为眩为眼花，晕为头旋，合称眩晕。外感六淫，内伤气血脏腑，皆可导致本症，而风火湿痰，正虚者居多。本案两例之病人眩晕甚久，“治皆无效，不药自痊”，为何故耶？

族妇“云无他病，唯头目皆眩”，但饮食倍增，形体加胖，医治无效，不明所因。其实非无因也，就其“形体加胖”言，该妇原已胖矣，故用“加”字以示其胖甚。中医学认为：“肥人多痰”，又有“无痰不作眩”之说，可见其眩晕或为痰甚所致。由于其所服方剂不可考，不能忘断其无效之由，但从其“形体退瘦，其疾自愈”来推求，似乎认为其“痰”随“瘦”减而病亦消除。

堂弟媳之眩晕，虽证见“与族妇仿佛”，但病因郁起，比较明显。虽用达郁、清火、豁痰、补虚之剂均无功，但不能即以草木无功而类推之。盖以情志之为病，常使气血脏腑功能紊乱，如果能畅达其隐曲，调节其功能，并持之以恒，未必无效，或改善其境遇，愉快其身心，也有自然痊愈者。

洪荔原翁挟虚伤寒

荔翁年逾强仕❶，冬月重感寒邪，诊脉细紧，见症寒热无汗，头疼体痛。初投附子理阴煎，汗发不出。复诊方加人参麻黄。翁曰：“麻黄性悍，驶不能御，吾质素弱，恐不可服。”予笑渭曰：“他人之麻黄或不可服，予之麻黄放心服之，盖医当论方，不当论药，若以此加入表散药中，则诚驶不能御，今合补剂，有人参熟地监制之，虽勇过孟贲❷，亦难肆强悍之性矣。古人用散法有皮毛肌肉血脉筋骨之殊，峻散平散温散凉散之异。至于阳根于阴、汗化于液、云腾致雨之妙，独景岳先生得之。其所制理阴煎，及麻桂饮、大温中次数方，真可称长沙❸之功臣，而补其所未备也，况理阴煎方后有原加麻黄之法，又何疑耶?”翁信予言，一服汗出而解。

【按语】患者“冬月重感寒邪”，腠理闭拒，营卫气血不能运行，故“寒热无汗”。太阳主一身之表，由于邪在太阳，故“头疼体痛”。“脉象细紧”，“细”为血虚，“紧”为寒束。且年逾四十，又说“吾质素弱”，故为“挟虚伤寒”也。

根据其邪实在表，当可汗解；但因体虚防脱，故不用麻黄汤而用理阴煎加附子与之。理阴煎乃理中汤之变方，药用熟地、当归以补血，干姜、炙草以温中，另加附子则为逐表里之寒邪。张景岳云：“凡真阴不足，或素多劳倦之辈，因而忽感寒邪，不能解散或发热，或头身疼痛……用此汤照后（指方后说明）加减，以温补阴分，托散表邪……使

❶ 四十岁之代称。
❷ 齐国勇士名。此处代麻黄作用的峻猛。
❸ 指张仲景。因其曾做过长沙太守，故名。

阴气渐亢，则汗从阴达，而寒邪不攻自散。”程氏本此旨而用此方，但“汗发不出”，故“复诊加人参麻黄”。其目的为在温补基础上加强发汗祛邪之力。

麻黄性虽慓悍，但参附可以监制之，又何虑其“驶不能御”，素虚之体，难以承受哉？须知使用峻药之目的，正为患者正气之虚弱，必须一战成功。若不识此，只知扶正而不敢祛邪，或祛邪而用药不足，决难收到满意的效果。如吴鞠通治一水肿病人，前医曾用麻黄附子甘草汤无效，吴仍用之而奏效，关键在于前医恐麻黄发表，仅用八分，附子用一钱以监麻黄，又恐麻黄附子性皆慓悍，用一钱二分甘草加以监制。吴则反是，重用麻黄，附子用量少于麻黄，甘草用量又少于附子，使麻黄、附子充分发挥作用。自此可见，虚者并非不能用麻黄，而是在于是否与病情合拍，合则用之，决不偾事，何虑之有？程氏之见，可谓深得长沙之旨。

洪召亭翁夫人胎动血晕，急救保全

召翁夫人怀孕三月，胎动血崩发晕。促往诊视，乃告翁曰：“妊娠胎下血晕，已为重险，今胎未下而晕先见，倘胎下晕脱奈何？”翁嘱立方。予曰：“血脱益气，舍独参汤别无良药。”翁问所需若干？予曰：“数非一两不可。”翁出取参。予闻房内雇妇私语，胎产服参不宜。亟呼之出，语曰：“尔何知，勿妄言以乱人意。”少顷翁持参至，予欲辞回，思适才雇妇所言，恐病人闻之疑而不服，岂不偾事，只得俟之，翁持参汤，予随入房，病人果不肯服，翁无如何。予正色言曰：“性命安危，在此一举，今若不服此汤，胎下晕脱莫救。俗见胎产忌服人参，无非恐其补住恶露。在胎下后，犹或可言，今胎未下，与平常临产无异，岂平常临产可以服参，今昏晕欲脱，反不可服乎？予治此症颇多，勿为旁言所惑。”病人疑释，一饮而罄。予曰：“有此砥柱中流，大势可守，尚防胎下复晕，其参柤❶再煎与服为妙。”诘朝复诊，翁云：“昨遵谕，仍将参柤煎服。薄暮胎下，恶露无多，晕亦未作。”令多服培养气血之剂而痊。续翁媳升冶兄令

❶ 柤（zhā）指代渣。参柤即参渣。此处指煎煮过一次的参。

政半产，胎下血晕，时值寒冬，夤夜[1]招诊，两脉已脱，面白肢冷，亟以参附汤灌苏。一家两证，势俱危险，皆仗参力保全。胎产不可服参，殊属谬语。

【按语】血崩，在临床上一般以血热多见。治疗时常采用塞流，澄源，复旧三法。然对“胎动血崩发晕”之候，则不能按常法治疗，必须补气升提，以应其急。不如此，即难以挽其脱，止其血，结果气随血脱，势必危殆。程氏之所以用独参汤救治此例，实本于是。

所谓“胎产服参不宜”，无非认为：参性偏温，易于导致血热妄行。其实此种见解，只适用血中热盛。若一见血崩，不论其原因，即拒用人参于千里之外，岂非片面？须知气之与血，如影随形；气虚不能摄血，血必流而难止。塞流虽属必需，而固本更为重要。今“胎未下而晕先见”，乃虚之甚矣。在此关键时刻，若不益其气，则胎下之后，必将血脱无救。可见，决不能因片面之见，而贻误病机。倘如此，则医者之责也。

其次，认为“胎产服参不宜”者，无非恐其补住恶露。所谓“恶露”，系指胎儿娩出后宫腔内残留之浆水、余血和坏死之蜕膜组织及黏液等。王孟英说，“恶露不来，腹无痛苦，勿乱投药饵，听之可也”。可见，即使恶露暂时不下，也无大害，若坐视其晕脱莫救，实乃医者之过也。

程氏根据患者症情，力主投独参汤救治。后又以独参汤治愈胎下血晕之半产妇。足见其仁术仁心，实非敷衍塞责，“按寸不及尺”者所可比拟，更足以证明“胎产服参不宜”之谬。

血脱先益气，扶阳以救阴，此救治晕脱之原则，而独参汤所具之功效，正为益气固脱之方。其特点是用量较重，补益元气，力大而长。若用量一般，则仅可补虚，不能担扶危救脱之重任矣。

曹引泉翁竹筒痢

引翁年将花甲，秋季患痢，缠绵日久，清利过剂，肛如竹筒，直下无度，卧床不起。诊脉细濡，望色憔悴，知为脾肾两亏，元气下夺，所幸尚

[1] 夤（yín）夜，深夜。

能纳谷，胃气未败。仿胃关煎调石脂、余粮末与服。两日其痢稍减，再加桑螵蛸，晚间参服四神丸，治疗匝月止。

【按语】 痢疾一证，即《内经》中之肠澼也。古今方书，因其闭滞不利，故又名滞下。本案病名竹筒痢，以其“肛如竹筒，直下无度”。其所以无度者，因清利过剂也。否则，其与“闭滞不利”相左，何得为痢，似应为泻。今谓其痢，盖以泻、痢本为同类，但泻浅而痢深，泻轻而痢重耳。患者病痢，缠绵日久，不可谓不深，卧床不起，不可谓不重，岂得以泄泻名之，自当以为痢也。泻痢之证治，虽有不同，而门类亦当有辨，但病实相关，不可不兼察以为治也。

患者“年将花甲”，已届肾衰形极之时，而“脉细濡，色憔悴”，自为脾肾两亏之候。由于肾气失于温煦，脾气困于水湿，“清利”不仅无济于事，“过剂”必然雪上加霜。故程氏改以胃关煎为治。

胃关煎可治脾肾虚寒作泻，甚至久泻腹痛不止，冷痢等证。方中熟地滋阴补血，白术、山药、扁豆燥湿健脾；干姜、吴萸、炙草温中，加赤石脂、禹余粮以涩肠止泻，所以服之痢减，后又加桑螵蛸以补肾助阳，参服温肾暖脾，固脱止泻之四神丸，功效更著。由此可见，泻痢虽须兼察，清温不可不分耳。

王策勋先生幼孙疳疾

子弟倚兰，服贾庐江。戊辰冬，予自中州回，道经彼地，羁留信宿。有王策勋先生者，与予弟善，抱其幼孙，恳为诊治。视其体热面黄，肢细腹大，发焦目暗，颈起结核。予曰此乃疳疾。疳者乾也。小儿肠胃柔脆，乳食失调运化不及，停积发热，热久津干，故名曰疳。又谓之丁奚哺露。丁奚者，言奚童枯瘠如丁。哺露者，言愈哺而骨愈露。但是疾，每多生虫，虫蜸日滋，侵蚀脏腑，非寻常药饵所能去病。古方有布袋丸，治此症多验。药用人参、白术、茯苓、使君子肉各一两，芦荟、夜明砂、芜荑、甘草各五钱，共为末，蒸饼糊丸，每粒约重三钱，日用一丸，以夏布袋[1]

[1] 用苎麻纤维织成的布。宜于制夏季服装，故名夏布。此布制成的袋子谓夏布袋。

盛之。另切精猪肉二两，同煮汁服，肉亦可食。如法制就，服完一料而愈。

【按语】疳证之生，多由积致，故有“积为疳之母，无积不成疳”之说。二者既有区别，又有联系。所谓“积”，常因饮食失节，积滞不化，造成脾胃运化失常，临床以实证为主；疳疾是积滞日久，正气耗伤，导致营养不良，临床以虚象为主。

疳疾一证多发生于小儿，此因与小儿生理特性有关。如程氏认为：“小儿肠胃柔脆，乳食失调，运化不及”，遂产生“停积发热，热久津干，故名曰疳”。又说“疳者乾也”。可见疳证之虚，津液耗伤是一关键。至于临床所见患儿，“体热面黄，肢细腹大，发焦目暗”等症状，正是疳证之表现。其主要原因往往在于恣啖生冷等杂物，使食滞中焦，影响中焦运化功能，甚至造成虫患。加上食滞日久化热，滞热灼伤津液，正气被耗所致。所以程氏说：“是疾，每多生虫，虫匶日滋，侵蚀脏腑”，影响形体。由于患儿病疳之因在此，故用布袋丸治之有效。

布袋丸因以生绢袋盛药丸煮之而得名，见载于《补要袖珍小儿方论》，功可驱虫消疳，补养脾气，对于疳疾之因由虫积而中土虚弱者，神益甚宏。方以人参、白术、茯苓、甘草补养脾气，用使君子、芜荑、芦荟、夜明砂驱虫消疳，两相配伍，杀虫之功寓于补养脾气之中，则疳消而正不伤，此与患儿之症，正相合拍。

金荫陶封翁久泻滑脱之证

封翁年愈古稀，恙患泄泻，公郎迈伦兄善岐黄，屡进温补脾肾诸药，淹缠日久，泻总不止。招予诊视。谓迈兄曰：“尊翁所患，乃泻久肠胃滑脱之候也。十剂云，补可去弱，涩可固脱，泻久元气未有不虚，但补仅可益虚，未能固脱。仲景云：理中者理中焦，此利在下焦，赤石脂禹余粮丸主之。李先知云：下焦有病人难会，须用余粮赤石脂。况肠胃之空，非此不能填，肠垢已去，非此不能复其黏着之性。喻西昌治陈彦质、浦君艺泻利久而不愈，用此奏奇功。”遂于原方内加入石脂、余粮，服之果效。

【按语】“久泻滑脱”之症，常见于临床。唯治疗之法，因人而异。

此例患者“年逾古稀，恙患泄泻”。非若壮年可比，治以“温补脾肾”自属可行。但“泻总不止”其故何也？盖以投补只可去弱，投涩始能固脱，前方偏于补益，失于固脱，故屡治不应。

然则何以固其脱耶？根据“淹缠日久”之症情，非在温补脾肾之同时，加入涩肠止泻之药剂不能奏效。程氏在确诊“所患乃泻久肠胃滑脱”之后，即遵仲景之旨和李先知之论，以及喻西昌治陈、浦二君之实例，而以禹余粮、赤石脂加入原方之中，以固其脱，立奏奇功。足见其医道之宏，用药之精也。

按赤石脂甘温偏补，酸涩收敛，体重性降，为固下涩肠止泻止血之药，凡气虚不敛，下焦虚脱，无以固藏，用之最宜。禹余粮甘涩质重，入胃和大肠二经，为固涩下焦之品，入肠有制泻之力，入营有止血之功，用治久泻久痢滑泄不禁之候甚效。但二药一为多水高岭之土；一为褐铁矿石，对于泻痢初起、火热暴泻、湿热积滞者均不宜用。临床慎之。

洪梅渚翁肝郁犯胃，痛呕发黄，温补药误，危而复安

嘉庆辛未春，予患眩晕，不出户者累月。友人张汝功兄来，言洪梅翁病剧，述其症状，起初少腹痛呕吐，医谓寒凝厥阴，投以暖肝煎，痛呕益甚。又谓肾气上冲，更用理阴煎合六君子汤，每剂俱用人参，服之愈剧。脘痞畏食，昼夜呻吟，面目色黄，医称体亏病重，补之不应，虑其虚脱，举室忧惶。复有指为疸症，欲进茵陈蒿汤者。嘱邀予诊以决之。予辞以疾，汝兄强之，于是扶掖而往。诊毕笑谓翁曰：“病可无妨，但药只须数文一剂，毋大费主人物料。”方疏加味逍遥散，加郁金、陈皮、谷芽、兰叶。乃弟竝锋翁曰：“家兄年将花甲，病经多日，痛呕不食，胃气空虚，轻淡之品，恐不济事。”予曰：“此非虚证，药不中病，致益剧耳。经云：诸痛属肝。病由肝郁不舒，气机遏抑，少腹乃厥阴部位，因而致痛。肝气上逆，冲胃为呕，温补太过，木郁则火郁，诸逆冲上，皆属于火，食不得入，是有火也。至于面目色黄，亦肝郁之所使然，非疸症也。”逍遥一方，治木郁而诸郁皆解，其说出赵氏《医贯》，予辑载拙集

《医述》中。检书与阅，翁以为然。初服各症均减，服至四剂，不痛不呕，黄色尽退。共服药十二剂，服食如常。是役也，翁病召诊，日皆汝兄代邀，语予曰："翁前服参药不应，自以为殆，予药如此之轻，见效如此之速，甚为感佩，嘱予致意，容当图感。"予曰："医者愈病，分所当然，唯自抱疾为人疗疾，行动蹒跚，殊可笑耳。翁有盛情，拙集辑成，藉代付梓，亦善果也，胜酬多矣。"晤间，翁问："尊集成乎？"予曰："未也。"翁曰："且俟脱稿，薄助剞劂❶。"阅兹廿载，集成而翁已仙矣。集首阅书姓氏款中，谨登翁名，不忘其言。

【按语】少腹乃厥阴经循行部位，其疼痛常因肝郁不舒，气机遏抑所致。清代医家林珮琴说："肝性升散，不受遏郁。"如遏郁过甚，则上逆冲胃而为呕吐。前医误认为寒凝厥阴，投以暖肝煎而使病情增剧，确属药不中病。经云："诸逆冲上，皆属于火"，寒凝厥阴之诊，似失所据。在病情增剧之后，又谓肾气上冲，改投理阴煎合六君汤，踌躇于肝肾之间而无定见。甚至"脘痞畏食"反用人参，"面目色黄"，遽认为疸症。其实症属郁属火，反谓虚谓寒，焉能不使病人"痛呕益甚"，"昼夜呻吟"哉！

程氏认为"此非虚证"，原由肝郁，"食不得入，是有火也。""更因温补太过，木郁火张，面目色黄，盖由此起"，"非疸症也。"于是根据《医贯》所说："逍遥一方，治木郁而诸郁皆解"之意，使用加味逍遥散为治，以舒肝和胃，加郁金、陈皮、谷芽、兰叶意在加强开郁健脾作用。由于切合"木郁达之"之旨，故应手奏效。

又乃爱暑邪扰胃，发热吐泻，欲作惊搐

梅翁令爱，年甫两龄，仲夏时，发热吐泻。渠宅同事方心树兄知医，作暑风食滞治。热甚烦渴，吐泻益频。延予至，心兄述其病状，并用药大意。予视其儿，身热肢冷，舌绛苔黄，烦扰不定。谓心兄曰："证属暑邪扰胃，热气上冲，以故渴饮吐泻。经云：诸逆冲上，皆属于火，暴注下迫，皆属于热。但婴儿质脆，暑邪酷烈，最易激动肝风。许宣治先生论暑风

---

❶ 剞（jī）（劂 jué），刻刀，泛称书籍雕板。此句意指为该书印刷出版出点力。

惊候，由吐泻而后发搐者，谓之慢惊，治之不易。且吐甚于泻，吐多胃伤，不能宣布津液，是以诸药无验，必得生机活泼，方转灵轴。所制黄土稻花汤一方甚妙，予遇此证，每仿其法，治多应手。”于是方疏黄土、稻花、沙参、茯苓、甘草、半夏、乌梅、木瓜、扁荚叶。因其热甚，再加黄连，一剂而效。夏月小儿感受暑邪，热渴吐呕，不利于香砂术曲者，服此方而晏如。

【按语】 暑为六淫之一，其邪属阳而伤阴，致病多表现为发热口渴，汗多脉洪，因其易耗气伤津，故又出现体倦、心烦等症。

患儿年甫两龄，阴气未充，阳气未盛，夏季不耐炎热，肺胃易受暑侵。肺受其邪，则气随汗溢；胃受其邪，则水谷不安，故发热烦渴，吐泻兼作。前医从“暑风食滞”论治，貌似而实非。按暑风系指伤暑之后，又感风邪，风暑相搏，手足时有搐搦者；“食滞”虽有胃肠症状，但无“暑邪扰胃”之暴烈。今其“欲作惊搐”。是由“发热吐泻”而起，吐泻既频乃胃受暑扰，水谷不安所致，岂可与“暑风食滞”等同耶。故治之不效，症反加剧：“热甚烦渴，吐泻益频”。

程氏按照“诸逆冲上，皆属于火”，“暴注下迫，皆属于热”之经旨，认为患儿病属“暑邪扰胃”，甚当。由于“婴儿质脆，暑邪酷烈，最易激动肝风”，故“欲作惊搐”，颇有见地，并引用许宣治对暑风惊候之论，阐述病机，丝丝入扣，同时使用其所制“黄土稻花汤”加黄连与服，一剂而效，足见其学验俱丰，实非庸工所能望其项背也。

黄土稻花汤乃程氏用治“夏月小儿感受暑邪，热渴吐泻”甚效之方，药用黄土、稻花、甘草、扁荚叶和中解毒，以治中暑吐泻，沙参、乌梅养阴生津，以治暑热耗伤气阴。由于暑多挟湿，故用茯苓健脾渗湿，半夏止呕燥湿，木瓜和胃化湿，并加用黄连以清热，所以用治此例，其效甚捷。

又乃郎湿温感证

梅翁幼郎，夏间患感证，见其发热口干，舌苔白腻，知有伏邪，思膏粱稚子[1]，提携捧负，邪何由受。询其乳媪，据云：“向系楼居，近缘天

[1] 富贵人家的小儿。膏粱，原指肥肉细粮，此指代富贵人家。稚子，原指十岁大儿，此概指小儿。

暑，移住地房，霉气甚重，病因此受，亦未可知。”予曰：“是矣。盖霉湿之气，从口鼻吸入，伏于膜原，酝酿为热，自里达表，不比风寒客于皮毛，可以辛温发散而治也。”初用淡豉、苏梗、鲜藿香、秦艽、广皮、桔梗、连翘、甘草、通草之属。芳香解秽，辛凉透邪。服药热甚烦渴，舌苔转黄。方除苏梗、广皮，加入黄芩、黑栀、赤苓、泽泻，热渴不止，舌色欲焦，予素手战，渠宅视恙，方俱心树兄代书，乃谓之曰：“此证热势炽甚，非白虎汤不能去病。”心兄云：“据证应用此方，但白虎之名，俗多恐畏，或至明日如病不减，再进如何？”予曰：“拯溺救焚，急不及待，今舌欲焦，邪热燔灼，胃津已伤，倘到明日，舌若变黑，而成胃实，则非白虎所能胜任，再投承气，岂不更骇听闻？”因将病原治法，细与渠宅说明。当用石膏一两，知母一钱，并加滑石、芦根，其余栀芩等味，分量均照前加重。次日复看，身热较轻，舌焦亦润，但病来势暴，若骤松手，恐其余烬复燃，仍守原方，再服一剂，转用沙参、玉竹、麦冬、丹皮、石斛、料豆、梨汁、芝麻养阴濡液而痊。

【按语】湿温为长夏季节多见之热性病，因感受时令湿热之邪与体内肠胃之湿交阻，酝酿发病。《温热经纬》云：“太阴内伤、湿饮停聚，客邪再至，内外相引，故病湿热。”此对湿温病发病机制，阐述甚明。

本案病儿，“夏间患感证”，此外邪相侵也；“舌苔白腻”，此伏邪在里也。内外之邪，相互为虐，除“发热口干”之外，必身重酸痛，胸脘痞闷，只缘病儿幼小，不能自诉耳。盖夏令疏于珍摄，感受时邪固可理解，但里有伏邪，何由而得？经询乳媪，始知居处霉湿有以致之。按湿温病邪传入途径大致有二：一为由口鼻而入；一为由肌表而进。致病之后，其传变规律一般是由卫到气，由营及血。若以三焦分，则由上到下，而以中焦为主。由于病情所处阶段不同，故在治法上亦各有所异，因此在临证时必须了解病位之深浅，如在卫，在气，在营，在血；病邪之轻重，如湿重于热，还是热重于湿，舍此不求，则难以愈其病矣。程氏虽知此例患儿因霉湿之气“从口鼻吸入，伏于膜原，酝酿为热”，但初诊仅用“芳香解秽”以祛湿；“辛凉透邪”以清热，湿热并治，轻重不分，宜其罔效。次诊虽在利湿同时重视清热，但尚未切中病机，故证情增剧，热势鸱张，舌色欲焦。当此之时，程氏鉴于前治之不效，乃断然使用白虎汤加味以清气分之热，而使病势向愈，尚不失为果断也。其所以向愈者，盖因湿温之邪在整个病程中以羁留气分为主，以脾胃病变为中心。“今舌欲焦，邪热燔灼，胃津已伤”岂可恐畏白虎之名而不投耶？由此可见，谨守病机勿失时宜，十分重要。

张汝功兄乃郎嗽久伤阴，奇治验

汝兄乃郎，年方龆龀❶，秋间咳嗽，入冬不止。初起呛嗽痰涩，气急面红，渐次潮热脉数，食减肌瘦。药如泻白散，止嗽散，清燥救肺汤，遍尝无验。汝兄虑成童怯，嘱予筹治。令且停药，每日用甜雪梨一枚，去皮柤，雄猪肉四两同切块，清水煮汤啜之，其肉与粳米稀粥同食。儿病日久，戒食荤油，复为药苦，得此可口，食而甘之，数日而效，浃旬而痊。汝兄称谢，并问其故。予曰：“斯证即喻西昌所谓秋伤于燥，冬生咳嗽之候也。夫燥者濡之，其所以服诸清润之剂而不应者，缘童质向亏，嗽久阴伤，凡药皆草木根荄，只可濡其时邪之燥，未能滋其津液之干耳。经云：阴之所生，本在五味，五谷为养，五果为助，五畜为益，故用猪肉、雪梨、粳米诸多濡液滋干之品，气味合而服之，以补精益气，岂寻常方剂可同语耶。”汝兄慨然曰：“人知药能疗病，不知药反增病；人知食肉病复，不知食肉病愈。今而后益信医理渊深，不易知也。”

【按语】《素问·生气通天论》云：“秋伤于燥，上逆而咳，发为痿厥。”燥病之要，一言而终。本案患儿病起于秋而伤于燥，清肃之令不行，故“呛嗽痰涩，气急面红”；金受火刑，治节之权受制，故“潮热脉数，食减肌瘦”。虽以“泻白”清之，“止嗽”温之，“清燥救肺”润之，但均不应何也？喻嘉言云：“燥淫所胜，其主治必以苦温者，用火之气味而制其胜也”，所以清之罔效。又言：“金位之下，火气承之，则苦温之属宜减，恐其以火济火也。”所以温而不减，亦必无功。又言：“若但以润治燥，不求病情，不适病所，犹未免涉于粗疏耳。”所以润之不当，也

❶ 年龄约在小儿换牙时（七、八岁左右）。龆（tiáo）龀（chèn），儿童换牙。

难奏效。然则，如之何而后可？程氏认为此例“童质向亏，嗽久阴伤”，津液内耗，精血枯涸，只有加强营养，补益精气，才能取得较好疗效。于是遵照《素问·藏气法时论》之旨，投以谷果猪肉等品，食养而痊。由此观之，治病必须重视人体体质，反对唯药观点，始能得心应手。

又令爱暑入心包，拯治无功，后见数人证同，皆不可救，并答门人四问

汝兄令爱笄年在室。时届季夏，薄暮忽觉微寒，夜发壮热，头痛呕吐。次早迓予，其女出房就诊。脉弦急数，舌苔白腻。谓汝兄曰：“证属时感暑风，来势不轻，防其生变。”方用葛根、防风以祛风，香薷、茯苓、甘草、半夏、滑石、扁荚叶以清暑。诘朝入房诊视，脉症如故，舌苔转黄，热盛口渴，目定神呆。方除葛根、防风、半夏，加入连翘、知母、花粉、鲜荷叶，四朝再现，病者扶坐榻上，昏冒不语，令其伸舌，勉仲半截、尖绛起刺。汝兄云：“小女夜来热炽烦渴，呻吟不安，黎明稍定，以为病减，不意神更昏迷，肢渐厥冷，未识何故？”予曰：“此暑入心包，邪陷于里，热深厥深，肝风欲萌，势属危险，可延他医酌之。”汝兄坚嘱拯治。思暑由上受，首先犯卫，渐传入营，叶氏有清络热必佐芳香，开里窍以清神识，用至宝丹一法。吾乡苦无此药，姑用生地、元参、银花、麦冬、川连、犀角、鲜菖蒲、西瓜翠衣，令取荷露煎药。翌日复召，病势益剧。目阖肢掣，口噤牙咬。予曰：“肝风已动，证成痉厥，不可为矣。”汝兄乞筹以希万一。揣诸病情治法，不过如此，奈服药不应，无已再想外法。令挑黄土摊地，上铺荷叶，将病人抬置其上，另用紫雪、牛黄，蜜调涂舌，方加钩藤、桑寄生、羚羊角，平肝熄风。至第六朝，汝兄来云：“昨晚肢掣不作，口噤已开，似有生意，再烦视之。”至见病人，眼戴口张，痰声漉漉，切脉如丝。予曰：“此非掣定，乃元气内夺，无力鼓动故也。脉证俱败，危期速矣。”延至七朝而殁。未几又见鲍莪莪翁令媳之证。

莪翁邀视媳病，云：“日前因热贪凉，起初头痛呕恶，旋即怯风发热，至今热犹未退，似属外感，烦为解散，免致成疟。”导予入室，诊际

问其头痛乎？病者不答。转令使女询之，亦复默然。予曰："殆证也！"辞不治。莑翁云："小媳病才两日，其候不过发热头痛，何以言殆？"予曰："害虽未形，其机已露。盖此病因于冒暑，夫暑喜伤心，心者，君主之官，神明出焉。顷问病原，蔑知应对，足征邪犯心包，神明为之紊乱，按心肝为脏，脏者，藏也。邪已入脏，断难驱逐，且手足厥阴相表里，肝风痉厥，蝉联而至，预期一候，恐有风波，并将张汝兄令爱病状告之。"翁虽唯唯，然未深信，续延他医疗治，诸证蜂生。果至七朝而逝，始信予言不虚。后旬日，又见许礼门翁令侄媳之证。

礼翁儒而通医。因乃侄媳病见招。晤间，予告以近视张鲍两女，病均不治之故。翁蹙然云："舍侄媳病候与此仿佛，奈何？"予问病经几日矣。曰："五日"。问其状。曰："身热肢凉，昏迷瘈疭。"予曰："邪已入脏，不可救矣。"其姑坚托诊视，脉证俱殆。翁求举方，予曰；"适谈前视张鲍两女证，维时病人犹能行动，尚不可疗，况如是乎。"辞欲登车，其仆乞诊妇病。询其何疾。云："病起三朝，发热不退，神渐昏冒，今早手足微掣。"予曰："此亦暑入心包之候也，可不必往。"翁强之，皆至其家，见妇昏卧于床，热盛息粗，面赤唇干，舌伸不前，扶视舌绛苔黄，切脉弦数，辞不用药。仆人跪恳，勉议清解暑邪，芳香宣窍之剂，并嘱用黄土、荷叶垫卧。越日，仆来言，主母已故。妻病服药热缓掣定，神识稍清，复为加减，幸得获痊。后期年再见洪蕊春兄令媳之证。

蕊兄乃媳，长夏患病四朝，热盛神昏，舌黄口渴，肢冷脉细。予诊之曰："此暑邪内犯心包，棘手之候。"蕊兄嘱治，勉商清暑涤邪，参以芳香开窍，并语之曰："服药热減神苏，庶可图幸，若肝风一动，则难救矣。"旁议予方过凉，另延他医，以病者肢冷脉细，认为阴寒，遂用姜附，置诸阳证不问。歙俗病家服药，喜热畏凉，膏粱殆甚。维时姻娅咸集，度其少年新婚，当从阴证治法。蕊兄自不知医，因听众咻，信以为是。友人方瑞徵，病者之表兄也，予视病时，渠亦在座，见后医之方与予相左，私叩所以。予曰："病属暑邪入脏，热极似寒，实非阴证。亟为清解，犹恐不及，再投姜附，岂不火上添油乎。"瑞兄云："家姑现在伊宅，吾往告之，勿服其药如何？"予曰："子固婆心，但予虽能决其服彼药而必死，然未能料其服予药而必生。"续闻竟服彼药，肝风大动，颠簸反张，凭空跃起数尺，爬床搔席，啮舌断齿，未至一候而亡。予所见数证临危俱动风抽掣，然不若此之剧，盖由姜附燥烈，以刚与刚，益助其威耳。后十余年复见吴蔚扬兄令爱之证。

蔚兄令爱，适本里洪宅，即星恒翁之乃媳也，年近二旬，形瘦质弱。星翁乃郎，向外贸易，因病遄归。媳侍汤药，忧劳交集，时值溽暑，偶作寒热，次日热发不退，头痛呕吐，逆予诊之。拟属暑风相搏，投以轻解之剂。诘朝脉症如故，神识欠慧。予谓星翁曰："令媳病势颇剧，刻防传变，可速告知令亲，切勿轻忽。"原方佐以清热辟邪。四朝再召，蔚兄在座。据言昨夕热盛烦躁，今晨人事更迷。予入房诊毕曰："邪已入脏，且晚肝风即至。"病人体薄，且多忧劳，料难支撑，并将畴昔所见诸证向说，嘱早延医斟酌。蔚兄务求画策，勉于昨剂中参入芳香开窍，以尽人工。五日黎明，星翁遣价来请，予辞不往，再四相邀，至见病者，昏卧肢掣，喉中痰鸣。予曰："内闭外脱，蔑能为力。"他医用药亦无效灵。越日而殂。

门人问曰："暑入心包一证，古人略而不详，近叶氏案载证治数条，似非不救之候，且六淫首重伤寒，其危莫如两感，虽轩岐只有死期而无治法，然后贤谓用药先后，发表攻里，复推出可生之机。今读先生所著暑入心包数案，咸辞不治，或拯无功，果斯候之危甚于两感而竟不可救耶？"答曰："伤寒两感困危，毕竟其邪表里双传，犹或可据可疗；暑邪变幻无常，彼暴中之激烈，扁鹊不及攞指而投咀❶，盖缘心为君主之官，心包乃其外郭，邪犯心包至危至急，乌可同类而语乎？"又问曰："暑入心包。危急之故，已闻命矣，然三因病候多端，岂无一二可与比类者乎？"答曰："安得无之。小儿夏月冒暑发热。陡然神昏肢搐，俗呼暑风急惊，其证仿佛，其原相同，洵可以称比类也，但暑邪感触，小儿即作惊搐者多，大人即入心包者少。小儿暑风即惊，十中可救七八，大人暑入心包，十中难拯一二，此中奥义，不可不明，盖小儿质弱，脏气未实，邪入易，故病多；大人体强，脏气已实，邪入难，故病少。唯其入之易则出亦易，故治易，入之难则其出亦难，故治难。即此观之，病情思过半

❶ 意谓病来势急，扁鹊也措手不及，难以投药治疗。

矣。”又问曰：“夫子发蒙解惑，畅论病机，顿开茅塞，顽钝辈以为古人治病，证分寒热，药析温凉，今见数治法，悉是清暑辟邪，参以芳香通窍，不识此外尚有他法可施与?”答曰：“凡治他病，证有寒热之殊，药有温凉之异，唯此一证有热无寒。此例温病，病必有阳而无阴，药必用寒而远热。夫暴病暴死，皆属于火，若寒则凝沍稽迟，焉有如此之激烈哉！”予为子辈再伸其义。医方八法，汗、吐、下、和、温、清、补、渗是也。此证邪已入脏，汗之不宜。腑病宜通，脏无下法。温则以刚与刚，和解渗利绝无干涉。痰食结胸则吐之，脏邪从无吐出之理。至于补法，伤寒、中风、邪陷于里，往往用之，无如此证邪入弥漫，虚实闭塞，不涤其邪徒补无益，故舍清法，别无可施。譬诸救焚，舍水他无可用。再按小儿暑风惊证，质实能受清凉者可治，质虚不受清凉者不可治，此证亦然。曩治许礼门翁仆妇之证得愈者，亦因其藜藿体坚，能受清凉故也，膏粱羸弱患此，欲求幸免者几希。又问曰：“伤寒论云，太阳病，头痛至七日以上自愈者，以行其经尽故也，若欲作再经者，针足阳明，使经不传则愈，此仲师验治伤寒传经之法也。夫子言暑入心包之候，危于伤寒，但寒之伤人尚少，暑之伤人甚多。暑邪之入藏如伤寒之传经，应可予知。曷不仿仲师针法，使其不入可乎?”答曰：“此未可易言也。夫寒邪未传之先，有证可据，暑邪未入之先，无证可凭。当其疾作之始，身热头痛。呕吐口渴与寻常暑证不殊，有此慧眼能预知其邪之欲入，而为设法堵御耶。《内经》论卒中云：急虚身中卒至，譬如堕溺，不可为期，可类推矣。虽然邪之未入固难预知，而邪之既入，不可不识。凡诊暑证二、三日间，视病者神识微呆，即是邪入之征，此语未经人道。舟子望云而知风汛，予阅历有年之一得耳。既知邪之已入，维时其入尚浅，肝风未萌，似可极力驱之，勿令入深可也，无如暑邪变幻，电掣雷奔，迅速异常，纵使驱逐，枉竭其力，罕见其功，亦非临证目击不能知之。兹因子辈之间，一伸病机，惜未水饮上池❶，无浣肠涤胃之术，能起人于九死一生之中，徒自歉耳。”

【按语】“暑入心包”，实即《温病条辨》所言之“暑入手厥阴也”。

---

❶ 上池之水，即未曾沾到地面的水，语出《史记·扁鹊仓公列传》“饮是以上池之水。”此处意指未经过高明医师的指教和训练。

暑为温邪，又兼湿浊，夏季炎热，每易犯人。邪从口鼻吸入，先阻气分，若不及时清暑涤邪，势必渐及营血而入心肝。心包络为心之外围，当暑邪入犯心包之时，除有壮热、口渴等“暑热”症状之外，由于神明受扰，多出现“目定神呆，昏冒不知人”之神志异常危象。此因邪已入脏矣。《内经》曰：“治五脏者，半死半生也。”故本证获愈者较少。肝与心包络相联系，邪犯心包，肝多受累，暑热既盛，肝风易起，于是搐搦作，而痉证成矣。即使辨证允当，但因病重证危，救苏者更鲜耳。程氏以清暑开窍之法，治疗汝兄令爱“暑入心包”之证，法既不谬，药亦精当，何其不效？盖以暑多挟湿，重着黏腻，急切难除，其苔由白腻转黄，又示湿已化热，热热相加，越日能不肝风内动耶。纵将病人卧于黄土、荷叶之上，以促使暑热尽速疏散，但舌见“尖绛起刺”，其热势未解可知。舌为心之苗，虽以蜜调紫雪、牛黄涂其上，亦未收清心开窍之效，内服清暑平肝之剂，也无熄风止掣之功。哀此病女，饮恨黄泉。果医之过乎？非也，乃“殒于病，而非殒于药”也。

但本证犹有因暑热郁于气机伴见身热、肢凉、脉伏之“热深厥深”之象，而医者不察，误为寒证，投以姜附大热之品，致令肝风大动者。案如蕊春兄令媳“热盛神昏，舌黄口渴，肢冷脉细”，程氏诊为“暑入心包”，邪犯神明，热郁气机之候，拟予“清暑涤邪，参以芳香开窍”治之，法从正治，并无不当，岂奈他医竟以“病者肢冷脉细”，诊为阴寒，致病人误服大剂姜附而“肝风大动，颠簸反张，凭空跃起数尺，爬床搔席，啮舌断齿”而亡。故尽管“暑入心包”，夺人性命，而医者不慎，以热为寒，竟使病人尚未殒于病，即殒于药，能不戒哉。

“暑入心包”，虽属难治，但非不治之症，若病人服清暑开窍之药以后，“热减神苏”，肝风未动，庶可幸免。此虽上工所为，更赖病人体实。程氏案举六例，仅一例仆妇获存，可证。因治疗本证，非急下大剂寒凉之品不可，体壮者始可耐之，体虚者不能胜任，故治病不可置病人体质于不顾。

程氏与门人四问答，对本证病变之特点和治疗之关键阐述甚明。

其一，本证变幻异常，传变迅疾，非若伤寒两感，感传有据。

其二，本证与暑风痉厥证因仿佛，但本证常发于成人，暑风痉厥常发于小儿，成人难愈，小儿易痊。

其三，清暑辟邪，芳香开窍，为治疗本证之大法。

其四，本证在传入心包之前无预兆，防传既难，故不如伤寒传变时可“针”之不传。

从案中可见，程氏观察，治疗“暑入心包”病人长达十数年。上述四条，显为其临床经验之总结，寓意甚深，值得细读。

暑风患壮热，用香薷、半夏，似非所宜。

叶蔚如兄胁痛便闭，一剂而效

蔚兄来诊云：“病初右胁刺痛，皮肤如烙，渐致大便闭结，坐卧不安，每便努挣，痛剧难耐。理气清火，养血润肠，药皆不应。”切脉弦急欠柔。谓曰：“易治耳，一剂可愈。”蔚兄云：“吾病日久，诸药无灵，何言易治?”予曰：“此乃燥证。肺苦燥，其脉行于右，与大肠相表里。方书论胁痛，以左属肝，右属肺，今痛在右胁，而便闭结，肺病显然。但肝虽位于左而其脉萦于两胁，《内经》言：‘邪在肝则两胁中痛。’今庙虽在右胁，不得谓其专属肺病已也。夫金制木，忧伤肺，金失其刚，转而为柔，致令木失其柔，转而为刚，辛香益助其刚，苦寒愈资其燥，润肠养血，缓不济急。”订方用瓜蒌一枚，甘草二钱，红花五分。蔚兄见方称奇，乃询所以。予曰：“方出《赤水玄珠》。夫枯蒌柔而润下，能治插胁之痛，合之甘車，缓中濡燥。稍入红花，流通血脉，肝柔肺润，效可必矣。”服药便道痛减，能以安卧，随服复渣，微溏两次，其痛如失。

【按语】燥为干涩不通之疾，证分内感外伤。由于风热过胜或深秋偏亢所伤者。此外感也。由于精血下夺或偏服燥剂所致者，此内伤也。外伤之候，始必伤人上焦气分，治宜甘润肺胃；内伤之候，病从下焦阴分先起，法须柔养肝肾。

本案“病初右胁刺痛，皮肤如烙”，显然属于肺燥。燥胜则金柔，金柔则不能制木，木转为刚。是以各违其本性，故病由外之内，由上及下，“渐致大便闭结，坐卧不安”，此其发展必然结果。前医以辛香理气，益使木失其柔，苦寒清火，更令金受其燥，所以不应。至于“润肠养血”，又岂能救涸辙之鱼。程氏之说，深有见地。然则以何法为善？喻昌云：“治燥病者，补肾水阴寒之虚，而除心火阳热之实，除肠中燥热之甚，济胃中津液之衰，使道路散而不结，津液生而不枯，气血利而不涩，则病日已矣。”程氏深体斯旨，投以《赤水玄珠》之方，一剂而效，病竟霍然。盖以方中瓜蒌，甘寒滑润，既能上清肺胃之热，又能下滑大肠而润燥通便，中可宽中下气而散结止痛，合甘草加蜜，方名“瓜蒌煎”，对肠燥便结，颇有疗效。其“稍入红花”者，意在养血和血，以畅其流也。胁痛肤烙，自然消失。

曹静川翁孙女颏脱音哑

静翁孙女，年甫三龄，夏月发热，医作暑风治，投清散药两剂，忽颏脱音哑，食莫能嚼，饮莫能啜。又以为风中会厌，仍用散药，静翁迟疑，邀予商酌。谓曰：“颏属肾，颏脱肾虚之征。肾脉循喉咙，挟舌本，为声音之根。经云，内夺而厥，则为喑痱。儿质本薄，暑复伤气，更服辛散，元气益漓，致变若此，倘再行疏泄，肝风一动，慢惊旋至，不可救矣。”仿左归饮，合生脉散，服之而瘥。

【按语】暑风，即暑温病也。因热极生风而出现抽搐昏迷，故又名暑痉。本案只言患儿“夏月发热”，其热至何种程度未见记载，是否属于暑风尚难定论，即投以清散之剂，已经失于粗疏，而在药后“颏脱音哑”，不能饮食，又遽谓“风中会厌，仍用散药”，病家焉有不迟疑者？会厌虽为音声之户，风邪侵袭固可音哑，但阴虚阳亢，亦可产生。所以只虑其实，不虑其虚；只究其表，不究其里，医之过也。

程氏根据患儿“颏脱音哑”之临床表现，而认为证有肾虚之征。盖以“颏属肾”、“肾脉循喉咙，挟舌本，为声音之根”是言之有据，治求其本也。彼更从患儿体质出发，结合时令气候，指出前服辛散药之为害，并言“倘再行疏泄”则“肝风内动”祸不旋踵。由此可见，彼从现证到治疗，从治疗到转归，均洞察无遗，非医道之深，岂能办到。

左归饮是由六味地黄丸衍化而来。方中不用丹皮凉血泻火和泽泻淡渗利湿，而用枸杞益肾，炙草和中，构成补益肝肾，功过六味之名方。生脉散主治暑热伤气、津液亏损之证，功能益气敛汗、养阴生津。二方合用，切中病机，故收效甚快。

堂妹吐证

堂妹年二旬，因情怀忧郁，致患吐证，每餐鬲间哽哽，少顷即吐，轻则只吐数口，甚则所食之物，倾囊而出。温中调气，清火解郁，治俱不应，予用安胃制肝法亦不验，只得停药。越十余年，疾仍如故，肌肉不瘦，产育如常。予见此证数人，药皆罔效，然亦无损。复有梅氏女一证，案载辑录卷中，其候更加经期阻闭，缠绵数年，咸目为殆，出室后得自愈。可见情志之病，药饵难疗。至于病久而血气无损者，良由胃为多气多血之经，腑病较脏病轻耳。若果脏真损伤，焉能久延不坏乎？

【按语】古之医者多以有声无物为呕，有声有物为吐。本案病人“每餐鬲间哽哽……轻则只吐数口，甚则所食之物，倾囊而出”，故称吐证。其实呕与吐往往同时发生，所以可并称为呕吐。

呕吐一证，可见于多种疾病，内伤外感，均可致之。一般分为虚实两类，实证多因邪气犯胃，浊气上逆引起；虚证常由胃气虚寒或胃阴不足产生。张景岳云：“实者有邪，去其邪则愈；虚者无邪，则全由胃气之虚也。”

本案起病之因，在于“情怀忧郁”，非若实邪犯胃可比，也与胃气虚寒或胃阴不足相异。所以温中以治寒，调气以制逆；清火以治热，解郁以宽胸，以及安胃制肝之法，均未从根本上解决其情志问题，故难取效。殊不知本证表现在吐，病因在郁，若不申其隐曲，调其情志，仅凭药物治疗，岂可图功。《临证指南医案》云：“郁证全在病者能移情易性”。程氏亦云“情志之病，药饵难疗”，实为明达之言。但“越十余年，疾仍故，肌肉不瘦，产育如常”何也？或因“轻则只吐数口”，所进余食，尚能维持其身体消耗之需，岂仅“胃为多气多血之经，腑病较脏病为轻耳”之故，否则，每食都“倾囊而出”，其能久存乎？

方萃岩翁乃郎跌后又患腹痛，药伤胃气治验

萃翁公郎葆晨兄，禀质素弱，曩患滑精，予为治愈，案载初集中。斯病之始，偶因登山跌仆伤足。吾乡专科接骨颇善，但其药狠，弱者每不能胜。葆兄缘伤重欲图速成，日服其药，已戕胃气。又患腹痛，更服温肝行气活血等方，胃气益伤。神疲倦卧，痛呕不止，药食不纳，邀予诊视，脉虚细涩，气怯言微，面青自汗。谓萃翁曰："公郎病候，乃药戕胃气，恐蹈脱机。人以胃气为本，安谷则昌，治先救胃，冀其呕止谷安，然后以大补气血之剂继之，不徒愈病，且足得血而能步矣。但治呕之药，最宜详辨气味，不独苦劣腥臊不能受，即微郁微酸亦不能受。唯人参力大，气味和平，胃伤已极，非此莫可扶持。而单味独用，分两需多，购办不易，姑以高丽参代之。"日用数钱，陈米水煎，缓缓呷之。守服数日，呕止食纳，神采略转。接服大补元煎，渐可下床，移步尚苦，筋脉牵强，行动艰难，翁虑成跛。予曰："无忧，血气未复耳。"仍服前方，半载后，步履如常。

【按语】 胃为水谷之海，后天营养之源。胃气中伤，或胀痛，或呕吐，或嗳腐吞酸将不时而作。使水谷接纳受限，精微充养失源，久之仓廪空虚，气血难以生化，人必脱而不起。

患者"禀质素弱"，曾因滑精受病，虽经治愈，但其体衰可知；今又因"跌仆伤足"，更服狠药伤胃，乃至"痛呕不止，药食不纳"，其体势必衰之更甚，故"脉虚细涩，气怯言微……"是病既由"药伤胃气"而起，要当以治胃为先。程氏先安胃止呕以救其急，后大补气血以治其虚，由于切中病机，收效甚速，继以大补元煎善其后，使气血周流，肢体复健，可谓善治者也。

必须指出：药以"狠"名，性偏必甚，虽能去病，必伤其正。张介宾云："药以治病，因毒为能，所谓毒药，是以气味之偏也"。本例为治"跌仆伤足"而服"狠药"，为服"狠药"而重伤胃气，是得此而失彼也。医不周谋，焉能称善。

又翁自患阴疽，复中寒阳脱，救急治法

壬午冬，萃翁患外证甚重，因往候之。翁卧于床，谓予曰："背偶生毒，已经旬矣，知子不专疡科，故请潘日章兄看视，溃脓无多，并不痛楚，唯形疲食少，烦为诊之。"切脉沉细而耎，观其毒形平塌，乃告之曰："此疽也，其病在阴，治须温补内托，由阴转阳，掀肿作痛，毒化成脓，庶几无虑。"嘱邀潘日章兄同议。方订十全大补汤，加白芷、穿山甲。薄暮使来促云：刻病甚剧，祈速往。入室见翁靠坐于地，众皆仓皇，予惊问故。乃弟子桥先生言；"家兄因起身更衣，站立不住，忽然跌仆，遂作昏厥，故此不能动移。"按脉迟细欲伏，面青肢冷，呕恶频频。予曰"此中寒也，病上加病，切防脱变，计唯参附汤以济其急，呕多胃逆，更以干姜佐之，古有霹雳散之名，形其迅速也。"适日兄亦至，意见相符，于是用高丽参五钱，附子、干姜各二钱五分，令先扶掖上床，药熟倾服。予与日兄同坐室中，俟其消息。时届三鼓，渐见呕定肢温，神苏脉出。予喜曰："可无忧矣，"令煎二渣与服。次日复召。谓日兄曰："昨夕中寒急暴，幸赖参附汤挽回，今视其疽形仍平塌，尚不知痛，昨同议之方，犹恐不济。"商以大剂养荣汤加附子。再诊更增枸杞、菟丝、巴戟天及河车、鹿茸血肉之属，日渐知痛，肿起脓稠，腐化新生，治疗月余，疮口始敛。

【按语】《外科证治全书》云："阴疽之形，皆阔大平塌，根盘坚硬，皮色不异，或痛或不痛，乃外科最险之证。"所谓最险者，因其所患深沉，易于内陷而难治也。

本案疽发于背，时已经旬、"溃脓无多，并不痛楚"，且"形疲食少"，"毒形平塌"，"切脉沉细而耎"，故谓阴疽，非若红肿热痛，所患浮浅，属阳易治之痈也。由于阴疽发于气血虚寒，阴邪沮逆，治必解其阳寒之凝，导其由里向外，由阴转阳，始能渐次痊愈。程氏深解其道，故用十全大补汤，加白芷、山甲以温补内托，至为允当。方期外证可平，不料内证突起。"忽然跌仆，遂作昏厥"，此非服药证剧，乃因阴寒内盛，阳气耗伤，一旦中寒，形成"阳脱"之故。根据其"脉迟细欲伏，面青肢

冷”便可说明。当此之时，须全力防脱。而防脱之法，舍参附汤不能济其急。故投参附以补气回阳，加干姜以温中止呕，终使“呕定肢温，神苏脉出”，幸得回春，可谓神效矣。

上述证情，虽有内外之别，而其内在联系至为明显。痼本起于阴邪，重伤阳气，阳气耗伤，阴寒必盛，起居不慎，外中于寒，内外合邪，阳脱乃见。今虽以补气回阳得救，但外证依然，病根仍伏。因连续以大剂温补之药与血肉之品治之，使阴霾尽去，阳气得伸，外证亦愈。

次儿光墀单腹胀奇验

墀儿年逾弱冠，向无疾病。夏间偶患腹胀，以为湿滞，无关紧要，虽服药饵，然饮食起居，失于谨慎，纠缠两月，腹形渐大，肌瘦食减，时作呕吐。自疗不愈，就同道曹肖岩、余朗亭二公诊治，药如和渗温清消补，遍尝无验。其时尚能勉力出户，犹不介意。予思既诸药无功，谚云：“不药得中医。”遂令停药。迨至冬初，因事触怒，病益增剧，食入旋呕，卧即气冲，二便欠利。予忆经云：“肝主怒，怒则气上。”得无肝气横逆，阻胃之降，是以为呕为胀。与自拟越鞠、逍遥，及安胃制肝之法，亦不应。渐至腹大如鼓，坚鞕如石，筋绽脐突，骨立形羸，行步气促。予技已穷，复邀同道诸公视之，皆称证成中满，消补两难，有进专治鼓胀丸药者，言其音如响，一下其腹即消。予料彼药乃巴黄霸劫之品，今恙久胃虚，如何能受，即古治单胀，有用鸡矢醴一方，顾斯畏食呕吐，气味亦不相投。昼夕踌躇，无策可画。俄延至腊，忽睹梅梢蕊放，见景生情，旋摘数十枝，令以汤泡代茶，日啜数次。机关勘破，触类旁通，家有藏酿，用木瓜橘饼各三钱，另以村醪[1]煎熟，与藏酿对冲，晚饮两杯，以前腹胀否塞，绝不响动。如此啜饮三日，腹中微鸣，不时矢气，坚鞕稍软。迨至旬余，胀势减半，二便觉爽，食入不呕，夜能安卧。匝月后，腹胀全消。当时胀甚，腹如抱瓮，疑谓何物邪气若此之盛，及其胀消，大便并无秽恶遗出，可知即此身之元气，与此身为难首耳。儿病愈后，咸以为奇。友人

[1] 土法生产的浊酒。

问予，所用梅花治胀，出于何书？予曰：“运用之妙，存乎一心。此予之会心偶中，无古可师，大概梅占先春，花发最早，其气芳香，故能舒肝醒脾。橘皮调和诸气。肝以敛为泻，木瓜酸柔，能于土中泻木，更借酒力，是以得效。”友人喟然曰：“子良工也。公郎之疾，固虽有术起之于后，尚无法疗之于前。此医之难也。然使此证患于不明医理之家，当其迫切之际，未有不随下药而毙者，此又医之不可不知也。”予聆斯语，不觉悚然。

【按语】单腹胀者，乃以肢体无恙，胀唯在腹之谓也。证由脾胃受病而起。盖脾胃位处中州，为仓廪之官，受纳水谷，生化气血。脾胃强健，则随食随化，何胀之有？若不善于调摄，而凡七情劳倦饮食房闱，一有过伤，皆能戕害脏气，以致脾土受亏，转输失职，正气不行，清浊相混，䐜胀乃作。

患者“年逾弱冠，向无疮病”，素体非不强也。夏撄腹胀，疑为“湿滞”，所见非不当也。然初医未效，即不深求，病根乃伏。复以饮食起居失慎，遂致“腹形渐大，肌瘦食减”势在必然。但在诸法罔验之后，竟以“不药得中医”而令停药，殊属非是。“夫百病之始生也，皆生于风雨寒暑，清湿喜怒”。治之不应，显属病因不明，或虽明不确，岂能坐令停药而以“不药得中医”自愈。须知病成单胀，终非吉兆，必其伤败有渐，然后至此，使非尽扫尘雾，加意调理，则未有或免者。从其发病在夏，增剧在冬，直至“腹大如鼓，坚硬如石，筋绽脐突，骨立形羸”观之，即可说明不药之弊。今证情已发展到本虚标实之时，消之恐其脱，补之恐其满。方书虽言“气有否塞，难于纯补，则宜少佐辛香……”然运用不妙，反易偾事，故踌躇至再，一筹莫展。后偶以梅蕊、木瓜、橘饼、村醪、藏酿治验，实非始料所能及，故言其奇也。

其实，梅蕊芳香，先春而发，“香”能舒肝醒脾，理气消胀，“春”可回苏万物，起萎荣枯。再伍以木瓜敛肝制逆，橘饼导气去壅，加村醪、藏酿，新陈参半，取中和而助药力，故渐获效。其所以获效者，在于从肝论治，而以调气为先。张景岳云：“若无六气之邪而病出三阴，则唯情欲以伤内，劳倦以伤外，非邪似邪，非实似实，此所谓无，无则病在元气也”。所以程氏根据其“大便并无恶秽遗出”而认为本案之产生，乃“此身之元气，与此身为难首耳”。

巴声茂生布痘瘢闭险逆，一剂救转

巴生居近比邻，尊公秉昭翁早子俱殇于痘。是春痘令盛行，儿多夭折。生年数龄，尚未出痘，翁以为忧。一夕急发热呕吐，卧寐不安。比晓迓予，望其颊赤唇干，扪其身热指冷，烦渴舌黄，细验周身标点隐隐，夹有紫瘢，顾谓翁曰：“此布痘斑闭，险逆之证也，服药斑消痘透，庶可无虞。”方定羌活散郁汤加石膏、灯心。午后复视云：“服头渣药后，热盛闷乱，头摇肢掣。”予曰：“此欲作惊。”令服复渣，薄暮寒热益甚，昏谵渴饮，舌吐唇外，举家仓皇。旁议剂中石膏过凉，冰伏为害。予辞焉。秉翁坚求拯治，因在邻居素契，且此子又从次儿受业，情难固却，复告之曰：“方书虽有痘初宜于升发，忌用清凉？恐其冰伏之说，特此证乃心胃火毒壅遏，致成斑闭，不清其火，斑何由消？痘何由透？前方清药力轻，故不胜任。”于是重用石膏为君，佐以犀角酒炒黄连、玄参、升麻、连翘、赤芍、牛蒡、紫草之属，灯心尖为引，每服另冲无比散，取其去热利小便，亦釜底抽薪之义。方已写就，思舌为心苗，今舌吐弄不休，内服煎药，须外用紫雪丹涂之。奈此物吾乡甚罕，乞诸其邻，所与些微，亦不济事。翁云：“吾有紫雪，藏之久矣。”取出称有三钱，快甚。即令蜜调涂舌，并速煎药与服，次早翁来云：“昨夕遵谕服药涂舌，至半夜热缓舌收，泻止躁定，似有转机，再烦一看。”果诸症悉平，斑消痘透。予曰：“生矣。”询其紫雪，只剩三分，余皆涂去。予笑谓翁曰：“此证虽仗力挽回，然非如许紫雪，亦无此速效。”今火势既平，药当褪松，酌以十神解毒汤，仍稍用石膏、犀角清其余火，转用太乙保和汤，人参易沙参，加天虫、白芷、贝母、鲜鳞。浆成之后，补脾利水、清凉解毒，渐次收功。此等险证，幸在比邻，朝夕看视，药随病转，得以保全，使病家与医居隔远，仓卒变幻，鞭长莫及，欲图庆成，不亦难乎。

【按语】“布”有流传之意，“痘”指疹形而言，合之名为“布痘”，实际上即言痘疹（天花）流行。“斑闭”乃指感染天花之病儿，毒邪内闭，不能外达，以致斑疹隐约，形成险逆之候也。

本案之所以言其险逆者，盖以通过望、扪、验等诊断方法，得出

“布痘斑闭”之结论。《医宗金鉴》云：“痘形，气为之也。气胜毒，则毒为气取，其毒解矣，故顺也；毒胜气，则气为毒蚀，其气竭久，故逆也。”所谓逆证，一般表现为：痘形平塌，初出时，空虚如蚕脱壳，或隐如蚊咬，或薄如麸片，或密如针头，不能起发……亦即毒胜气也。患儿周身标点隐隐，夹有紫斑，其为毒胜气甚明，而“颊赤唇干……烦渴舌黄”，其为心胃火毒壅遏亦显。程氏初用羌活散郁汤加石膏、灯心为治，正为清其心胃壅遏之火毒，然力犹未逮，岂能责以“石膏过凉，冰伏为害”耶。须知火焰方腾之际，杯水不仅难以杀其威，甚至反而济其势，故病儿药后昏谵弄舌。医者言其“清药力轻”耳。次诊重用石膏，佐以犀连等清散消斑之品，正所以扑灭燎原之烈焰而透邪达表也。

紫雪丹为清热解毒、镇痉开窍之良剂，对温热、温毒所引起之高热、痉厥、昏谵诸症，取效迅速。程氏每用此药蜜调涂舌，以治弄舌、舌泡等证，颇效。本案“舌吐唇外”，即用上法而获“热缓舌收”之效，值得效法。

答鲍北山翁询伊郎饮澼证治始末，并商善后之策

饮证名载《内经》，特经文专论运气，司天在泉，胜复之义，仅启大端。仲圣于《金匮玉函》中，阐发病机，详辨治法，条分缕析，后世有所遵循，可称幸甚云云。“水火者，阴阳之征兆也”，水为阴，火为阳，足见饮为阴类。致病之由，必其人之元气亏乏，阴盛阳衰，津液凝滞，不能输布，留于胸中，则清者悉变为浊矣。使果真气充足，饮入于胃，游溢精气，上输于脾，脾气散精，上归于肺，通调水道，下输膀胱，何患之有？经又云：“阳化气，阴成形。”夫气即水也，水即气也，气可化水，水可化气。今则阴翳弥漫，水精凝聚，得无阳衰气无以化之故乎。人身之阳有三：一曰膻中之阳，如离照当空，纤云不掩，膻中阳虚，则浊阴上干，窃据阳位，所谓浊气在上，则生䐜胀也。一曰肾中之阳，如釜底之火，熟腐水谷，肾中阳虚，则釜底无火，物终不熟。所谓戊癸少化火之机，命阳无蒸变之力也。一曰膀胱之阳，膀胱者州都之官，津液藏焉，气化则能出。膻中位于膈内，膀胱位于腹内，膀胱气化，则膻中之气得以下行，膀胱阳虚则气不化，失其通调水道之职矣。童年既无色欲之戕，又鲜情志之扰，其膻中、肾命、膀胱之阳，从何而亏？饮病从何而起？得

无水果生冷所伤之咎欤。轩歧于病治之后，尚以谷肉果菜食养尽之。非谓水果不可食也，唯食之有节，无使过之。过则伤矣。童质禀薄，素嗜水果，胃阳受伤，致成饮澼。夫蔗性寒清胃，诗称大官还有蔗浆寒者此也。旧夏日啖蔗浆，致发宿疾，胸膈支满，漉漉有声，愦然无奈，呕吐冷水，成碗成盆。投以苓桂术甘理中六君之属，通阳涤饮。服至月余，始得获效。复订温健脾胃丸方，并嘱戒食生冷，冀杜病根。仲秋病复，召诊，询知丸药未服，复食梨菱，此则自误，非医咎也。窥其病状，较前加甚，不但呕吐冷水，并且脘中喉口，俱冷如冰，食姜不辣，溲色如泔。经云："中气不足，溲便为变"，"诸病水液，澄澈清冷，皆属于寒"。初则胃阳之伤，继及膀胱肾命，一寒至此，诚为可畏。姜椒桂附，屡投不应，思商硫黄丸，大热纯阳，差堪有济。此药吾乡苦无市处，无已每日方内附子加至五钱，连进十二剂，才见春回旸谷。细揣此病，定有窠囊，附于膈间。如贼寇依山傍险，结成巢穴，出没不常。窠囊之说，许叔微论之于前，喻嘉言详之于后。师古而非杜撰。前番势轻，病后只须治脾；此番势重，病后务须治肾。因仿肾气丸方法，令其上紧制服，并嘱水果不可沾唇，即菜蔬性寒之品，均不可食。讵意旁人少所见，多所怪，因见方内附子分量加重，哧为有毒，不可多服，致令药已奏功，反生疑畏，又将所立丸方，付"未达不敢尝"❶之例。无如病虽暂愈，其根尤在。交春萌动，一夕吐水半桶。夫水之为物，不盈科不行，积之日久，故复倾囊而出。不明窠囊之因，反诋温药之过。嗟呼！《周礼》冬至采毒药以供医事。凡攻疾之药，俱是有毒，不独附子为然，但有病病当，彼性攻寒不逮，何暇留连作毒。如兵者毒物也，然剿贼必须用之。若无故用兵，则受其毒矣。倘用兵以剿贼，剿贼以安民，则不唯不见其毒，而反受其益，故第论用之当不当，不必问其毒不毒。苟用之不当，即无毒亦转为大毒；用之得当，即有毒亦化为无毒。仲圣伤寒方中，如四逆汤回阳救急，生附俱有一枚。今时种附力薄，况经童便甘草削透，其力更缓，方将虑其无毒以攻疾，何至虑其有毒以伤人乎？试思一月之中，附子服过斤许，设不对证早已祸起萧墙，何以病后毫无喉痛口疮之恙，安得视为砒鸩，执迷不悟耶？

❶ 意即对药性不了解，照例不敢吃。典出《论语》乡党篇："丘未达，不敢尝。"丘，孔子名。

果疑温药非是，盍请他医疗之。医来案称胃寒气痛，药用吴萸丁香，杂以枳朴芦根石斛。仆因素契，不忍缄口，复突告以证属寒凝饮积，且发经数次，吐多胃伤，岂特不可寒凉，即枳朴消耗真气，亦属不合。此次病发，得以势轻，未始非仗从前温药回阳之力。观其吐后即渴，《金匮》饮证条中，以渴者为欲解也、愈期非遥，不药亦可。但窠囊不除，终为后患耳。如言停药数日即安，谕商善后之策。所云五气朝云丹，仆前原思及此，唯是此番疾作，寒象既已减轻，温药亦应稍损。纯阳刚愎，拟可无需。矧窠囊之疾，非迅速可以荡扫，药性过悍，久防增气。且前仅用附子，众咸诋其有毒。今若再进硫黄，更骇听闻。莫若仍从外饮治脾，内饮治肾，不偏不倚，中正和平。禹之治水，行所无事，病去元气不伤，斯为尽善。再按治饮用温，固属无难，要知其病虽由虚而成，非同全实，可以直行攻消，然亦非同全虚，可以专行温补。酌予温药中少加开导，俾饮邪不至逗留，合乎温而和之之旨。考诸《金匮》云："心下有痰饮，胸胁支满目眩，苓桂术甘汤主之。心下有支饮，小半夏加茯苓汤主之。"原痰饮之作，不外脾胃阳虚，浊阴凝聚，而施治之法，亦不外燥土升阳，驱导饮邪。盖胃寒则痰生，胃暖则痰消，脾湿则饮留，脾燥则饮去。二方虽治支饮，然用之于诸饮，亦无不行。并考许叔微《本事方》，专用苍术一味，疗痰饮之澼囊。喻氏《寓意草》中，有华太夫人饵术方法，效验彰彰。圣域贤关，心心相印❶，外饮治脾，当如是也。《金匮》又云："短气有微饮，当从小便去之，苓桂术甘汤主之，肾气丸亦主之。"盖治饮虽以升阳燥土为第一义，然以小便去之，尤为先务。苓桂术甘亦导水利小便之剂也，设其人肾阳不充，则难胜任，故又主之以肾气丸，以桂附加入六味，补肾药中益火之原，蒸暖中焦之阳，使胃利于消，而脾快于运，则饮邪自无伏留之患矣。况方内苓泽，原有淡渗水邪之能，亦本温而和之之意，较他温补诸方，相去径庭。奈世无好桂，而种附力复浅薄，虽以枸兔佐之，犹恐不逮，再假斑龙血肉，纯阳温煦奇经，以补玉堂关下之阙❷。方内减丹皮者，恐其清泻相火故也。内饮治肾，不亦宜乎。

---

❶ "圣域贤关，心心相印"系指学术、技巧达到高超境界的人，对疾病的关键认识是相同的。

❷ 玉堂、关元均为穴名。玉堂之下为膻中，关元之下为膀胱，肾与膀胱相表里，内寄命火，均属任脉，为阳气所宗。此处是言膻中、膀胱、肾命三阳皆虚，故用纯阳之品以补之。阙与缺通，虚也。

【按语】“饮澼”（澼或作癖），即饮水不消之病也。一般认为此病与膻中、肾命、膀胱三阳虚弱有关。但三阳式微，必有其因，或因色欲之戕，以致肾阳不振，不能温煦脾胃，腐熟水谷，运化精微。肾与膀胱相表里，肾阳既虚，膀胱之阳必相应减弱，气化失司，水液不能蒸腾排出；或因情志不舒，膻中气海之阳失去下行之令，水道不能通调，遂使水饮潴留而为患。

但本案患者，尚在童年，既“无色欲之戕，又鲜情志之扰”，阳何以虚？病何以起？故初为程氏所不解也。旋以“童质禀薄，素嗜水果”，始悉“胃阳受伤，致成饮澼”而知其病因矣。胃阳既伤，和降失职，故“胸膈支满”；水饮流走，故“漉漉有声”；气机上逆，故“呕吐冷水”。饮为阴邪，遇寒则聚，得温则行，当以温药和之，此治饮之法则也。程氏本此旨而令患者服苓桂术甘以通阳利水，理中、六君以涤饮温阳，切中病机，月余而效。足见病由“胃阳受伤”而起不谬。后因食用梨菱病复，证情益剧。延及膀胱，故“溲色如泔”；继及肾命，故喉口冰冷。盖以肾脉络膀胱……循喉咙，挟舌本也。对此沉寒固冷，非“大热纯阳”之品，难以为功。硫黄丸既不可得，附子量所当速加，虽旁议纷纭，亦不能不递增其量，否则，畏其毒而不敢用，岂可使“春回旸谷”耶？

张景岳云：“药以治病，因毒为能，所谓毒药，是以气味之有偏也。”故此，凡能攻疾愈病者，皆可谓有毒。因寒热温凉各有其性，辛甘酸苦咸各有其味，欲其不偏者鲜矣。今之所言毒药者，系指具有一定毒剂作用之品，用之不当，可能导致中毒，非泛指气味之偏也。古有以毒攻毒之法，如以毒药解毒疮，除毒病，以毒蛇已大风等等，可见毒药非不能用，在于是否根据病体虚实、疾病深浅，适当使用耳。故程氏在方中重用附子获效。但病虽暂愈，其根未除，反复者再，窠囊必具。非投峻剂之品，不足以动摇其毫末也。若视毒药如猛虎，拒而不用或少用，则沉疴痼疾，势将不起矣。

本案病发三次，初则胃阳受伤，继则肾与膀胱之阳均受其累，其证也，轻而后重，重而后轻。其治也，既遭旁议之非，又受粗工之扰。由于程氏精心医治，终见“吐后即渴”，其势欲解，停药而安。但“窠囊未除，终为后患”，善后之策，岂可不商？鉴于寒象已轻，温药稍减，脾肾两治，徐图窠囊，所谓“急则治其标，缓则治其本”也。程氏治饮之法，虽来自《金匮》，而治饮之见，却独具慧心。如言：“治饮用温，固属无难，要知痛虽由虚而成，非同全实，可以直行攻清，然亦非同全虚，可以专行温补，酌予温药中少加开导，俾饮邪不致逗留，合乎温而和之之旨”，值得倡导。对治饮之方，视病情之轻重，作不同之更张，如理中、六君用于始；小半夏加茯苓用于中，肾气丸用于后；而苓桂术甘却贯彻始终。尤以病重时，一月之中，重用附子达一斤之多，最后还以“纯阳温煦奇经”补其阙，非具有胆识者不能为亦不敢为也。

许玉书翁大郎腹痛吐泻危证，拯治之奇

玉翁大郎，童年曾患头昏，诸药不愈。予作肝风治，疏归芍地黄汤。佥谓头昏是有风寒，童子不可轻服熟地。翁排众议，依方多服而瘳。次春又患腹痛，呕吐便泻。延诊，药用温中调气，两服未愈。家人着急，令更他医，日请数人，或以为虫，或以为血，或以为火，治总不验，淹缠旬余，痛甚不止，呕泻不停，寝食俱废。复邀诊视，脉细面青，呻吟疲惫。予思病势增剧，玉翁固虽相信，然旁议纷纷，难与着手，转荐同道余朗亭先生诊治。初投五苓散，续进真武汤，亦俱不应。玉翁坚嘱想法。予曰：“非不欲为借箸，奈今郎病久，胃气必空，轻剂谅不济事，若背城借一，尊公爱孙如珍，见方骇然，焉肯与服。”翁沉吟云：“有一善策，今早友人谈及邻村有扶鸾治病[1]者。家人欲往求方，予呵止之，祈拟一方，予持语家人云；是乩仙所开，自必信服。”予曰：“策固善矣，治法尚难，令郎之病，起初不过寒凝气滞，本无大害，因求速效，诸治庞杂，痛久伤气，吐多伤胃，泻多伤脾，故困顿若此，倘仍见病疗病，必至土败气脱，计唯扶阳益气，以拯其急。”爰议附子理中汤，米水煎饮，气固胃安，庶堪保守。诘朝玉翁来舍，喜云：“曩服他药，如水投石，昨服尊方，不但病减，并可啜粥。家人信为神丹，相烦往视，恳为加减。”予曰：“药已对证，勿轻易辙，今日照方仍服一剂，明日再为斟酌。”次早往诊，病势大转，因其体素阴虚，方内除去附子，又服两日，更用参苓白术散调理

[1] 旧时迷信，假借神鬼名义，两人合作，以箕插笔，在沙盘上划字，以卜吉凶，或与人唱和，藉之诈钱。因传说神仙来时均驾风乘鸾，故名。在此指借用神鬼迷信来治病。

而痊。是役也，非玉翁平素信心，兼施权变，安能图成。志此所见医家临证，不特病情之难窥，而人情之难处尤甚也。

【按语】“腹痛吐泻”为多种病证所能引起，而以胃肠疾患较为常见。“胃肠疾患”只能表明其病位，但病性却有虚实寒热之分，若不辨明，漫加施治，必将谬误百出，造成危殆。

本案“起初不过寒凝气滞”温中调气，久必见功，奈病家急于求成，迭更医药，遂致“痛甚不止，吐泻不停”。究其原因，不外辨证不清，而有为虫、为血、为火之异，但均与“寒凝气滞”迥不相同，欲其奏效，岂可得哉。余氏固知其病性属寒，但治以脾肾，此由“五苓”、“真武”之投，即可想见。其实病在脾胃，而非脾肾，只此一脏之差，却有千里之失，故治之不应。

程氏有鉴于此，力避见病疗病之弊，为免土败气脱，断然扶阳益气，故用“附子理中汤，米水煎饮”。附子理中汤（丸）出自《阎氏小儿方论》，即理中汤加附子二钱组成。附子能助阳散寒，适用于理中丸证。本案既因寒凝气滞而起，又以治不得法“脉细面青”而危，投以其方，立见良效。或有誉为“神丹”者须知神丹也在于运用耳。如在病势大转之后，即去附子之辛热，以适应素体之阴虚，终以参苓白术散善其后而竟全功，可谓精于用药，神于治病者也。

又次郎脾肾阳虚，伏寒凝冱，重用温补而瘳

玉翁次郎，形貌丰腴，向无疾病，丁亥季秋望后❶，陡作寒热，延予次儿光墀诊治，药投温解，其热即退。嗣后单寒不热，肢麻指凉，口吐冷涎，脐腹隐痛，便溏畏食。知系伏寒凝冱，方换姜附六君，附子初用八分，增至一钱，未见松动，邀予商酌，切脉迟细无力，望色面白舌润。予曰：“此正仲圣所谓无热恶寒发于阴也。”前方不谬，尚恐病重药轻，附子加用二钱，更加吴萸、肉桂、砂仁、川椒。次日复诊，病状髣髴❷。思

❶ 10月15日以后。季秋，秋季的最后一个月，即十月。望，指15日。
❷ 仿佛。

火为土母，阳虚生寒，温理脾阳不应，非补火生土不可，王冰所谓益火之原，以消阴翳也。仿生生子壮原汤，加吴茱萸、胡芦巴，肉果、巴戟天，附子增至三钱，以为必效矣，诘朝脉症依然，玉翁问故。予曰："无他，药力未到耳。"盖市中种附力薄，况经制透，其味更淡，可增四钱，再加鹿茸、枸杞，峻补真阳，自可春回旸谷。依法服之，证仍如旧。翁侄召成兄私询予曰："舍弟之病，先生审属阴寒，第用如许热药，毫不见功，理殊不解，且附子大毒，今已服过数两，久而增气，可无患否？"予曰："其他勿论，时下秋燥，此等纯阳之药，若不对证，一匕亦不能堪，况其多乎？夫攻病之药，皆有毒，无毒之品，不能攻病。凡伤寒中阴等证，非附子不能驱阴回阳，有病则病受之，何有余性，遗留作毒。即使有毒而生，不胜于无毒而死乎？"仍守原方，附子加至五钱。维时旁议沸腾，幸玉翁信而不疑。予告之曰："此证确属沉寒痼冷，然煎剂温药止矣，再得硫黄丸佐之，庶有裨益。"于是煎丸并进，渐见转机，热药稍减。参入熟地、河车、杜仲。予与墀儿日为诊视，两阅月，始得痊愈。共计服过附子一斤，硫黄丸二两，干姜六两，鹿茸一架，党参三斤，高丽人参共十余两，其他肉桂、吴萸、川椒等，不可胜汁。予生平治阴证，用温药未有若斯之多，而效验亦无如此之迟也。

【按语】肾阳不足，命门火衰，火不生土则脾阳失健，成为脾肾两脏阳气俱虚之证。阳虚则阴盛，阴盛则寒凝，非温不能化，非补不能盈，此脾肾虚寒之治法也。

本案在温解去热之后，"单寒不热"，乃病发于阴也，"肢麻指凉……便溏畏食"乃脾阳不振也，方用姜附六君，温补脾肾一般当可奏效。但以证重药轻，未能松解。于是迭易其方，递增附子之量，不应之后，复仿孙一奎之"壮原汤"，参入峻补真阳之品，深期可效。讵料仍不为功，可见其沉寒痼冷之甚也。然则时人不识，旁议多端，咸谓附子大毒，服之过量，当遗后患，而程氏则力排众议，坚守原方，再增附子之量，并以硫黄丸佐之。两药纯阳，且均有毒，辛酸虽不相同，但温热却无二致，如此煎丸并进，形成"离照当空"，要非胆识过人，岂得"阴霾自散"？

此例阴寒特盛，所用大温峻补之药甚多，患者受之而无碍，良由医者辨证之精，用药之准也。尤其对药品有毒无毒之论，更开入茅塞，质诸平庸，能无愧乎？

鲍宅京翁仆人中寒暴脱，救转之奇

宅翁令政，质亏恙久，是岁季春，病剧延诊，投以大补之剂，诸证渐减。六月初旬，病人夜卧受凉，微觉怯寒休痛。其时宅翁往淮，公郎辉远兄遣仆相招。予至视毕，谓曰：“此新感阴暑，但病躯不胜表散，暂进参附汤，得以邪从寒解。”仍服本药，比用人参二钱，附子钱半，各煎和就，正待与服，恰病人睡去。少顷辉兄出告曰：“家母方才睡醒，身已有汗，体痛已松，不甚怯寒。日内天暑，附子过温，或可不用，即服本药何如？”予曰：“质虚偶感，邪原无多，标证既除，自应治本。”仍将旧方加减配药，其所和之参附汤，留贮盏内，置方几上。时值正午，辉兄留餐，甫将举箸，忽仆人之妇，张皇奔入，泣云伊夫病在重危，叩求拯救。予曰：“尔夫早间迓我，随同归来，并未见有病状。”妇云：“陡然晕倒，不知所由。”辉兄本家莆田翁偕往，果见神昏汗冷，肢厥脉伏，初为踌躇，继而猛省，笑顾莆翁曰：“证固危殆，然有一大奇事，可望生机。”翁惊问故。予曰：“此证乃卒中阴寒，阳欲暴脱，而救脱必须人参，伊等焉能得此，况安危呼吸，急不可待，顷辉兄乃堂所煎之参附汤末服，人参虽贵重之物，但和有附子在内，他人无此病，断难服此药，不意盛纪突遘斯疾，话与此药脗合❶，岂非天造地设乎？”令妇跟至辉兄宅中，予道其详，众咸称异。当将几上参附药盏付之持去，谕其稍温与服，再看动静。下午其妇来云：“服药逾时，汗敛肢温，人事渐苏。”复诊脉出神清，唯倦怠耳。方疏参芪建中汤，仍加附子，嘱向其主人处乞高丽参四钱，分两剂服，更见起色，续增枸杞、山萸、当归、杜仲，服之而瘳。观此可见人之死生有数，而一饮一啄，莫非前定矣。

【按语】“中寒暴脱”，系指因卒中阴寒，导致阴阳气血严重耗损之综合表现：一般为病起急骤，神识昏迷，四肢冰凉，冷汗涔涔，脉伏不

---

❶ 符合。

出。本案证情与此相同，故言其中寒暴脱也。

患者身为仆役，形体多劳，劳甚则质亏，御邪必乏力。况值盛夏天炎，贪凉避暑，寒中于无形，病发于急骤。由于阴盛阳微，不能温通四末，故肢厥，不能鼓动血流，故脉伏。更由于元气大亏，则阴液亦随阳气暴脱而脱，故见神昏汗冷。此时若不急用大温大补之品，不足以回阳救脱。固唯参附汤足当斯任。因方中以人参大补元气为主药，附子温壮真阳为佐药。二药合用，大补大温，具有回阳、益气、固脱作用。方中药味虽少，用量较重，药效迅捷而力专，对于元气大亏，阳气暴脱，危在倾刻者，用之辄效。

事有若是之巧者，宅翁令政之恙，正以参附汤施治，煎就而未服，移作急救仆役之用，切中病机，乃使春回大地，寿域天开，无怪乎程氏谓之“天造地设”也。至于“人之死生有数，而一饮一啄，莫非前定”之语，却寓有宿命论之观点，不可置信，姑述其巧遇而已。

许绸之兄齿痛

绸兄质亏多病，予为调治，所用药剂，不外归脾汤、补元煎之属。一日遣使相促，至时薄暮，绸兄踡卧榻上，起告予曰：“早晨齿牙忽痛，甚不可耐，至今不止，恐挟风热外因，故停前药，相烦诊视，暂解标邪。”切脉沉细无力，见证形寒足冷，谓曰：“此属虚寒，非关外感，不徒用补，更须以温。”爰仿古方八味地黄汤，加骨碎补，一服痛已。

【按语】齿为骨之余，属于肾，足阳明经络于上龈，手阳明经络于下龈，故牙齿症状多从三经治疗。引起牙齿症状原因不一，有因虚火上炎所致，有因风火，湿热为患……

案述患者质亏多病，正宜补药调治，其虚甚明。在齿痛之时，“踡卧榻上”，“形寒足冷”，其寒可见。诊其脉则“沉细无力”，故谓此属虚寒也。

病者虽自知其虚而不解其寒，竟有“恐挟风热外因”之虑，若医无定见，为解标邪，恰适得其反，必受治左之害，能不审慎！其症既属虚寒，当以温补为善，故用八味地黄汤加骨碎补施治。

八味地黄汤即以六味地黄汤加桂附组成。功能补水中之火，引火归原，对命门火衰、虚火上浮之证，颇效。其所以加用骨碎补者，盖因此药苦温性降，能补肾而收浮阳，且可固齿止痛，所以一服痛已。

鲍智原翁令孙痘后鬼肿溃久，药投温补而愈

智翁令孙三岁，痘后左手曲池穴侧，鬼肿[1]溃经年余，外科疗治，不能收口，逆予商之。维时伊兄朗玉翁及同事叶殿扬兄在座，二公俱知医理。予视毕告曰："毒生手足，固不害命，然溃久脓水流多，气血受伤，面黄肌瘦，神形疲倦，目无精采，天柱骨垂，一派大虚之象，最为可虑，溃口收否？无暇计也。"朗翁云："证既属虚，虚则当补。"予曰："不但用补，且须用温。"智翁云："时下炎暑如蒸，过温恐其难受。"予曰："医家治病，盛夏遇寒证用热药，隆冬遇热证用凉药，所谓舍时从证也。病若虚而不寒，单补亦可见功。今虚而兼寒，非温补莫能奏效。"爰定人参养营汤，加附子、鹿茸、枸杞、杜仲，合乎《内经》"形不足者，温之以气；精不足者，补之以味"之义。二公见方称善。初服精神略转，再服颈骨不倾，守服数十剂，气血恢复，溃口亦敛。此证获痊，虽予之执理不阿，亦赖二公赞襄主力也。

【按语】"痘后鬼肿"，乃由天花余毒所形成。一般多因痘疹灌浆之时，毒气太盛，未得尽化，留藏于经络，聚而不散之故。其证属阴，其性属寒，阴寒凝结，溃口难收，故以"鬼肿"名之。

本案患儿年甫三龄，脏腑娇嫩，血气未充，痘后体虚，不难想见。今鬼肿又发于曲池之侧，溃久不敛，流失必多，气血重伤，神形受累，故"面黄肌瘦"、"天柱骨垂"。旁议虚者当补，不及其寒，程言"虚而兼寒"，补必兼温。故用人参养营汤补其气血，加附茸枸杜壮其元阳，如此形精兼顾，其效甚彰。人参养营汤系十全大补汤去川芎，加五味子、远志、陈皮而成。其加陈皮者以行其气，使补气者悉得其用；其去川芎者

---

[1] 由天花余毒形成的肿块，证属阴而性寒，故名。

恐其行血，使补血者因以奏其功。且倍用人参为君，佐远志、五味以通肾达心，入营生血。故“守服数十剂，气血恢复，溃口亦敛”。若顾忌盛夏不能服热药，卑补不温，则阴寒不去，阳气难生，所以舍时从证也。可见医者临证，一般应以病情需要为主，不能患得患失，贻误时机，坐令生变。

吴尚时兄春温两感危证治愈，附载郑晋康兄令弟病同致殂之故，并诲门人

尚兄体素清癯，夏月病温延诊。金迈斋翁偕往，据述昨午先寒后热，头痛汗出，热灼不退，口渴心烦，夜不安卧，形倦莫支。就榻诊之，脉虚浮大而数，视舌无苔，抚如干板。予为之骇曰：“此证乃春温两感，至危至急。仲圣云，发热而渴，不恶寒者为温病，发汗已，身灼热者，名曰风温。《内经》云：冬伤于寒，春必病温。冬不藏精，春必病温。既伤于寒，又不藏精，同时病发，谓之两感。凡伤寒瘟疫，热盛舌干，亦须至一候之外始见，今病才一日，舌即干涸，足征肾水素亏。冬伤于寒，邪伏少阴，暗吸肾真，劫其家室，故一见发热，津液无以上供，舌即干矣。《热论篇》云：伤寒一日，巨阳与少阴俱病则头痛口干而烦满，断为两感，不可救药。比类而推，殊难着手。”爰用熟地一两，当归三钱，料豆五钱，玉竹五钱，甘草一钱。疏方讫，告迈翁曰：“予生平治少阴先溃于里，太阳复感于表，伤寒春温两感危殆之候，初起悉宗景岳新方，理阴托邪，往往获效，无如此证津液既涸，再投姜附，则阴立亡，故但师其意以广期前辈风温汤佐之，虽一时之权宜，亦经营之惨淡耳。”迈翁曰：“善。”遂服其药，热减神安，舌稍转润，再加沙参、麦冬、女贞、石斛，更进复脉、左归，渐次而愈。

郑晋康兄侨居潜口，设帐汪宅，予因其居停延诊。晤间云：“舍弟抱恙，便托一看。”予问：“恙经几日矣？”曰：“昨日起病，发热至今未退。”予曰：“此感证也。”汪宅去伊家不数武[1]，即与偕行。途次谈及时下患感证者颇多，须验其舌，若初起舌苔腻厚，则受邪深重，缠绵难愈。

---

[1] 指相距很近。武，古以六尺为步，半步（即三尺）为武。

既至其室，病者出房就诊。令其伸舌，干涸无苔，形如镜面。予曰：“殆矣！”晋兄惊问所以。予曰：“适言感证轻重须验舌苔厚薄，不意令弟舌毫无苔，光明如镜，初病见之，甚非佳兆。”晋兄云：“子言感证苔薄病轻，今舌无苔，反以为殆，此曷故耶？”因将曩视吴尚时兄病情向说。即照所用治法疏方付之，并告之曰：“服药应效则吉，否则难救。”渠以予言为过，另更仙医，甚一日。挨至六朝，势已沉笃，予言果验，欲复相招。恐予不至，乃扎托家芃生兄劝驾。予曰：“非不肯往，奈彼病本重，即服予药，亦难必效，况复稽迟。内经论两感之危，在于六日，今已届期，卢扁❶再世，亦无能为。”芃兄曰：“固难如此，但渠昆仲与吾交契，今急而相求，且屈一行，以全吾之友谊耳！”勉为呼车。将及门，其疾已革❷。

门人问曰：“叔和序例云：寒毒藏于肌肤。思肤肌浅近，岂容邪栖数月而病始发欤？”答曰：“喻氏云，寒邪由肌肤而入，辛苦之人邪藏肌肤则有之，若膏粱之辈，冬不藏精者，其寒邪且有藏于骨髓者矣。程扶生云：藏于肌肤，当云藏于骨髓。周禹载云，逆冬气则少阴不藏，不藏寒邪得而入之，伤于肌肤，伏于骨髓，合三条而观之，谓伤于肌肤则可，谓藏于肌肤则不可。”又问曰：“序例又云，至春变为温病。喻氏谓‘变’字下得怪涎骇人。周禹载言，‘变’字大妙。未审孰是？”答曰：“《内经》论伏气为病，如冬伤于寒，春必病温，春伤于风，夏生飧泄，夏伤于暑，秋必痎疟，秋伤于湿，冬生咳嗽等条，未言变也。又如夏暑汗不出者，秋成风疟，亦未言变也。其有称变者，如膏粱之变，足生大疔，逆春气则少阳不生，肝气内变，逆之则伤肝，夏为寒变等条，乃谓病之由此变。彼如实证变虚、热证变寒之类，始可言变。若春温则本冬伤于寒，至春病作，流异源同，似未可言变也。经又云：秋阳伤于湿，上逆而咳，发为痿厥，曷不一宗经旨曰：至春发为温病，岂不尟乎？”又问曰：“经云：冬不藏精，春必病温，然则室女童男，旷夫嫠妇❸，皆无温病乎？”答曰：“经语浑融，在人之意会耳。盖冬不藏精一语，亦指天时，非专指人事也。试观

---

❶ 即扁鹊，因其家于卢国，故名。

❷ 革（jí），危急。此处似指病故。

❸ 旷夫指死了妻子的男人。嫠（lí）妇指寡妇。

天明则日月不明之句，义可见矣。夫一日之中，早明而夜晦者，即藏精也，一岁之中，春生而冬藏者，亦藏精也。使入夜不晦，入冬不藏，人物能无夭札疵疠乎。轩岐于此分定两例，曰：冬伤于寒，春必病温，冬不藏精，春必病温，但寒乃冬令之正气，人知畏避，受病尚少，冬阳开泄，天暖而雷，乃为淫气，受病殊多。此虽予之臆说，然揆其理似当不谬。”又问曰：“刘松峰谓：《内经》冬伤于寒，春必病温，《云笈七签》改作‘冬伤于汗’。盖言冬时过暖以致汗出，来春必病温，冬日严寒，来春并无瘟疫，以其应寒而寒得时令之正故耳。以‘汗’易‘寒’可乎？”答曰：“此创论也，似亦近理，但《内经》格言，岂容率改耶？”

【按语】《内经》云：“先夏至日为病温”，说明“春温”为春季时病之一。春温乃伏气所致。所谓“伏气”，即潜伏体内之邪待机而动也。故《内经》有“冬伤于寒，春必病温”与“冬不藏精，春必病温”两种记载。章虚谷将前者定为实证，后者定为虚证。若既因“冬不藏精”，即肾水不足，不能制春木生发之气，又因冬日感寒，郁里化热，随春阳升发而成温病者，即为虚实夹杂之春温两感证。

由于温邪易伤阴劫液，而冬不藏精者又津亏水乏，故春温两感之人，初即可见干燥无苔，甚至光如镜面之舌象。其症较危重，救治维艰。如在本案病例中就有发病一日，舌如镜面者，病家、医者均不以为危而忽之，终致夭亡。可见治疗本证，必以养阴濡液为大法，并使之贯穿于全过程，因为“留得一分津液，便有一分生机”。程氏治疗吴尚时见之病，即遵斯旨。当时患者发热、汗出、口渴、肢倦，温病征象已彰。仅病一日，便见舌干无苔，抚如干板，阴虚液涸甚显。故此，诊为春温两感。并先以景岳理阴煎，去其碍阴之干姜，加入生津之玉竹和补阴除热之料豆，佐以风温汤为治，使“热减神安”，津液渐复，而“舌稍转润”；继于原方加沙参、麦冬、女贞、石斛等品以养阴生津；终以气阴两补之复脉汤，滋阴益肾之左归饮善后。先后虽两易其方，一增其制。但总不离乎生津护液，而使大病得瘥。至于古人“危在六日”之说，只能表明本病于一周左右症情或可加重，临床不可疏忽大意，但不能囿于其说，作为预后之定见。

程氏与门人四问答，对“冬不藏精”、“冬伤于寒”，至春发为病温之疑义，进行探讨，确有发人深省之处。如言“冬不藏精”非专指人事，亦指天时，与明清某些医家之说，颇相一致。像吴瑭云：“不藏精非专主房劳说，一切人事之能动摇其精者皆是，即冬时天气应寒，而阳不潜，如春日之发泄，甚至桃李反花之类是也”。王士雄云：“藏于精者春不病温，小儿之多温病何耶？良以冬暖而失闭藏耳。”可见，“冬不藏精”寓意甚广，也对室女童男唯患温病者作出解释。

其余三问答，均就某些字义提出新见：第一，程氏认为“寒伤肌肤”，而非“寒藏肌肤”，春为温病。寒为六淫之一，系贼害之气，其入人体，岂有仅藏于而不伤于肌肤之理，甚当。第二，程氏认为“春变为温病”，莫如“春发为温病”，更能确切表达伏气温病之病机。因“春温”之发，乃冬寒所伤，邪伏体内，伺机而动，此与西医学所言之“潜伏期”相类似，并无病性之改变。故“变”与“发”，虽仅一字之差，却可导致对本病病机认识之异。第三，《云笈七签》改“冬伤于寒”之“寒”字为“汗”字，系根据冬天气候异常，应寒反暖，使阳扰乎人，汗泄皮肤，汗出易受寒，结果伏邪留于体内，至春发为温病。“汗”字固可体现本病某些病机之特点，但六淫之“寒”本为邪气，于人有伤无疑。“汗”为人体生理活动产物，视作伤害人体之直接病因却非。程氏反对改“寒”为“汗”，应予支持。

家芃生兄怔忡治法

芃兄恙抱怔忡，久而不愈，每发心旌❶摇摇，头晕神倦，辗转不安。予诊之曰：“此烦劳郁伤，心脾肝三经病也。”方定黑归脾汤去木香，加白芍、柴胡，合逍遥散，间参以麦冬、五味子、柏子仁、丹参、牡蛎之属。疾发虽轻，然犹未断，芃兄忧之。予曰：“神者伸也，人之神好伸而恶郁，郁则伤神。孔圣二论，首揭说乐，佛家《般若经》，首称自在，庄生著南华，首标逍遥游❷，情志中病，未可全凭药力，

❶ 心情，心意。见战国策楚一：“楚王曰：‘……寡人卧不安席，食不甘味，心摇摇如悬旌而无所终薄。’”意谓心中不安如旌旗摇曳。后即以心旌指心情，心意。

❷ 孔子着《论语》分为上论、下论，故称孔圣二论，系记载孔丘一生言行的书。该书首先揭示“说（yuè）乐”的意义。《般若经》般（bō）若（yě），梵语“智慧”，佛经的一种。该书首先阐述“自在”的意义。自在，即安闲舒适。《南华经》为战国时庄周所著。该书第一篇就是“逍遥游”。逍遥，即自由自在，不受拘束。

务须屏烦颐养，方能除根。”如言闲散半载，服煎药两百剂，至今疾不复发。

【按语】《素问玄机原病式》云：“心胸躁动，谓之怔忡”，其与心悸大致相同，但病情较重，甚至“跳动往往上至心胸，下达脐腹”，且多为持续性。证以心血不足为主，虚多实少。由此可见，其来也渐，其病较深，非若心悸之轻浅也。

本案病程较长，故谓“恙抱怔忡，久而不愈”；证情较重，故谓“每发心旌摇摇，头晕神倦”。其所以若此者，乃“烦劳郁伤”所致也。因烦甚必劳心而累脾，郁久当伤肝而克土，故谓“心脾肝三经病也”。

黑归脾汤为治心脾两虚，血虚尤甚之成方。逍遥散乃疏肝和脾解郁之良剂。且经化裁加减，别具匠心，以治心脾肝三经同病，甚合。但药后疾虽轻而未断，何也？盖以“烦劳郁伤”，关乎情志，故又以儒家“说乐”、佛家“自在”、道家“逍遥”加以疏导，使其豁达开朗，心情愉快。程氏用心，亦良苦矣！

汪靖臣兄乃郎冒暑泻甚欲脱，亟挽元气一法

靖兄乃郎，年甫四龄，禀质向亏，夏冒暑邪，发热便泻。幼科佥用清散消导之品，邪至匝旬，泻热如故，形疲气馁，食入作呕。医称邪滞未净，仍用前药，乃至食粥泻粥，饮药泻药。更医以为脾虚，投六君子汤不应，始来迓予。儿卧几上，阖目无神，脉细如丝。予曰：“胃气告竭，慢惊欲来，不可为矣。”靖兄曰：“固知病久属虚，然昨服六君补药，亦无灵效，何也？”予曰“病有倒悬之危，一缕千钧，焉能有济？考古人制六君子汤，原为平时调养脾胃而设，非为救急拯危而设也。且阅方内并无人参，仅用钱许党参，数分白术，而市中种术，味苦性烈，与苍术等，不能补脾，复有二陈消之，茯苓利之，欲求拨乱反正之功，真蚍蜉之撼大树矣。”靖兄曰：“然则治当如何？”予曰：“非真人参不可。盖参者参[1]也，与元气为参赞也。鱼一刻无水即死，人一刻无气即亡，儿质本薄，泻

[1] 即参（cān）。

久气伤，加以医药重戕胃气。经云：‘食入则胃实而肠虚，食下则肠实而胃虚。’今肠胃通为一家，幽门阑门洞开不固，饮食入胃，不使少留，即从肠出。仓廪之官，废弛厥职，此诚危急存亡之秋，唯仗参力，急固其气，气不夺则命不倾，然须独用，始克见功，古有独参汤可法也。”靖兄闻言大悦，即恳立方。专用人参二钱，令分两次，米水煎服，热退泻稀，次日照方再进，便泻全止，啜粥不呕，更制八仙糕与服而痊。

【按语】“暑泻”之名，首见于《丹溪心法》。多因感受暑邪，发热便泻故名。暑多兼湿热，其偏于湿者，治宜化湿解暑；偏于热者，治宜清热化湿。上述治法，只限于病初邪实之时，若泻热日久，肠胃重伤，由实转虚，则不宜拘泥常法矣。

本案患儿“禀质向亏”，此异于常也。今“夏冒暑邪，发热便泻”，而以常法治之，自难取效。况“清散消导”，益伤其体，能不肠胃洞开，神形俱损耶？故“阖目无神，脉细如丝”。后虽改进“六君补药”，但病势已危，岂平补之方所能胜任。程氏除详析“六君”方药以释旁议之疑外，并针对“儿质本薄，泻久气伤”，力主独参汤治之，以急固其气，可谓深知气之于人不能须臾离也。

独参汤只用一味人参，以四龄之童，用二钱之参，其意在救脱甚明。服后则“热退便稀”，再进则“便泻全止”。其效之所以如此之捷者，盖以人参性禀中和，善补脾肺之气。脾为生化之源，肺主一身之气，脾肺气足，则一身之气皆旺，故有此效。若拘泥于“暑泻”之实，而忽略于禀体之虚，则谬矣。

又幼女外感咳嗽，误药酿成肺痹急证

歙俗信神，无知之徒将神庙签诗混编药名，乡愚患病，辄往求之，呼为神药，贻害甚多。靖兄外贸，幼女在襁褓中。时值冬寒，感冒外邪，发热咳嗽，其妻误听人言，往求神签。药用贝母三钱。女流不谙药性，即市煎灌，咳嗽顿止，以为神验。少顷忽痰涌气促，头仰胸高，彻夜搅扰。次早迓予，视其儿身热肢冷，口张鼻扇，啼声如鸦。乃姑告其所以。予曰：此肺痹大证，危期甚速。夫肺主皮毛，皮毛受邪，肺气闭塞，因而发热咳嗽，不为疏解，反投寒敛之品，且单味重用，为害更烈。经云：风寒客于人，使人毫毛毕直，皮肤闭而为热，病入舍于肺，名曰：肺痹。孩提弱质，焉能堪乎？辞不举方。友人谭萃州翁代恳试施一方，以图侥幸。予思病既濒危，药非精锐，料难应效。方用麻黄、桂枝、杏仁、桔梗、橘红、半夏、姜汁，并嘱服药，竖抱旋走，勿令卧倒。如此一昼夜，始得咳嗽出声，痰喘略定，知其痹象稍宽。但病势过重，药虽见效，未便骤松，麻黄昨用三分，令其减半，余照原制，再进一剂，汗出肤润，热退喘平。更用六安煎加桔梗，卧稳嗽稀。予曰："痹开病去，大局无虞。古云：小儿勿多服药，盖儿质薄弱，脏腑娇嫩，药多恐伤真气，今可停药，乳哺调之，自然恢复。"果如予言，识此为乡愚信求神药者戒。

【按语】 咳嗽一证，主要发生于肺。肺为娇脏，职司清肃，无论外感内伤，气逆则咳。本案病发于冬寒之际，当为寒邪犯肺所致。因肺主皮毛，邪易舍入，以从其合也。故凡治外感咳嗽，初起不宜降气镇咳，以免邪郁滋变。法应疏解，使邪从表出，有热者热自退，有咳者咳自止。无如患儿之母，不求医而信神，竟单味重用寒敛之贝母，以致酿成肺痹之急证。神庙签诗，害人何甚！

贝母性寒味苦，虽有润肺化痰之功，但只能用于热痰、燥痰之咳，不能用于寒痰、湿痰之咳。今咳因寒起，复用苦寒重剂，既不符"寒者温之"之旨，亦与"上焦如羽，非轻不举"相背。

为纠正误药之偏，急拯重危之命，程氏选用麻黄汤去壅气之甘草，加温化之橘夏，利气开肺之桔梗，组成一支精锐之师，以解除"痰涌气促，身热肢冷"之危。其嘱"竖抱旋走"者，以减其气逆也，续用六安煎者，以消其痰滞也，终使"痹开病去"、"热退喘平"，实非易举。

黄曙堂翁乃郎头痛忽变痉厥，续见数证，皆不治

头痛久而不愈，名曰头风。头风多瞎眼，方书固已言之矣。尚有一种突变神迷肢掣，不可救治之证，前贤未经道及。曾见曙翁乃郎，年约

十岁，头痛时发，予因他事过其家，见儿号泣，询之。翁告之故，出方药，皆辛散之属。予曰：“此由先天不足，木失水涵，风阳上冒，辛散不宜。”翁求方，疏归芍地黄汤付之。翁惑旁言，遂置不服。仍请原医看视，以为前药尚轻，更增细辛、藁本，一夕痛剧而厥，手足瘈疭，急来延予，予曰：“肝风动矣，不可为也。”翁恳拯救，勉用熟地、党参、麦冬、阿胶、炙甘草、麻仁、枣肉、茯神、白芍，合复脉汤参入牡蛎、龟板仿诸水介潜之法，不验。辞之。更医无功，迁延数日而殁。续见仇姓稚子，及方氏女证同，皆不治。推详病机，证属头痛巅疾，下虚上实，治当上病下取，医昧病原，恣行辛散，以致变幻，其理显然。凡诸痛厥可治者尚多，唯此证一经神迷，即莫能救，此其故，岂所谓甚则入肾，内夺而厥，则为喑痱者欤！初集载有郑氏妇一证，予虽为治愈，然亦幸也。

【按语】 头为诸阳之会，精明之府，五脏六腑之气血皆上会于此。凡六淫外感，脏腑内伤，导致阳气阻塞，浊邪上踞，肝阳上亢，精髓气血亏损，经络运行失常等，均能引起头痛。

本案患儿“头痛时发”，痛时“号泣”，其剧烈可知。医从外风论治，药用辛散，其痛或可暂止，但病根未除，证必反复，且辛散愈多，耗伤愈甚，故曰：“不宜”。因其所患为“先天不足，木失水涵，风阳上冒”之头痛，不能与外感头痛同日而语也。

程氏从病本出发，方疏归芍地黄汤，意在滋其不足之阴，制其亢盛之阳。因真阴、真阳皆出于肾，故治从滋肾开始，以培补先天，壮水涵木，此即“头痛巅疾，下虚上实，治当上病下取”也。其法虽善，惜未被采用，反在前药中更增辛散之品，于是阴液益被所夺，经脉更失濡养矣，焉有不“痛剧而厥，手足瘈疭”耶？此时虽用复脉汤加介类潜阳之品救治，但病已发展至痉厥程变，“不可为也”。

此病因“恣行辛散”而产生变幻，若用程法滋阴潜阳，肝肾同治，将其病控制在原始阶段，或不至于神迷肢掣，奈何今已肝风内动，内扰神明，外呈挛急，故莫能救矣。

家秀翘兄肝郁，痛伤胃气，详论病机治法

秀兄年逾五旬，向在维扬贸易，患病数月，延医多人，愈疗愈剧，因买舟载归。望其形容枯槁，行动艰难。诊脉弦劲欠柔。询其病原，据述旧冬少腹病起，渐次痛连中脘，时作呕恶，彼时纳谷虽减，尚餐烂饭一盂，交春病势日增，即啜稀糜亦吐，形羸肉脱，药饵遍尝，毫无一效。迩来更加恶闻药气，入口即吐，君将何以教之。予曰：医之审病，如吏之审案，审案必得其情，审病须明其理，推详脉证，其病机已了然心目矣。按弦为肝脉，诸痛属肝，厥阴之脉循少腹，究缘平日情怀不适，木郁失条，少腹因而致痛。然肝为将军之官，脏刚性急，医投辛香温燥，希图止痛，肝阴被劫，怒木益横，冲胃为呕。此肝为受病之原，胃为传病之所，医多药杂，胃气益伤。夫胃为水谷之海，气血俱多之经，既不安谷，气血从何生化。肤无血润则枯槁，肠无血润则干燥，阳气结于上，阴液衰于下，欲走噎途，岂区区草木所能回枯转泽耶。经云：诸涩枯涸，干劲皴揭，皆属于燥。燥者濡之，治法固无难也，无如濡润之品，恒多凝滞。现今胃气空虚，呕吐恶闻药气，焉能强进。考古人治血气两伤之候，先当益气，气为血之帅也。但益气药品殊多，首推人参者，以其能回元气于无何有之乡也。再考东垣云：胃中虚热，谷气久虚而为呕吐者，但得五谷之阴以和之，则呕吐自止，不必用药。谨择参米水饮一方，气味冲和，谅当合辙。于是每日用人参二钱，陈米水煎，果受不呕，服至匝旬，餐加色转，再合参乳汤，守服两月，便濡肤泽而起。如此大证，只此二方，并未别参他味，药简功专信矣。

【按语】本案患者“年逾五旬”，“情怀不适”，衰而且郁，不言可明。郁甚则伤肝，伤肝乃受病。因“肝为风木之脏，又为将军之官，其性急而动，故肝脏之病，较之他脏为多……肝病必犯土，是侮其所胜也。”（见《临证指南医案》华岫云评）。今诊其“脉弦欠柔”，实由肝病而起，非春令当弦而无病，溯旧冬“少腹痛起”即可知。盖以肝脉循于少腹也。迨渐次发展至“痛连中脘，时作呕吐”，更说明木乘土位，冲胃为呕。胃为水谷气血之海，胃气重伤，不能受纳水谷，精微无所化，气血

何以生，其不“形羸肉脱”者几希！

本案病由肝起，影响及胃，故治当取阳明以重其急。盖阳明胃土，独当木火之侵侮，非制其冲逆之势以遏其威，不可为也。无如“医多杂药乱投”，胃气益伤，以致“啜稀糜亦吐”，恶药气而远闻，此实医者之过也，岂病势所必然焉。

李东垣在《脾胃论》中云：“人以胃中气为本”，“胃气一虚，五脏受病”。程氏根据其脉症，从调胃论治，从益气入手，甚为合辙。爰以参米水饮一方治之。按人参为大补元气之品，禀性中和，微温不燥，凡气虚之症，不论属寒属热，皆可应用。至于陈米，《本草述》则言：“五谷为养，而取陈者，谓其气味俱尽，还归于淡，淡乃五味之主，可以养胃气……裕脾阴”。故用陈米水煎参饮之，受而不拒，待其“餐加色转，再合参乳汤”调之。因牛乳甘平，补虚损，益脾胃。其用心亦良苦矣。

别驾菽田何公仆妇子痫

吾郡别驾何公，续迁甘肃，眷属仍居郡城。宅中一仆妇，重身九月，偶患头痛，医作外感治，其痛益甚，呕吐汗淋，至二更时，忽神昏肢掣，目吊口噤，乍作乍止。何公少君六吉兄，当晚遣力相召，晓造其宅，六吉兄告以病危之故，入视搐搦形状，诊脉虚弦劲急，谓曰：“此子痫证也，势虽危险，幸在初起，当不殒命。”六兄曰：“昨夕仓皇，恐驾到迟，故近邀女科一看，亦言证属子痫，然药不效奈何？”出方阅之，羚羊角散也。予曰：“此乃古方，原属不谬，不知子痫疾作之由，因子在母腹，阴虚火炽，经脉空疏，精不养神，气不养筋，而如厥如痫，神魂失守，手足抽掣。其病初头痛者，即内风欲动之征也。医家误作外风，浪投疏散，致变若此。至羚羊角散方内，唯羚角入肝舒筋，当归、枣仁补肝益血，茯神安神，甘草缓急，与证相符，其余防、独、木香、杏仁，俱耗真气，苡仁下胎，多不合宜，岂可以为古人成方，漫不加察耶。”于是乃以本方除去防独等味，参入熟地、沙参、麦冬、阿胶、芝麻，养阴濡液，少佐钩藤、桑寄生，平肝熄风。头煎服后，其搐渐平，随服二煎，搐定，头痛亦减。

六兄喜甚。予曰："病来势暴，今虽暂熄，犹恐复萌。"嘱再试药一剂，尽今晚服尽，搐不再作，方许无虞。次日复诊，痛搐俱止，神清脉静，纳食不呕。方除钩藤、寄生，加白芍、玉竹、女贞、石斛。逾月分娩，母子俱得无恙。

【按语】本案"重身九月，偶患头痛"，究属何因，医当详察，岂能只凭头痛，即从外风论治耶？因外风除头痛之外，常有恶风、自汗、鼻塞流涕、发热咳嗽等症状，今仅就头痛，漫用疏风散邪之品，以致"头痛益甚，呕吐汗淋"，阴液重伤，经脉失养，最后发展至"神迷肢掣，目吊口噤"，实乃医者之误也。

殊不知头痛一病，外感内伤均能导致。外感多为风寒、风热或外湿引起；内伤常因血虚、气虚、肝火、痰浊或寒厥而成。前者多寒，宜疏宜散，后者多虚，宜养宜潜。而前医者竟置"重身九月"、"阴虚火炽"于不顾，以内伤为外感，虚作实治，岂非大谬！

按妊娠作痛，每因素体不强，肝肾阴虚而致。孕后又聚血养胎，阴虚益甚。阴虚则阳亢，阳亢则头痛。风阳化火，内扰心神，故有"神迷肢掣"之征象。若医者审慎，细析其因，未必有虚虚之失。若泥于古方羚羊角散，药无抉择，何能获效。

羚羊角散固为治妊娠中风，涎潮忽仆，目吊口噤，角弓反张之方，然原方照搬，不虑防独辛温、杏仁木香利气之弊，自属不妥。至于苡仁有扶土抑木之优，用于"重身九月"之人，未必有堕胎之害，他若参入养阴濡液平肝熄风之味，切合病机，故立见显效，可见医贵变通，不能拘执于成方也。

鲍觉生宫詹病发三次，不能复起

宫詹前于乾隆丁未冬，自毘陵抱疾归，证类噎膈，已濒于危，予为治之而愈。嘉庆乙丑，宫詹视学中州，病发召诊，又为治愈，案载初集及辑录中。道光乙酉秋，宫詹在都，前疾又作，初时尚轻，来书语状，予辄忧之，虑其年逾花甲，血气既衰，非前此少壮可比，末又云：幸得请假南归，便图就诊，深为之喜。及至腊底，伊宅报中，详述病情，较前两次发时更剧，体惫不支，势甚危笃。令侄子硕兄亟欲邀予入都诊治。予虽老迈，义不容辞，适迫岁暮，冰雪严凝，水陆舟车，都难进发，道阻且长，恐其病不及待。子硕兄踌躇无策，再四相商，只得酌拟一方，专足送去，冀幸得以扶持❶，即可回籍调治，另函致意，劝令速归。回书云：手翰再颁，感沦肌髓，妙剂服之，不似昔年之应手。盖衰惫日久之故，欲归不得，进退维谷，负我良友，何以为人，弟之心绪，不可名状；永别之戚，惨剧难言❷。然奄忽而徂，胜于癡狂而活也。专泐❸敬谢，不能多写，企不知结草❹何时。南望故乡，唯有怅结，未几遂卒。悲夫！宫詹自订年谱未竟，令弟时任乾州，续成之谱，末有云：兄病中尝语人曰：吾生平患此疾，及今而三矣。丁未、乙丑，皆濒于危，皆赖程杏轩治之而愈，今无杏轩，吾病殆不可为矣。予阅及此，不禁泫然。

【按语】 本案患者三次证类噎膈，程氏曾两愈其病。第一次因郁伤心脾，脾不能为胃行其津液而食阻，二肠以无所禀受而便干，须用逍遥散疏肝和脾，归脾汤健脾养心，出入治愈。第二次旧恙复发，精气内亏，致坎离不交，水火失济，五液内涸，虚阳不藏，误服苦寒，重戕胃气，经培养脾胃，默运坤元为先；荣养心脾，兼及其肾为继；补其肝肾，调其营卫等法断其后，如此按序治疗获效。第三次病发在都，势甚危笃，一因患者年老体衰，不堪久病；二因冰雪载途，医难就道，虽酌情遥授其方，究不若昔年之效，终于不治。此其救治之始末也。

由此可知，程氏对病人治疗，竭尽全力，从不草率从事；对于每次病机均详求细析，不浮于表面而漫加施治。遣方用药，亦极审慎，重视情志为病，尝嘱内观静养，而对虚证补益，尤重脾肾，此殆其治病之要耶！

患者两次病危，皆由程氏治愈，及知其“永别之戚”，程氏又“不禁泫然”，仁术仁心，溢于言表！

---

❶ 光绪六年刻本为“冀幸得效如前。”
❷ 光绪六年刻本为“惨割难言。”
❸ 泐（lè）旧时书信用语，即亲手写。
❹ 受恩深重，虽死也要报答之意。见《左传·宣公十五年》。

黄就唐表兄脘痛呕吐，危证治验

就兄体素虚寒，向患腹痛，服温药相安。年来痛移上脘，气逆呕吐，饮食渐减。丁亥之秋，病发益剧，食全不纳，自服理中六君之属，温理脾阳未应，形羸气怯，卧床不起，谴价迎予。诊脉胃少弦多，望色青白不泽，自以为殆。予曰：“无妨，治未中肯耳。尊体平素虚寒，原宜温理。据兹脉证，由于心境欠舒，木郁不达，厥阴干犯阳明，肝气逆横，胃降失职。”❶ 仲圣云：厥阴为病，气上冲心，心中热疼，饥不欲食。夫肝为将军之官，脏刚性急，脾胃虽俱属土，然须分别治之，不容笼统而论。叶香岩谓胃司受纳，脾主运化，脾宜升则健，胃宜降则和，太阴湿土，得阳始运，阳明燥土，得阴自安。数语实发前人之所未发。观其食入即呕，足见其病在胃而不在脾。理中六君皆是脾药，不能治胃，今胃空若谷，必须参力扶持，始克有济。寒士购参不易，姑思其次，以高丽参代之，乃于六君子汤除术甘之柔，加入川椒、乌梅、干姜、木瓜、白芍。另用陈老米水煎服。药则辛酸并投，法合制肝安胃。予辞归。越日就兄专札来云：妙方连服两剂，痛缓呕止，稍能安谷，颇见效灵，深为感佩，尚祈加减，照原法略为出入，守服而痊。次春相晤郡城饶君扬翁宅中，丰采倍胜于前。

【按语】“脘痛”一般系泛指胃脘近心窝处疼痛。其因甚多，或因长期饮食失节，饥饱劳倦，或因脾胃虚寒，情志郁结等所致。

本案脘痛原非宿恙，乃由腹痛上移而来，脘腹虽有不同，其痛也，脾胃虚寒均可导致。所不同者，前此腹痛，温药可解；今时脘痛，温理无功。且“气逆呕吐”，“食减”渐至“不纳”，其故何也?

就其脉证而言，“胃少弦多”，“望色清白不泽”。可见其病非仅在胃，且亦在肝矣。肝喜条达而恶抑郁，今“心境欠舒，木郁不达”，将军刚躁，郁之则脉“弦多”，谷海空虚，逆之则脉“胃少”。肝属木，其色青，

❶ 秦伯未在《谦斋医学讲稿·论肝》中提出肝郁与肝气不同。肝气证是作用太强，疏泄太过，故其性横逆；肝气郁结是作用不及，疏泄无能，故其性消沉，前者能犯胃克脾，属于木旺克土；后者也能影响中焦，属于木不疏土。而程氏则在本案中既言“木郁不达”，又论“肝气横逆”似与秦说有异，值得研究。

病之则青而不泽，故程氏谓“厥阴干犯阳明”也。

前医未解其病变之机，拘泥于脾胃虚寒论治，且置肝病于不顾。治虽一脏之差，却有舍本逐末之谬，焉可得效。至于脾胃未能分治，尚其余事耳。

根据患者“食全不纳”，“形羸气怯”之证情，程氏认为有赖“参力扶持”之必要，故于六君子汤中除去甘缓壅气之术草，加入辛散之椒姜、酸敛之瓜芍等以制肝安胃，获得“痛缓呕止，稍能安谷”之良效。继以原方出入，“守服而痊”。可见临床辨证必须精细，遣方用药妙在灵通。

燕云亭司马伏暑感证

戊子夏，徽郡蛟水暴涨，横流泛滥，田庐人畜，到处被湮，歙休尤甚。公奉委往勘，暑湿烦蒸，感伏膜原，交秋疾作，始而寒热似疟，继则单热不寒。吾宗思敏翁为治两旬，大热已退，日晡微潮，拟属邪去正亏，转为养阴和胃。越日寒热又作，以为感复，扶正驱邪，病状如故，神形益疲。度其恙久，阴阳两虚，连投补剂，寒热总不能止，嘱邀予商。予进署时，公寒热正发，卧榻呻吟。诊毕，思翁适至，谓予曰：“燕公祖之恙，吾看多次，愈而反复，烦子酌之。”予曰：“顷诊脉象，数犹带弦，热时口犹作渴，是属秋时晚发，感证似疟之候，大局无妨。但恙久正气固虚，余波似仍未净，过补恐其腻邪，过清虑其伤正，酌以辅正剂中微寓和解之意，邪退而正不伤，斯为美也。”思翁称“善”。遂令疏方，药用首乌、人参、当归、茯苓、甘草、料豆衣、扁豆壳、陈皮、半夏、糯稻根须，引加鲜姜、红枣，另以井河水各半煎露一宿，明早温服，后旦再议。届期复召，询其家人云：“昨服药后，寒热未来，夜眠安稳。”入室公起坐就诊，笑曰：“疟魔已被君驱去矣。”复与思翁斟酌加减，不旬日而愈。公善画山水，有倪迂风[1]，惜墨如金，求之不得，病痊后，亲绘一箑赠予，并序其事。

【按语】伏暑，乃伏气温病之一，见于《医学入门》。因长夏受暑湿

---

[1] 倪迂，人名，即倪瓒，元末画家，善画山水，多为水墨之作，对后世水墨山水画颇有影响。此指患者作画似如倪迂。

之邪，留伏体内，至秋后发病，故亦称“晚发”。证有邪伏膜原与邪舍于营二类，其偏于热重者，治用暑温法；偏于湿重者，治用湿温法。

本案系由“暑湿烦蒸，感伏膜原”，交秋发病，故谓伏暑感证。《瘟疫论》云：“瘟疫之邪，伏于膜原，如鸟栖巢，如兽藏穴。”所以难于发觉。“至其发也，邪毒渐张，内侵于腑，外淫于经，营卫受伤，诸病渐显，然可得而治之”。由于膜原居于半表半里之间，故“始而寒热似疟”。又由于邪有入里之势，故“继则单热不寒。”此时若导邪而去，邪去自安。惜前医为治两旬，大热始退，即认为胜算可操，殊不知“日晡微潮”，余邪依然恋栈。“养阴和胃”，固无大过，“寒热又作”，势在必然。盖以巢穴未清，余烬当燃耳。

程氏入视之际，适逢“公寒热正发”之时，按其脉则“数犹带弦”；察其证则“热时口犹作渴”。且观患者生活之处，水漫暑盛在于前，发病之时，寒热交作继其后，故谓“秋时晚发感证似疟之候”，“晚发”当有邪伏。“似疟”病在少阳。所以程氏云：“大补恐其腻邪，过清虑其伤正”，法应和解。然何微寓和解于补剂之中？盖因病久体虚，不得不补和兼顾。遂仿何人饮，药用首乌、人参、当归以治久疟伤阴，合二陈汤意在“无痰不成疟”之故。至于扁豆壳可以消暑化湿；料豆衣功能清热养阴，糯稻根须益胃津、退虚热，生姜红枣制腻和脾。总之选药精当，配伍周全，故获显效。

饶君扬翁公郎风温证治原委

道光戊子冬，郡城饶君扬翁公郎厚卿兄病，初起寒热、头痛、咳嗽，服辛散药一剂，次日单热不寒，口渴烦躁，嗽痰带血，下午突作昏晕。当晚折简逆予，黎明至郡。见其面目俱赤，舌黄耳聋，呛咳胁痛，汗出而热不衰，诊脉洪大数疾。谓君翁曰：“公郎之恙，乃风温犯肺，邪在上焦，速为清解，免致蔓延中下，辛散之品不宜用也。”方用料豆、甘草、桑叶、蒌皮、杏仁、桔梗、牛蒡子、贝母、梨皮之属。诘朝复召，问知夜来热甚烦谵，咳血甚多。望其面目仍赤，诊毕昏晕又作，额汗淋漓，翁甚彷徨。适黄就唐表兄至，予告之曰：“此证确属风温为病，但质亏病重，虑难支持，昨方力薄，故不应效。”就兄曰：“鄙见亦然，不识当如何用药?”予曰：“噫！难言。考风温名载仲景伤寒论中，但只言脉证及误治之变，并未出方；叔和以下，亦皆无治法，唯朱奉议创立六方，可谓登坛树帜，然既言不可发汗，何葳蕤汤中又用麻黄、羌活等药耶。宋元迄今，名贤代出，所论风温证治，未有一言折衷可为法守者。唯近时休邑汪广期先生所立风温汤一方，只葳蕤、料豆、甘草三味，药简功专，颇有深意。予治此证，每宗此范围而扩充之，往往获验。”就兄以为然。于是照方加入沙参、生地、丹皮、地骨皮、知母、贝母、黄芩，引用芦根、梨汁、白蜜，服之大效。诊视数次，热势渐退，苦寒渐减，转手养阴润肺，调理两月，幸得保全。是役也，使非君翁信而不疑，就兄推诚赞助，未见其有成功也。予常语人曰：“凡起一大证，务须病家能笃信，医者有主持，旁人不妄议，三者失一，不可为矣。”

【按语】风温病，一般系指感受春季风温病邪而发生之急性热病。但非其时而有其气，在冬季亦未始不能受其病。

本案病发于冬，初起“寒热、头痛、咳嗽”，说明其邪在肌表。服辛散药后，“单热不寒，口渴烦躁，咳嗽带血”，又出现“温邪上受”之证。“下午突作昏晕”，更有逆传心包之象。迨程氏着手之时，则已“面目俱赤，舌黄耳聋……汗出而热不衰，诊脉洪大数疾”矣，故谓其风温也。

既属风温，忌用辛散。辛散则易汗，汗出则阴伤，阴液重伤，危殆立见。古有“留得一分津液，便有一分生机”，诚经验之谈也。故用清解之法治之，然其不效者何也？盖以“质于病重”，药力较轻，不能杀其枭张之势。程氏治病，常以轻剂探之，从不贸然行事，对此风温重证，当更若是。在议考前贤“所论风温证治，未有一言折衷可为法守者”之后，特别推许汪广期所立之风温汤。认为此方“药简功专，颇有深意”。因方中葳蕤甘寒体润，能养阴润燥，生津止渴，具有清养而不碍邪特性，为治风温发热咳嗽之要药。料豆益肾平肝，养血熄风，既清虚热以止盗汗，又能养阴血以熄肝风，以治血虚肝旺之头痛眩晕颇效。甘草生用可以凉血，三药合用，颇合风温病机。程氏以此为基础，加知芩地骨，生地丹皮，芦根梨汁等品治之，较前方清热凉血、养阴濡液之力尤强，故“服之大效”。

饶厚卿兄幼女因热生风之证，治愈并明其理

厚兄病愈，其女三岁，发热目赤，医谓证属因风生热，投以羌活荆防，目肿如李，眵流如脓，热甚搐搦。尊公君扬翁，嘱予治之。予曰：“此因热生风证也，非清不可。”方用生地、丹皮、山栀、生甘草、菊花、桑叶、石决明、羚羊角服之，热退搐定，目肿亦消。君翁疑而问曰：“小孙女之病，医云因风生热，子云因热生风，同一风耳。风则当散，何服散剂而病反增，服清剂而病旋愈，此曷故也?”予曰：“风热二字不可概言，须知内外标本之别。因风生热者，乃外入之风，风胜则热遏，散其风而热自解，所谓火郁发之，此风为本热为标也，因热生风者，乃内出之风，热胜则风旋，清热而风自熄，所谓热者寒之，此热为本风为标也。医家因风热二字，义未解明，模棱施治，是以多误。”翁喟然曰：“医患不明理，理明则治病视诸掌矣。”

【按语】 治病必须明理，不明其理，侈谈治病，岂不盲人瞎马，到处乱行。然理何以明？当从脉证详求而得之。

以风邪为病而言，在临床上有外风与内风之别。所谓外风，即风从外来，病由外起，如外感表证：恶风自汗，发热咳嗽，头痛鼻塞，苔薄白，脉浮缓等。所谓内风，系风从内生，病由内起，多因热盛阴伤，肝阴内耗，筋脉失养，以及肾阴不足，肝木失滋，而致肝风内动等。明乎此，始可言治也。

本案患儿年仅三岁，体质娇嫩，血气未充，自不待言。其为病也，亦必易寒易热，易虚易实，若不掌握其特点，辨明其虚实寒热，“内外标本，模棱施治”，动辄得咎。前医正由于此，只凭“发热目赤”，即以“因风生热”、病由外起论治，药用温散，以致“目肿如李，眵流如脓，热甚搐搦”，能不鉴戒。其实患儿“因热生风”病由内起，法宜清潜，始为正途。今倒果为因，适得其反，正所谓不明其理也。

程氏之论风热，重视“内外标本之别”，颇为中肯，其诊断患儿“因热生风”，亦至为正确。故以生地、丹皮、山栀清热凉血；桑叶、菊花散

热疏风；石决明、羚羊角平肝潜阳、凉肝熄风，服之，“热退搐定，目肿亦消”，其所以效捷者，盖以明乎其理也。

又仆人肝风，用药大意

君翁盛纪年将二旬，暮春之初，始觉头筋抽痛，旋见口眼歪斜，肢凉脉细，此为风寒外感。药投温散，其病益剧，肢掣头昏，心悸汗浆。君翁令异至舍，嘱为诊治。按诸风掉眩，皆属于肝，春深时强木长，水不涵木，阳化内风，乘虚绕络。凡治风须分内外，外入之风，则可散，内出之风，散之益助其升腾鼓动之势。现在左肢痪疭，防变痉厥神迷。议以滋水涵木和阳熄风。方用炙甘草、党参、熟地、麦冬、阿胶、芝麻、茯神、枣仁、五味子、牡蛎、小麦、南枣。初服四剂，势已减轻。更加白芍、当归、葳蕤服至廿剂病瘥。虚犹未复，令制丸药，数阅月，始得元复如初。

【按语】肝为风木之脏，血虚则生燥生风，称为肝风。因其不同于外来之风，亦称内风。风性动摇，易为眩晕、头痛、肢麻、抽搐。故《内经》云“诸风掉眩，皆属于肝”。因此肝必涵之以肾水，濡之以血液，肃之以肺金，培之以脾土，始可遂其条达畅茂之特性，否则殊难制其变。

本案患者病发于暮春之初，正当风木司命之季。“始觉头筋抽痛”，疑为“风寒外感”，尚可鉴原。但“旋见口眼歪斜，肢凉脉细”，不从内风考虑，仍以外风论治则非矣。《类证治裁》曰：“内风挠巅者筋惕，肝阳上冒，震动髓海。”髓海动摇，累及太阳，阳明经脉，故见“口眼歪斜”；风阳搏于血气，则气血不宣，不能濡养四末，故“肢凉脉细”。如此见证，显属内风，“药投温散”，益助风威，升阳纵火，以致“肢掣头昏，心悸汗浆”，痪疭乃作。当此之时，若不养阴濡液，平肝熄风，则“痉厥神迷”，势所难免，能不慎哉！然用药决定于辨证，本案之所以治误，误在以内风为外风也。

程氏鉴于前治之非，而以详审病机为重。认为本症非“滋水涵木，和阳熄风”，不足以挽其颓势。故用熟地、阿胶养肝滋肾，芝麻、牡蛎益阴潜阳、平肝敛汗，合生脉散补气生津，甘麦大枣汤润燥宁心，寓防于治，庶免“神迷痉厥”之变。旋增归芍葳蕤，加强补血滋阴之效。但病虽瘥而虚未复，终以丸剂缓调而康。

许兑岩兄尊堂久痢治验

兑兄尊堂，年将及耋❶，本质阴虚，时常头昏口干，耳鸣心悸，药服滋补相安。秋初患痢，后成休息，延至次春，昼夜或十余行七八行之不等。每便腹痛后重，粪带鲜红，间见白垢。形疲食少，医治无效。召诊脉如平时。予曰：“体素阴亏，原宜滋养，但痢久脾虚肠滑，滋药又非所宜。”方仿异功散，加首乌、白芍、山药、扁豆、莲肉、老米，剂内俱用人参，数服痢仍不止。复诊告兑兄曰：“令堂证属休息痢疾，病根在大肠曲折之处，诸药力不能到，即复人参，亦皆无益。”兑兄云：“然则奈何?”予曰：“非鸦胆子莫能奏效，特此物《本草》未收，他书亦鲜论及，唯《幼幼集成》载其功能，名为至圣丹，予用治此证，颇多获验。”检书与阅。兑兄云：“据书所言，并先生经验，自必不谬，第恐此药性猛，家慈年迈难胜耳。”予曰：“所虑固是，但每用只三十粒，去壳取仁，不过二三分，且有桂圆肉包裹，兼服补剂，扶持正气，断乎无伤，盖非此莫达病所，病不能除，正反伤矣。”如法制服，三日全瘳。是秋其疾复作，家菡洲兄为治，多日未瘥，复邀同议。予曰：“上春曾投鸦胆子见功，何不再用。”兑兄仍以高年质虚为忧。予曰：“有病当之不害，亦三服而愈。”兑兄虑疾复萌，商用此味，研入调养丸药内，冀刈病根。予曰：“善后之图固妙，然研末入丸，似不合法。”更与菡兄斟酌，仍照原制，每以五粒与丸药和吞，服之两月，至今三年，其病不发，可见此药之功效如神。

【按语】“久痢”，又称“迁延痢”。其与“休息痢”虽有异同，但均属肠澼一类。前者多因脾肾虚弱，中气不足，而痢下无间；后者常由痢初止涩过早，肠中积邪未尽，而屡发屡止。唯此二者，皆为经久不愈之疾则一也。

患者年高体弱，秉质阴虚，痢下经秋，渐成休息。其证：日夜行十余

❶ 耋（dié），年老，七八十岁的年纪。

次，腹痛而后重，当与血瘀气滞有关；其便："粪带鲜红，间见白垢"，显属湿热蕴积所致，虽以异功散加味为治，但不见其功。因用鸦胆子治之，三日即痊。后虽复发，他治无功，然服该药又愈。鸦胆子治痢之效，何其如此之捷耶！《幼幼集成》言之甚详，以其治痢，"至捷至稳"，推崇为"至圣丹"而"不忍隐秘，以公世用"。《医学衷中参西录》亦云："鸦胆子性善凉血止血，兼能化瘀生新，凡痢疾之偏于热者用之皆有捷效。而以治下鲜血痢，泻血水之痢，则尤效"。本案"粪带鲜红"，所谓"下鲜血痢"也，故两服两效，继"与丸药和吞"两月刈根。

鸦胆子虽有一定毒性，慎用于年迈体弱之人固当。但若因其性猛而不敢用，又将何以愈病耶！程氏为避其猛而减其量，"兼服补剂，扶持正气"，颇堪效法，因为非如此，不能利用其所长，克制其所短也。

近代认为休息痢，系阿米巴原虫痢疾。

许月邻翁令爱齿衄

月翁令爱患齿衄，药用生地、丹皮、赤芍、连翘、石膏、升麻之属，衄反甚。予于方内，除升麻加犀角，一服即止。翁问曰："古人治血证，用犀角地黄汤。云：无犀角代以升麻，盖升麻能引诸药入阳明也。今服之不效，岂古方不足信欤？"予曰："朱二允有言：升麻性升，犀角性降，用犀角止血，乃借其下降之气，清心肝之火，使血下行归经耳。倘误用升麻，血随气升，不愈涌出不止乎，古方未可尽泥也。"翁又问："入阳明，清胃热，药品尚多，唯犀角与齿衄相宜者，得无齿属上部，角长于头，本乎天者亲上之义耶？"予曰："不宁唯是，人之上齿属足阳明。礼云：戴角者，无上齿。阳明之血脉，上贯于角，齿衄用之辄应者，职是故也。

【按语】"齿衄"，俗称"牙齿出血"，系指不因外伤而牙缝渗血之谓也。考其成因，大约有三：一为胃经实热，二为肾经虚火上炎，三为脾虚失统。根据上述病因，分别采用清理胃热，滋阴降火，健脾固摄等法治之。然在临床上以胃热齿衄者为多见，故唐容川在《血证论》中云："牙床尤为胃经脉络所绕，故凡血衄（指齿衄）皆是胃火上炎。"其治也，

“总以清理胃火为主”。并指出：胃中实火用通脾泻胃汤或犀角地黄汤治之，胃中虚火用甘露饮合玉女煎治之。施于临床，率多应验。

试观本案用药，合乎清泻胃中实火之方。所不同者，前医在生地、丹皮、赤芍、石膏等药中参入升麻，证情增剧，而程氏则就原方易升麻为犀角，效果极佳。何一药之差，效竟相反？此因升麻虽有清热之功，亦具升发之力，火性上炎，升之更炽，故凡热盛火炎、阴虚火旺、气逆不降等证均不宜用。前医只考虑升麻有引诸药进入阳明之功，却忽略其可使血随气升之弊。程氏用犀角，以清心肝胃三经之火，而澄其源。又借其质重性降之特点，导血归经，正所以兴其利而除其弊也。故一剂衄止，收效甚捷。所谓犀角止衄有效，在于“戴角者，无上齿，阳明之血脉，上贯于角，齿衄用之辄应……”义近乎玄，尚待商榷。

族弟羲宷血涌欲脱

予侨居岩镇，距祖居之东溪几五十里。丁亥春，族弟羲宷证患吐血。近延予弟春圃门生咏堂酌治，血涌不止，势欲晕脱。专价星夜逆予至。见病者仰靠于床，气息奄奄。自云：脐下热气上冲，血即涌出，切脉虚大不敛。顾谓弟与生曰：“此水火失济之候也。经云：水为阴，火为阳，夫人身之阴阳，相抱而不脱，是以百年有常，故阳欲上脱，阴下吸之，不能脱也。今阳但上越，阴不下吸，恐蹈危机，所服皆滋纳之品。药病相当，其所以不验者，病重药轻故耳。”方定大剂两仪煎合生脉散，更加龟板、怀牛膝、白芍、茯苓、山药、童便、阿胶之属。服后血虽不涌，脉犹未敛。予曰：“慎之，防复吐。”上午因亲属问病，应答烦劳，血又上涌，神思飘荡，几欲脱去。忙照原方，熟地由一两增至二两，再加磁石吸引肾气归原，另煮团鱼汤煎药。盖治真阳之飞越，不以鼋鳖之类引之下伏不能也。如言饮药，血旋止。日晡又因家人嘈杂，血复溢出，虽不若前之甚，亦觉难支。思血属阴，喜静，动则阳化，故越出上窍，令其闭户屏烦，如此两昼夜，始得脉敛神安，血止不吐。仍守前法，调治月余而瘳。

【按语】 凡血液从口而出，概称吐血。但有来自肺、胃、喉头之不同，故有咳血、呕血、咯血之相异。其病因复杂，外感内伤均可导致。

本案“证患吐血，涌出不止”，其量多势急甚明。该血既非因咳、咯而来，自系胃中呕出。《血证论》云：“血之归宿，在于血海。冲为血海，其脉丽于阳明，未有冲气不逆上而血逆上者也。”故患者自云：“脐下热气上冲，血即涌出。”殆冲气上逆而至阳明，胃失下行之令，血随气涌欤！按冲脉起于气冲穴部位，与足少阴肾经相并，挟脐旁上行至胸中分散。水为阴，火为阳，若肾阴亏虚，不能制阳，水不济火，则虚阳循冲脉上浮而为病。故程氏云：“此水火失济之候也。”

患者由于失血过多，气无所附，“势欲晕脱”，理固自然，盖以“载气者，血也，运血者，气也”（《血证论》）。气血相依，不可或失，果若失而形成脱证，按照“有形之血不能速生，无形之气所当急固”之旨，应用独参汤救治。但今切其脉“虚大不敛”，只可言其气虚血少，尚未至气血不能相续之时，自以防脱为宜。根据本证“阳但上越”缘于“阴不下吸”之因，故须急滋其阴，以吸其阳，急纳其气，以制其越。医投“滋纳之品”，正所以为此也。惜“病重药轻”，未能应验。

程氏有鉴于斯，乃用大剂两仪煎以补气益血，合生脉散以滋阴固阳。更加龟板、阿胶、白芍滋肾敛肝；茯苓、山药健脾固摄；怀牛膝导血下行，善止上血；童便制火邪滋肾水，可断血流。服之血即不涌，显见药已制病，但“脉犹未敛”，说明肾气尚未归根，故用磁石以吸之，团鱼汤以滋之。证虽因烦劳而反复，终以“闭户屏烦”而血止。可见善治血者，不仅要使药证相当，衡证用量，还须避烦趋静，养性宁神，始可起大证于垂危也。

何少君令政传尸虫异，附载历见诸证，并详治法

何别驾少君六吉兄召视令政[1]病。诊之曰：“此瘵证也，危期甚速，可勿药。”忆别驾公如君，前亦患此疾而殁。因谓六兄曰：“令政病状，显属传尸，此证五内有虫，人将殁，虫先出，迭相传染，为害最烈，慎防

[1] 对别人妻子的敬称。

之。”六兄曰：“吾亦疑及此。据内子云：家庶母病笃时，伊坐榻旁，见帐中一物飞出，攒入伊鼻，自此得病。”予曰：“是矣。”六兄求杜患之策。令研獭肝末，每人日服钱许。思虫由鼻入，当以法御之。嘱捻纸球，外裹雄黄，入病人房，以此塞鼻，倘见虫出，即钳置火中炼之。一夕六兄入房，实有物飞集于头，似觉蜿蜒多足，惊拨堕地而歿。秉烛四照，瞥见其物，潜伏几下，蠢蠢然。急呼家人持钳夹住，视形如蝶，翅翼生毛，毛色杂花，投诸火，唧唧如鼠声。六兄有妹，时又病剧，越日令政逝。有邻媪来慰，顺至伊妹房中问疾，归家脱衣，陡见一虫缀其裙，媪亦如法炼毙。伊妹殂后，患遂绝。

曩见方理丰翁宅中，始而妻死于是，继而媳死于是，后弟媳又死于是，一岁之中，同病而死者三人。次春皆续弦，未几长子死焉。翁娶继室，质伟体坚，自以为无患，不数月而病矣。其前妻之女，年已及笄，侍继母汤药，忽见病人鼻内，有物蠕蠕而出，心异之。其物飞扑女面，倏不见，继室殂。女疾作，未百日亦殒，一岁之中又同病而死者三人。传尸之祸，可胜言哉！又许玉生翁有女四人。先是二、三女俱患此证，相继而夭。居无何，四女又病。予谓之曰：“此证有虫传染，三传乃宁，符药莫制，宜设法以杜后患。”翁因将长女远送戚家，病女移于后院，家人日服獭肝。女殁，患幸泯。但三病临危，俱未睹有虫出，或能变化，而人莫之见欤？

愚按传尸，乃虚劳中另自一种，虚劳无虫，传尸有虫，虚劳不传染，传尸传染。但此病与虚劳形状仿佛，卒难认识，而治之之法，诸说不同，务将证治辨明，则临病庶有主持，亦医家之不可不讲也。请先以证言之。稽求古训，如苏游之说，道藏之言❶，不为不详。然后人谓其类于不经，流于妄诞，似难取信。夫传尸之异在于虫，但其虫须俟人之疾笃而后见，不比别病之虫，可先从吐从便而见也。紫庭方用乳香熏病人手背。有毛出者为传尸，法虽未试，然恐不验，又烧安息香烟，令病人吸之，嗽不止者为传尸，不嗽者非也。此说亦不足凭。凡虚劳多嗽，嗽最畏烟，断无吸之不嗽之理。唯喻氏谓狐惑声哑嗄，劳瘵亦声哑嗄。是则声哑者，气管

❶ 苏，即战国时苏秦。他周游各国，陈说形势，谋求高官厚禄。这样的人，当时称为说客。道藏（zàng），道教经典的总称。此处系指道教经典上所讲的话。

为虫所蚀明矣，斯言可为此证之一验。愚于此更有一得焉。如一家之中，先有患虚劳而殁，未几又一人所患证同，不问前病之见虫有无，后病之声哑与否，即可断为传尸。盖寻常虚劳不传染也。至于治法，《肘后》有獭肝散，治冷劳鬼疰，一门相染。《青囊》有取虫用啄木鸟法。喻氏又谓虚劳热久，蒸其所瘀之血，化而为虫，遂成传尸瘵证，獭肝散非不可以杀虫，而未可以行血去瘀。仲景所制大黄䗪虫丸及授陈大夫之百劳丸，驱旧生新，诚无有一无二之圣法。愚考二方，《金匮》原文只言治五劳七伤，内有干血，并未云治传尸。喻氏从《金匮》叙虚劳于血痹之下悟入，以为血痹则瘀，瘀则生虫，非具过人之识，不能若是。然则䗪虫丸、百劳丸，可涤虫之原；獭肝散、青囊药，可除虫之害。证有辨之之法，虫有治之之方。传尸之候，或有可生。然须及早除之，若待其势已成，噬脐何及！

【按语】“传尸”，又名瘵证，此病具有传染性，故名之曰：瘵、传尸痨等。《说文解字》曰：“瘵，病也……接也。”显寓病有接续延传之意。《古今医鉴》曰：其（瘵证病人）素炙之人，熏陶日久，受其恶气，多遭传染，是曰传尸。可见与瘵证病人密切接触者，几难幸免。程氏言其“迭相传染，为害最烈”，或本于此。若“不除其根，祸堪灭门”（《华佗神医秘传》）。本案列举十一人患此证，竟无一人得逃其生。何其证危若是？《丹溪心法》云：“其证脏中有虫啮心肺间。”其症状：“盗汗，午后发热，咍咍咳嗽，怠倦乏力，饮食少思，甚则痰涎带血，咯血，唾血，或咳吐衄血，身热脉沉数，肌肉消瘦。”（《古今医鉴》）。根据其症候特点及传染性，本病似同于西医学中肺结核病。

本病之所以传染，程氏之见与古代医家相同，皆以虫传为害。案述多例家人亲见其虫如何潜犯他人即受病，捕而灭之即祸绝，以示其真。程氏认为：“夫传尸之异在于虫，但其虫须俟人之疾笃而见……”意即唯此之时，始可传染，未免失于片面。其实本病之传染，虽可因病程、病情之不同而有所不同，但其传染可能性贯于始终，不能排除。其以“捻纸球，外裹雄黄，入病人房，以此塞鼻”预防本病，尚属可行。

由于本病临床症候与虚劳仿佛。古代医家常将其列在“虚劳”门下，但其传染，病重难治，却与虚劳不同，必须鉴别。程氏以有虫无虫，传染与否为区别之法，并重在是否传染上：如“一家之中，先有患虚劳而殁，未几又一人所患证同，不问前病之见虫有无，后病之声哑与否，即可断为传尸”。在当时条件下，能有如此之见解，实属可贵，以此为诊断，亦堪取法。

就其治疗而言，程氏除提出服《肘后方》之獭肝末和《青囊》方中之煮食啄木鸟外，还着重指出：喻嘉言认为本病系血瘀生虫所致。誉为“过人之识”。用大黄䗪虫丸和百劳丸治疗，有“涤虫之原”之力，獭肝散等方有灭虫除害之功，足见其积极探索本病证治之精神。其强调本病“须及早图之，若待其势已成，噬脐何及”之早期治疗观点，更为可贵。

汪绍由翁尊堂脱证救苏

戊子之春，予由旌邑至孙村汪生德辉家，伊族绍由翁尊堂病剧延诊，比至已治木[1]矣。入见病者，色白如盐，切脉弦劲少胃。予曰：“此脱证也，何以至此?”翁述病原云：“家慈年近古稀，体虚多忧，间患气痛，服辛香之品稍快。旧夏病目，眼科疗治，其目已盲。今春又因痰嗽，药如二陈、枳、桔、杏仁、苏子，服经多日，前夕忽心慌晕汗，至今不止，畏食懒言。”出所服诸方，予阅之曰：“病伤犹可治，药伤最难医。今脱机甚速，驷马追之，尚恐不及，奈何?”翁恳举方。商以两仪煎合生脉散。每剂拟用人参三钱，熟地八钱。翁云：“家慈因患气痛，补剂向不敢尝，分两过重，虑其不受，请小试之如何?”予曰：“亦可。但大厦摇摇，一木恐难支耳。”姑用人参一钱，熟地三钱，麦冬一钱五分，五味子五分。予下榻汪生宅中。次早翁郎岷山兄来云：“家祖母昨夕服妙药后，安睡片时，汗敛晕定，略啜稀粥，稍能言语，幸已获效，乞求复诊。”予曰：“子归先煎人参二钱，熟地五钱备用。”往察脉证，颇有起色，仍守原方。续仿千金复脉汤，以救阴液，再加茯神、归、芍、牡蛎、女贞、石斛柔肝养胃，渐次而瘥。

【按语】“脱证”为阴阳气血严重耗损之综合表现。临床上有暴脱、

[1] 木，棺也。即备嚣棺材。

虚脱之分。前者乃因中风、大汗、大泻、大失血或精液大泄等精气急骤耗损导致阴阳离决所致；后者乃因久病体虚，精气渐耗所致。

本案患者“年近古稀，体虚多忧”，并有心慌，头晕，汗出，不能言语、纳食等症状，显然属于虚脱。且察其色则“色白如盐”，诊其脉则“弦劲少胃”，已呈危象，故其家人已为之“治木”矣。《素问·脉要精微论》云：“夫精明五色者……白欲如鹅羽，不欲如盐。”其“不欲如盐”者，盖以白无光泽，病重之征，预后堪虞。因“五色精微象见矣，其寿不久也”。（《素问·脉要精微论》）。至于“弦劲少胃”之脉，乃挺直而长，失去和缓均匀之势。据此，更知其病之危重。

经查前治诸方，率皆辛香耗气之品。且服之甚久，气阴重伤。以高龄质弱之老妇，势难耐受长期药力之耗损，故成脱证。程氏云：“病伤犹可治，药伤最难医”，以其劫夺真元而加病也。

“虚脱”之治，首重补气，因为阳气复苏，其脱乃固。程氏有鉴于此，故用两仪煎合生脉散治之。两仪煎由人参、熟地组成，功能补气养血生津；生脉散由麦冬、五味子、人参组成，亦为补气生津之要方。二方合用，并重用参地，意在增强补气生津之效。因此，药后即可“安睡片时，汗敛晕定。”且可“略啜稀粥，稍能言语”。效不更方，续服原药，大证乃起。继以千金复脉汤救其阴液，使阴液得充，气有所附。并加茯神、当归、白芍、牡蛎、女贞、石斛柔肝养胃，而竟全功。

江高彝翁大人风寒袭络之证

商翁夫人本质虚寒，常多疾病。旧春曾为诊治，药投温补有效，今春因乃郎心疾，昼夜看守辛劳，风寒之邪乘虚袭络，比时不觉，渐致颈脊酸痛、喜暖畏寒、欲人揉打，纠缠两月，医用羌独、防风以驱风，香砂、陈皮以理气，屡服不应。季夏予至孙树，延诊，谓曰：“此风寒袭络之证也。”夫初痛在经，久痛入络。经主气，络主血。考督脉竝于脊里，至风府入属于脑。《素问》云：痛者，寒气多也。寒则沍而不流。温则消而去之。方法治风先治血，血行风自灭。理当养血为君，佐以温通脉络，非驱风理气所能治也。方定当归、枸杞、杜仲、巴戟天、附子、鹿角胶霜、狗脊、五加皮、秦艽、桑枝，四剂痊愈。

【按语】 患者“本质虚寒”虚则邪必易乘，寒则血不畅行，故“常多疾病”。治从本质出发，施以温补，甚效。此次病前因护理患儿，昼夜辛劳，“风寒之邪乘虚袭络”，致成“颈脊酸痛、喜暖畏寒、欲人揉打”之证。尝观痛证病因，因寒气所发者十之有九。如《内经·举痛论》中所举病例：因寒致痛者有十二例之多，寒热夹杂者只有二例，因热所致者只有一例，故曰：“痛者，寒气多也，有寒故痛也。”其所以然者，寒性收引，一旦留滞于经络肌肉关节之间，易使络脉缩踡，气血流行受阻，筋脉拘急，因而疼痛。《举痛论》曰：“寒气客于脉外则脉寒，脉寒则缩踡，缩踡则脉绌急，绌急则外引小络，故卒然而痛。”患者因风寒外邪加于素为阳虚之体，出现痛证，此乃必然之势也。阳虚常因肾阳不足所致，肾阳不足亦将导致主一身之阳——督脉空虚。颈脊为督脉所过之处，由于风寒入侵，故“颈脊酸痛”，得温痛减。虚痛喜按，因“按之则热气至，热气至则痛止矣”。故“欲人揉打”，且“揉打”力过于手按，可见其虚痛之甚矣。

前医昧于其理，徒以理气祛风之羌活、独活、防风、陈皮、木香、砂仁施治。矢不中鹄，病岂可除，故“屡服不应”。

程以精审前后，详悉内外，诊为“风寒袭络”之证，甚当。并提出：“久痛在络，络主血”之论据，遵循“治风先治血，血行风自灭”之法则，以养血之当归为君，佐以枸杞、杜仲、巴戟天、附子、鹿角胶霜温补肾阳，狗脊、五加皮、桑枝、秦艽祛风散寒、舒筋活络进治，使缠绵数月之疾，霍然而愈。

予久患腹痛，忽下瘀血而痊

予患腹痛多年，由午餐饭冷，强食而起。痛处在脐之上，痛时腹冷，掌按热熨稍瘥，虽盛暑亦必以帛护其腹，饮食渐减，喜暖畏凉，他物食尚相安，唯饭蒸煮未透，或稍冷食，则必痛。素嗜瓜果，得疾后不敢尝。向患痔红，食姜蒜烧酒即发，故忌之。此疾作时，食入阻滞，饮烧酒一二杯，反觉通畅，不但姜蒜不忌，即食椒末辣酱，均与痔红无碍。经云：痛者，寒气多也。证属寒凝气滞无碍，予素畏药，痛发无何，香砂、姜、萸、陈、半、谷芽、神曲之类，服一两剂即罢去。往岁发疏尚轻，唯餐饭不能如常，年来发频且重，不拘何物，餐后必痛，须食下行，其痛方止。于是餐后不敢坐卧，乃学古人养生，食后行百步，常宜手摩腹之法，并遵释教，过午戒食，然亦无益于病，遂视食为畏途。无如疾经多载，消恐耗元，补防助壅，踌躇无策。友人谓予年近古稀，命阳衰弱，寒从内生，是以喜暖畏凉，釜底无火，物终不熟，是以谷食难化，须用八味丸补火生土。所论固是，予意终未坦然。思痛若在鬲，虑其妨食成噎，今幸在腹，当不害命，药饵乱投，恐反有伤，恪守不药得中医之诫。

己丑季夏，旌邑孙村汪宅延诊。下塌塾中，时二鼓既寝，急欲大便。灯灭，暗中摸索跌仆，莫能挣扎，大孔汩汩，遗出如泻水状。呼仆持火至，扶起视地，皆污色如漆，汗淋气坠，即忙就枕。汪宅献楠、志仁二公闻之，驰至，殊为着惊。予曰："无妨。此因久痛蓄瘀，刻瘀下脱，未免伤气耳。"饮党参、桂圆汤。少顷，气稍续，汗亦敛。次早登厕，犹有余瘀。予恐其瘀复脱，遄归。到家更衣，瘀已无矣。自此，腹不再痛，餐饭如常。细求其故，究由瘀凝肠胃，阻其传导之机，以故食入则痛。夫血犹水也，血之结而为瘀亦如水之结而为冰，所以痛处常冷，按熨饮醇，热气至，故觉稍快。至于瘀蓄年久，胶固已深，一旦倾囊自出，理殊不解，得无长夏炎蒸，奔驰烦劳，动则相化，如雪消而春水来耶？从斯悟入，书称久痛在络，络主血，不独肢体之痛为在络，即胸腹之痛，痞积之痛，皆为在络，皆宜治血，无徒从事于气。又如噎隔一证，方书虽有胃脘枯槁，及阳气结于上，阴液衰于下等语，然由瘀血阻塞胃口者恒多。进而思之，予疾将十年，固未能自知瘀蓄于先，然不药稳持，尚不失为中驷，不然补泻杂投，不殒于病，而殒于药矣。予见败坏之证，自萎者十之二三，药伤者，十之七八。药本生人，而反杀人，可不惧哉！自今以往，伏愿医家，证未审明，勿轻用药，病家疾如可待，勿急求医，如此或亦可为卫生之一助耳。

【按语】本案患者为程氏本人，腹痛多年，位在脐上，其实多为胃痛。平时喜暖畏凉，发时按熨痛减。素嗜瓜果，今不敢尝，原忌酒姜，现食反畅。证属寒凝胃脉、气滞中焦甚明。夫寒凝者必作痛，气滞者易留瘀，唯人常知其痛，而不知其瘀也。由于瘀阻食滞，胃失通降故“餐后必痛”，直须食物下行，其痛方止。推详病因，当以“饭冷强食”于先，畏药忌医于后所致。所谓：“年近古稀，命阳衰弱，寒从内生”，不能腐熟水谷之论，只可作为导致病发日重之条件，似不能视为发病之根据。因其病将十年，初时未必如此之衰，今之衰者，乃久痛之果也。

本案特点，其一食入即痛，其二瘀若不去，痛必久存。《血证论》云：“凡系离经之血与荣养周身之血，已睽绝而不合，其已入胃中者，听其吐下可也……务使不留，则无余邪为患”。患者因跌仆遗血如漆，足见其瘀，而血遗之后，“腹不再痛”，因瘀去也。“餐食如常”，因无阻也。故此，跌仆虽使失血，而致“汗淋气坠”，然震令窠囊倾泻，遂成逐瘀良方，十年之疾，一朝而愈，其亦幸矣。所谓：“长夏炎蒸，奔驰烦劳，动则阳化”云云，皆为推测之辞，似不足取。否则，患者在如此漫长病程中，竟无一次炎夏奔驰，动则阳化之机耶！程氏在自病中悟出：“治疗久痛，必重治血，姑无论其痛在何处，必须从此入手，因‘久痛在络，络主血’”也。试观《医林改错》中七个逐瘀汤，无不从血着手治疗胸腹、痞积等多种疼痛而效彰，即可置信。

程氏认为：“医家证未审明，勿轻用药”固属重要，但其继言“病家疾如可待，勿急求医”似属欠周。《素问·阴阳应象大论》曰：“善治者治皮毛，其次治肌肤，其次治筋脉，其次治六腑，其次治五脏，治五脏者，半死半生也”，强调有病须早期及时治疗，岂可坐待。所谓：“不殒于病，而殒于药”，此乃庸医之为，不能以此忌医。否则，待至病入膏肓，虽扁鹊、华佗再世，亦束手矣。

辑 录

庆敬斋方伯耳鸣

经言：肾气通于耳。故人至中年以后，肾气渐衰，每多耳鸣之患。喻氏论之甚晰。然不独肝肾之阴气上逆，必兼挟有内风乘虚上升。夫风善入孔窍。试观帘栊稍疏[1]，风即透入。人之清窍本属空虚，是以外感风邪，其息即鸣。韩昌黎云：草木之无声，风挠之鸣，水之无声，风荡之鸣。凡物之鸣，由于不得其平。人身之阴失其平，阳失其秘，化风盘旋，上干清窍，汩汩之声，昼夜不息，其义亦然。议与潜阳熄风，静以制动之治。

【按语】 耳鸣，病证名，见于《内经》海论等篇。多因气血不足，宗脉则虚，风邪乘虚随脉入耳，与气相搏，故为耳鸣。

本证有虚实两种：实证常由肝火上逆或痰火所致；虚证多属肾阴亏损或中气下陷而成。无论虚证或实证，其为耳鸣均属自觉症状。一般认为：如蛙聒，如水潮，暴鸣而声高者为实；如蝉鸣，如箫声，常鸣而声细者为虚。

本案未言患者耳鸣之声若何，但却提出“肾气通于耳”，若肾气渐衰，耳鸣多见。“汩汩之声，昼夜不息”，此因肾为髓之海，“髓海不足，则脑转耳鸣”，非若“一阳独啸，少阳厥也”（《内经》）可比。案中既无头痛脑胀、口苦咽干、心烦易怒、脉象弦滑之记载，当不能言其实，且有“不独肝肾之阴气上逆，必兼挟内风乘虚上升”之议，自可谓其虚。故以“潜阴熄风，静以制动”为法，甚当。

又公子痘证

见点九朝，成浆之期，孩提先天禀薄，痘形陷伏，根脚不齐，浆清色

---

[1] 帘，用布、竹，苇等做的遮蔽门窗的东西。栊，窗户。此指帘子编织的间隙稍大。

白，便溏食少，嗜卧无神，一派气血虚寒之象；亟亟温补内托，尚有生机。医犹以为肌热未退，火毒未消，药仍清解，误之甚矣。夫痘证发热，此其正候，盖不热则表不能透，标不能长，浆不能蒸，靥❶不能结，故痘证始终无不赖此热力为之主持。若欲尽攻其热，不顾戕损其元，元气受伤，安能送毒归窠，苗而不秀，能成实者鲜矣。外科论痈疽，谓有脓则生，无脓则死，痘证亦然。又伤寒有养汗之法，痘证有养浆之法。伤寒须七朝以前，邪气未传，尚可养得汗来，痘证须七朝以前，逆证未见，尚可养得浆来。倘至七朝以外，生气已离，再思养浆，亦犹伤寒邪气已传，再思养汗，其可得乎？无脓痒塌，势所必至，十二险关，虑有风波❷。勉议保元汤合参归鹿茸一法，冀其堆沙发臭❸，或可侥幸图成。

【按语】 痘证为感受时行疠疫——痘毒所致。患儿禀赋之强弱，对病情发展及预后有密切关系。《景岳全书》指出："凡痘之终始，无非皆赖血气，但得血气充畅，则易出易收，血气不足，则变证百出"，可见正气抗邪之作用。

本案患儿"先天禀薄"血气不充，观乎"痘形陷伏，根脚不齐"，即知其虚；"浆清色白，便溏食少"，足见其寒。形为气贯，色乃血华，形色如斯，治当温补内托，方合病机。奈前医惑于肌热，而昧于虚寒，药用清解，益困其正。殊不知发热乃邪正斗争之反应，无论见点、成浆或结靥，每多有此表现。今欲尽驱其热，不仅伤其正，且亦撤其藩，而欲邪不内陷反期外达者未之有也。故程氏云："痘证发热，此其正候，盖不热则表不能透，标不能长，浆不能蒸，靥不能结"也。况此例患儿虚寒甚显，益火之源，尚恐不及，岂可以寒凉冰伏而愈逆其机。故谓："无脓痒塌，势所必至，十二险关，虑有风波。"《临证指南医案》云："先天痘毒，从至阴以达阳，全借身中元气。"今恶药伤元，更险其证。程仿叶案而用参归鹿茸汤法，以运毒化浆，合保元汤，以补气贯顶，若能越过险关，则图成有望，事虽勉为，亦尽医者之道也。

---

❶ 靥（yan），梦中惊叫，或觉得身上有什么东西压住不能动弹。

❷ 痘证以十二日为常数，若毒重壅闭气血，干焦退缩，在此期间有内陷危险。

❸ 痘至八、九、十日，外无浆，常有忽然连串之痘，裂水如松脂外露，转眼堆聚，内证渐安，变凶转吉，谓之"堆沙"，也有忽从地仓、承浆等处，裂缝流臭水，渐升头额，堆肿高厚若糊脸，名曰："发臭"。

齐方伯胁痛

肝者，将军之官，谋虑出焉。情志不舒，木郁为病。据谕恙起数年，左季胁下不时作痛，饮食入胃，其气常注于左，不行于右。经言：左右者，阴阳之道路也。肝位居左，其气常行于右，脾位居右，其气常行于左，左升右降，如环无端。今气偏注一隅，岂非升降失司、肝脾不和之为使然？目前虽无大患，窃恐肝病日久，土困木横，冲胃为呕，攻脾为胀，可不早为曲突徙薪❶之计乎。

【按语】 胁肋为肝之分野，恼怒气逆，忧郁气结，均能引起胀满作痛，故临床上多属于肝气发病。《临证指南医案》亦云："杂病胁痛，皆属厥阴肝经，以肝脉布于胁肋。"

本案病由"情志不舒"，木郁不达而起。郁则气机受阻，升降失调，瘀结本经，故为胁痛。若不解其郁而制其逆，则"土困木横"，乃必然之趋势也。盖以肝为风木之脏，性刚而好动，倘忤勃其特性，必横逆无制，传脾犯胃，导致胃失和降，脾失健运，为胀为呕，随时可作，岂仅胁痛而已矣。《谦斋医学讲稿》曾言："肝病胁痛，不论实证和虚证，极易引起脾胃症状。如纳食呆减，厌恶油腻，恶心腹胀，频转矢气等。因为实则木旺克土，虚则木不疏土，均能影响消化机能。"故程氏引以为虑，意欲早图，免遗后患，实为至当之谋也。

福方伯哮嗽

哮嗽多年，原属痼疾，往岁举发尚轻。此番发剧，胸满喘促，呼吸欠利，夜卧不堪着枕。药投温通苦降，闭开喘定，吐出稠痰而后即安。思病之频发，膈间必有窠囊，痰饮日聚其中，盈科后进。肺为华盖，位处上焦，司清肃之职。痰气上逆，阻肺之降，是以喘闭不通。务将所聚之痰，

❶ 喻防患于未然。突，烟囱。传说齐人淳于髡见邻人灶直突而傍有积薪，告以改直突为曲突，并远徙其薪，否则将失火。邻人不从，后竟失火，幸共救得熄。于是杀牛置酒，先言曲突徙薪者不为功，而救火者焦头烂额为上客。

倾囊吐出，膈间空旷，始得安堵。无如窠囊之痰如蜂子之穴于房中，莲子之嵌于蓬内，生长则易，剥落则难，不刈其根，患何由杜。考《金匮》分外饮治脾，内饮治肾。且曰：饮邪当以温药和之。议以早服肾气丸，温通肾阳，使饮邪不致上泛。晚用六君，变汤为散，默健坤元，冀其土能生金，兼可制水。夫痰即津液所化，使脾肾得强，则日入之饮食，但生津液而不生痰，痰既不生，疾自不作。上工治病，须求其本，平常守服丸散，疾发间用煎剂搜逐，譬诸宵小，潜伏里闬❶，乘其行动犯窃，易于拘执，剿抚并行，渐可杜患。

【按语】 哮嗽之发生，主要在于体内伏有痰饮，遇诱因而发。当发作之时，痰随气升，气因痰阻，相互搏结，阻塞气道，肺气升降不利，故见“胸满喘促，呼吸欠利”。此时，针对痰饮为阻邪，遇寒则凝聚，得温则消溶之特点，用温药化痰以畅通气道，所谓“气顺痰自失”也。用苦降之品以平逆肺气，常可消除“哮嗽”之疴。但此只为痰作之时治标之法。

痰饮乃津液之病理产物，其与主水液代谢、生成津液之肺、脾、肾三脏功能失调有关。故欲杜绝哮嗽，治本之法，在于温健肺、脾、肾三脏。程氏以肾气丸温补肾阳，六君子汤健脾资运，使脾肾强固，土旺金生，则水液代谢正常，津液各循其道，痰饮何由以生。但此法虽善，究非一蹴可就，必须以丸散缓图，若标作之时，其来急聚，即用汤剂搜逐，借其药力峻快而急图之。试观程氏论述本案治疗之目的，未始不在于力倡“急则治标，缓则治本”之法则也。

台静亭州尊阴阳两亏，伤及奇经

复诊寒热依然，神采更倦，前方初服微见痰红，疑系附子温燥所致。续服五剂，红不再吐，口并不渴。仲圣云：身大热而反近衣者，热在皮肤，寒在骨髓也。且越人明以阳维为病，苦寒热为训，岂寒栗如此，经年累月，憔悴不堪，不从温补，尚有何策可施耶？王太仆云：热之不热，是无火也，益火之源以消阴翳，旨可悟矣，虽内经有诸禁鼓栗，如丧神守，

❶ 宵小指小偷，盗贼；里闬（hàn）指里弄巷门，或乡里垣墙。

皆属于火之言，丹溪有治用清凉之案，然与此似乎不合。无如补虚门中归脾、十全、补元煎、养营汤之属，均已服过，即治奇经之鹿茸、河车，亦无应验，殊为棘手。但细详脉证，总不外乎阴阳精气两亏。张介宾所谓以精气分阴阳，则阴阳不可离，以寒热分阴阳，则阴阳不可混。古人复起，不易斯言。

【按语】“阴阳两亏”，多为疾病发展至严重阶段，阴损及阳，或阳损及阴，造成“阴虚与阳虚”同时并见之证候。而“奇经”则为调节气血运行之特殊通道，在功能上补充十二经脉之不足，若“阴阳两亏”，其虚必甚，“伤及奇”常为寒热。

本案病人证见“寒热”，曾服附子无碍，足见其“寒栗”乃真寒也，否则如此大辛大热之品，用诸“真热”之人，焉能“红不再吐，口并不渴”乎。然既属“真寒”，何不见验，迭投“归脾”、“十全”、鹿茸、河车等方药，亦不见功，岂虚而且寒，不从温补耶。盖证属“阴阳精气两亏”，实即充养脏腑之精华匮乏，维持生命活动之能量将枯，失去“阴者，藏精而起亟也；阳者，卫外而为固也”（《素问·生气通天论》）作用。故非温补所能速效，当缓图之，始可有成。

长中堂病机治法

经云：阴阳者，万物之能始也。水为阴，火为阳。是病机虽繁，可一言以蔽之曰：阴阳而已。试观天有四时，以生寒暑燥湿风，人有五脏，以生喜怒悲忧恐。五脏所患不同，要不外乎心肾，此阴阳窟宅，水火根基。恙缘夙夜烦劳，心肾不交，水火失济。夫营卫二气行阳则寤，行阴则寐。若卫气不得入阴，则但寤而无寐矣。医用补心丹、养心汤安神定志，未为不良，要知心为虚灵之脏，草木无情，非假物类之灵以引之，焉能望效。拟以纯甘，加入龟板、虎睛、龙齿、琥珀、珍珠，谅当有应。

【按语】本案属“不寐”证，即今所谓“失眠”也，临床较为常见，病因亦有多端，唯内伤脏腑所致者复杂难治。患者“夙夜烦劳”，操劳则伤心，房劳则伤肾。肾水亏虚不能上济心火，心阴不足，心火上亢则不能下交于肾，心肾不交，水火失济，致成“不寐”。治此用滋阴清热、补心安神之补心丹、养心汤是属常法。程氏认为于此类方内加入动物体中重镇之品，以假物类之灵，引诸方中草木类药入于“虚灵”之心脏，是乃专指类似本病案伤在心脏之“不寐”也，非泛指一切原因所致之“不寐”。如若属食滞肠胃致病，即“胃不和则卧不安”者，可消食导滞，肠胃食滞既除，“不寐”谅自可愈；如属外感误治而“不寐”者，应各循其因，或用黄连阿胶汤，或用栀子汤，辨证施治，自可收效，亦无须非强入“龙齿、珍珠”之品不可。

马朗山制军公子中寒阳脱，急救不及

诊脉沉伏模糊，症见肢厥声鼾，口鼻气冷，人事迷惑。良由真元内戕，阴寒直中，阳气外脱，势属危殆。《内经》以阳气者，若天与日。今则冱寒凝泣，阴霾用事，使非重阳观，何以复其散失之元乎？夫人身之真阳，譬之鳌山走马灯，拜舞飞走，无一不具，其间唯是一点火耳❶。火旺则动速，火微则动缓，火熄则寂然不动，而拜舞飞走之躯壳，未尝不存也。方用参附二味，重加分两，昼夜频进。《本草》言：人参能回元气于无何有之乡，附子为斩关夺门之将。潭底日红阴怪灭，分阳未尽则不死❷，但脉证败坏如斯，欲图断鳌立极之功❸，亦难之难矣。

【按语】真元者，人之元气也。真元亏伐，可使寒邪内逼，直中少阴，致阳气外脱。此时，脉因乏鼓动之力而“沉伏”，四肢得不到温煦而厥冷。“阳气者，精则养神”，神失所养，故“人事迷惑”，症见沉寒，究其病根则在阳脱也。治此非速用大温大补之品，不足以挽回阳气，恢复神明。程氏应用参附二味治之甚当，其即《正体类要》之参附汤。方中以人参大补元气，附子温壮真阳，二药合用，力专用宏，可奏回阳救脱之功。俟火源充足，阴翳冰消，寒象当可自去。但治病虽贵在选方精当，

---

❶ 旧时元宵灯景的一种，把彩灯迭成一座山，像传说中巨鳌形状，灯的四周剪扎人物、鸟兽于其上，利用灯中点烛的热力，使之转动，形同走马，故称走马灯。此处借喻人体阳气的重要性。

❷ 此似两句七言诗。上句是说，红色的日光，照射在深潭底下，阴怪之物就无处藏身。下句是说，人身只要留存一点阳气，就不至于死亡。两句均强调阳气的重要性。

❸ 《淮南子·览冥训》“往古之时，回极（四方极远处）废，九州裂……于是女娲炼五色石以补苍天，断鳌（作为天柱的大龟）足，以立四极。”此处喻挽疾病于垂危之功。

而用方却有无穷奥妙。程用参附于此案，妙在“重加分两，昼夜频进”。其所以然者，鉴于病情危笃也。

温景侨制军饮伤脾胃，商善后之策

脉沉细缓，外腴内虚，饮多谷少。恙经三载，发时脘痞嗳噫，小便欠利。年来戒饮，其疾虽平，然精神起居，未能如昔，饮食稍有失调，脘中犹觉不快。虑其病根复萌，商图善后之策，此不治已病而治未病也，夫脾胃清和始能生化气血，酒者熟谷之液，其气慓悍，入于胃中则胃张，气上逆满于胸中，故致患若此。今病虽愈，而仓廪之官未得骤反清和之旧。计唯调养脾胃，以资运化。考古治病，有煎膏丸散之别，心肺病在上焦，宜用煎膏，肝肾病在下焦，宜用丸，脾胃病在中焦，宜用散，审其致疾之由，投药自中肯矣。

【按语】《难经·四十九难》曰：“饮食劳倦则伤脾”。《素问》曰“饮食自倍，肠胃乃伤”。患者“饮多谷少”，嗜酒过多，脾胃断伤。“损其脾者，调其饮食，适其寒温”（《难经·十四难》）故经戒饮，使疾平复。然，“恙经三载”脾伤既久，岂可即时复建，饮食稍有不慎，即脘中不快，是属必然，“食复”亦堪虑也。程氏治以调养脾胃，法循规矩。

药物剂型，自古医家所创甚多，各有治疗特点，临床可视病情急缓，病位上下中外选用。如就病位言，上焦病近，中焦次之，下焦又次之。药物剂型中煎膏发挥作用快，散者次之，丸者更次之。故上焦病用煎膏，中焦病用散，下焦病用丸，即使药达病所，又防无病之脏受药克伐。沈括曰：药“欲留膈胃中者，莫如散”，程氏以散调养脾胃，理当在此。

周都宪咳久医误，治用温肺涤邪

岐伯虽言五脏六腑皆令人咳，然其所重，全在于肺。盖皮毛者，肺之合也，皮毛先受邪气，邪气以从其合。其寒饮食入胃，从胃脉上至于肺，则肺寒，肺寒则外内合邪，因而客之则为肺咳。是咳之不离乎肺，犹疟之不离乎少阳。据谕病缘夏热晓起，感冒凉风，更兼饮冷，始而微咳，渐至咳甚，服药月余，咳仍不已。经云：形寒饮冷则伤肺，此致病之大端。医者只知天时之气热，不察人身之脏寒，频投滋润，希冀清火止咳，适燕指南❶，无怪药愈服而咳愈频也。盖肺为娇脏，性虽畏热，然尤畏寒，金被火刑固为咳，金寒水冷亦为咳。五行之理，生中有克，克中有生，金固生水者也。然金寒则水冷。使非火克金，则金不能生水矣。譬诸水冰地坼，犹以霜雪压之，其能堪乎。诊脉沉细，口不干渴，时当盛暑，背犹怯风，使非温中涤邪，何以春回旸谷，倘再因循贻误，寒邪不解，久咳肺伤，更难为计，拟温肺汤一法。

【按语】“咳为气逆，嗽为有痰，内伤外感之因甚多，确不离乎肺脏为患也”。(《临证指南医案》) 然则何以误治耶？盖以病位虽明，病因各异，寒热虚实未能详辨也。

本案“病缘夏热晓起，感冒凉风”，皮毛受邪，内舍于肺，“更兼饮冷”，益重其寒，发为咳嗽，由微渐甚。治当辛温散邪方合。奈前医不察，拘执于时值炎暑，误为肺热，置脉象沉细于不顾。咳而“口不干渴”，热自何来，盛暑“背犹怯风”，寒从表入，迭投滋润，致药愈服而咳愈频，以寒为热，岂非医误。张景岳虽有治病须重视“岁气天和”之说，认为“夏多炎热之气”，治宜兼凉，但其曾进而言之曰：“当其时而非其病，及时证有不相合者，又当舍时而从证也。”更须重视。胶柱之见，能不戒哉。

程氏不囿于天时，从肺寒论治，取温肺涤邪为法，投以《和剂局方》之温肺汤，以桂心、细辛、干姜温散寒邪，半夏、陈皮、杏仁、甘草化痰理气，以及五味之酸，阿胶之润，敛肺止咳，生姜、大枣调和营卫，药证相符，咳当可愈。

方耒青制军便泻溲数

经云：中气不足，溲便为之变。人之二便全借中气为之转输，故不失其常度。肾气虚则关门不固，脾气虚则仓廪失藏，便泻溲数之病生焉，

❶ 应到北方，反定向南方，即反其道而行之。燕，指古代燕国，地处北。

方定补中益气汤升举脾元，四神丸固摄肾气，二药合投，并行不悖。加枸菟佐蔻萸之功，增莲芡辅参术之力，方则脾肾分施，病则溲便并治矣。

【按语】脾气宜升不宜降，若脾气不足而气陷，水谷失其转输消化之机则泄泻。《内经》云："清气在下，则生飧泄"，"脾病者……飧泄食不化"也。肾主水液，而司二便，肾阳不足，水失所制则小便频数。本案病人因脾肾俱虚，故有"便泄溲数"之变。补中益气汤可健脾升陷，参入芡实、莲子则健脾力更强；四神丸温肾壮阳，参入枸杞、菟丝则壮肾之力益著。且汤丸并用，缓急同图，制水升阳，功归脾肾，溲泻之变，自可解矣。

曾宾谷中丞痢疾

痢疾古名滞下，然此滞字，非单指饮食停滞之谓，言其暑湿内侵，腑气阻遏而为滞耳。长夏感受暑邪，伏于肠胃，新秋患痢，腹痛后重，赤白稠黏，日夜频次。考古贤治痢，不外通涩两法。大都初痢宜通，久痢宜涩。夫暑湿邪热，客于营卫，则生疮疖；入于肠胃，则为泻痢。痢之红白，如疖之脓血。脓血不净，疖不收；红白不净，痢不止。证在初起，治贵乎通。经曰：通因通用，然此通字，亦非专指攻下之谓，言其气机流行，而无壅滞，乃为通耳。丹溪以河间发明滞下证治，和血则便脓自愈，调气则后重自除。二语实盲者之日月，聋者之雷霆。特其方法，每用芩连槟枳，苦寒攻伐，藜藿❶洵属合宜，膏粱恐难胜任。歙郡汪氏蕴谷书称，痢疾即时疫，浊邪中下名曰滞，亦杂气之所乘，故多传染于人。其自定黄金汤一方，药虽平淡无奇，然于逐邪解毒之义，颇为切当。谷食不减，胃气尚强，约期二候，可以奏功。

【按语】痢疾病名最初见于《济生方》，而《千金要方》则称之为"滞下"。因其症见便有脓血，滞涩难下也。程氏论其"滞"。谓"非单指饮食停滞"而言，甚是。尝观该病多为外受湿热疫毒之气，或内伤饮食生冷，致"腑气阻遏"而成。如本案患者即因感受暑湿成痢。由于湿热

---

❶ 穷苦之人。

积滞肠中，气血运行障碍，致传导失职，故“腹痛后重”。湿热疫毒与肠络气血搏结郁蒸，化为脓血，故痢下“赤白黏稠”。在治疗上，初痢宜通不宜涩，涩则疫毒内停，气血益违常度，故调气和血之法又为河间之所创，丹溪之倡行也。程氏根据本案之证情，以清热利湿，理气和血为法，颇当。唯其所用之“黄金汤”一方，只见方名，未出方药，临床可遵芍药汤。分别病人体质，调其药物性味，“能毒者以厚药，不能毒者以薄药”（《素问·五常政》）。因人制宜，化裁施治，当可建功。

张观察如夫人经期不调

先天禀薄，情志欠舒，心脾抑郁，诊脉细涩，细为气少，涩主血虚。问寝食如常，唯月事失调，每值经期，洒淅恶寒，腰膂❶酸疼。按冲为血海，任主胞胎，二脉交通，乃能有子。脉证若此，即无他患，恐难孕育。间进加味归脾汤，调养心脾血气之源，常服毓麟珠，补益冲任，阴阳和谐，冲任调匀，则合浦珠还，蓝田玉茁❷可预必也。

【按语】“月经不调”，系指月经在期、量、色、质上改变而出现之病态。“经期不调”，当以月经超前、落后，或先后无定期为主要标志。

本案乃“经期不调”，属于“月事不以时下”范围。此病或因血热妄行而超前，或因寒凝气滞而落后，或因气血不和、冲任紊乱、血海蓄溢失常而先后无定期等。案中虽未记载经期如何不调，但根据患者“先天禀薄”，其肾虚可知，“情志欠舒”，其肝郁可见。由于虚而且郁，损及心脾，不能生精血，充盈血海，固守封藏，故“月事失调”，毓麟难望。程氏针对病情，除弊兴利，以归脾汤间进，补益心脾，毓麟珠常服，温养肝肾，使气血生化有源，冲任功能不乱，除有生理缺陷外，又何虑乎无子耶。

毓麟珠见于明，万全《广嗣纪要》。药用八珍汤加菟丝子、杜仲、鹿

---

❶ 膂（lǚ），脊梁骨。

❷ 前者，传说汉·合浦郡不产谷实，而海出珠宝，先时郡守并多贫秽，极力搜刮，致使珍珠移往别处。后孟尝为合浦太守，制止搜刮，革易前弊，珍珠复还。后用以比喻东西失而复得。后者，蓝田，山名，在陕西蓝田县，乃骊山之南，阜山出美玉，此处喻生贤子。

角霜、川椒组成，可治妇人血气俱虚、经脉不调、瘦弱不孕。《成方切用》推崇为“凡种子诸方，无以加也”，用于本案，至为切当。

龚暗斋观察令媳瘵证

轩歧论五郁，首究乎肝。肝主春生之气，春气不生，则长养收藏之令息矣，而欲其无灾害者几希。夫病端虽始于肝，久则滋蔓他脏。肤浅见血投凉，因咳治肺者，固无足论，即知求本，而不审诸阴阳消长之理，依然隔膜。所谓补阴补阳，义各有二。芩连知柏，有形之水也；麦味地黄，无形之水也。以无形之水，制无形之火，如盏中加油，其灯自明。干姜桂附，温烈之温也；参者甘草，温存之温也。以温存之温，煦虚无之气，如炉中复灰，其火不熄。日内咳频，痰犹带血，似须先投甘寒以降火，未可骤用参芪以补阳耳。《医贯》云：凡人肺金之气，夜卧则归藏于肾水之中，肾水干枯，无可容之地，故复上逆而为患矣。病始不得隐曲，渐至不月风消，喘咳息贲，莫能正偃，所以然者，虽云火炽之相煎，实由水亏之莫济。夫火空则发，使非填实其空，炎焰何能敛纳。王太仆云：益心之阳，寒亦通行；强肾之阴，热之犹可。诚见道之论。昨论便溏多恐脾元下陷。夜来便圊数次，烦热少寐。夫土为物母，心肝肺肾，若四子焉，子虚尚可仰给母气，苟土母倾颓，中无砥柱矣。古人论脾肺两亏之证，最难措置，方欲培土强脾，恐燥剂有妨于阴液；方欲濡燥生津，恐润剂有碍于中州。唯上嗽热而下不便溏，下便溏而上不嗽热者，方好施治耳。今日用药，当以扶脾为急。昔士材先生治虚劳，尝云：今日肺病多，保肺药中兼佐扶脾；明日脾病多，扶脾药中兼佐保肺，亦因时制宜法也。但脏真损伤已极，药饵恐难图成。

【按语】肺主一身之气，贯通百脉，故其他脏腑病变可累及肺脏，形成肺气不降而上逆，出现内伤咳嗽，发热消瘦等症。患者“日内咳嗽，痰犹带血”，病当求之于肺，何本案开始，即谓：“轩歧论五郁，首究乎肝”耶？盖以“病始不得隐曲”，情志难伸，郁甚则春气不生，金秋何实，肺脏虚损，乃肇变端。此正程氏求本之道也，岂“见血投凉，因咳治肺者”所能望其项背哉。

夫治病求本乃医者之常道，阴阳消长实病变之机枢。瘵证主乎阴虚，痰血当为火盛，火盛则销铄肺金，岂能坐令无制。故程氏强调要明乎阴阳消长之理，主张以甘寒降火先投，补其不足之阴，制其太过之火，实为明达之见也。但病已发展至“风消息贲”之时，甘寒濡润尚不足以起沉疴，壮水滋阴始能杀其相煎之火。奈“昨论便溏”，脾元已有下陷之势，“夜来便固数次”，当为中土多虚。对此上嗽热而下便溏之疾，燥脾唯恐伤肺，润肺又虑伤脾，何去何从，实难为法。程氏认为：“今日用药，当以扶脾为急”。其所似然者，乃因“土为母气，心肝肺肾若四子焉，子虚尚可仰给母气，苟土母倾颓，中无砥柱矣。”此论实即重视生化之源，若令脾土久困，水谷精微何以上输于肺，肺失所养，益重其疴。李中梓虽有视脾肺两虚孰轻孰重来决定保肺佐以扶脾，或扶脾佐以保肺之议，但痨瘵之病缓，脾困之恙急，自当急其所急也。

吴春麓仪曹不寐眩晕

经曰：水火者，阴阳之征兆也。肾为坎卦，一阳居二阴之间，故须阴得其平，然后阳藏于密。童年知识已开，阴精早泄，此致病之大端。及壮，血气方刚，尚不觉其所苦。人四十而阴气自半，起居日衰，精神不充，蝉联疾作。诊脉尺虚细涩，寸关大于平时。按尺为肾部，脉见细涩肾虚奚疑？寸关大于平时，阴弱阳浮之象耳。夫医之治病，不以用补为难，而以分别水火气血为难。冯氏书云，小病治气血，大病治水火。盖气血者后天有形之阴阳也，水火者，先天无形之阴阳也。太极之理，无形而生有形，是治大病，可不以水火为首重耶？请以不寐言之：人知其为心病，而不知其为肾病也，心虽为神舍，而坎离尤贵交通。越人以阳不入阴，令人不寐，岂非水火未济，坎离失交之故乎？《内经》又有头痛巅疾，下虚上实，过在足少阴、巨阳之语，形容厥晕病机最切。方书称风，称火，称痰，漫无定见。景岳师其意，以为无虚不作眩，治当上病疗下，滋苗灌根，精矣精矣。暂服煎剂，再订丸方，王道无近功❶，内观颐养为

---

❶ 王道，即王者所行之正道，有平正之义。如医者用药有王道、霸道之分。“王道”干稳而效缓，故“无近功”。

要。旧患眩晕怔忡，不寐遗泄，本属心肾两亏，水火失济，曾订煎丸，服经十载。兹诊脉候平和，精神矍铄，此亦颐养之功，非全关草木之力也。唯食多尚难运化，腰膂时痛，遗泄间或有之，药物所需，仍不可缺。考古人用药，有攻病保躬两途，攻病则或凉或热，当取其偏；保躬则适其寒温，宜用其平。盖温多恐助相火，精关不藏；润多虑伤脾阳，坤元失健。如云食蜜便即溏泻，脾虚不胜润滑之征。青娥丸固能治肾虚腰痛，但故纸、胡桃，味辛性温，久而增气，恐其助火，且常服丸药，亦须分别气候。夏令炎热，远刚近柔，以防金水之伤；冬令严寒，远柔近刚，以遂就温之意。将交夏至，一阴初变，元精不足之时，商以益阴保金，兼调脾胃，秋季再为斟酌。

【按语】“不寐”发病原因甚多，而以思虑劳倦，内伤心脾，阳不入阴，心肾不交；阴虚火旺，肝阳扰动为常见。张景岳云：“寐本乎阴，神其主也。神安则寐，神不安则不寐，其所以不安者，一由邪气之扰，一由营气之不足耳。有邪者多实，无邪者皆虚。”于是又将本病之因概括为有邪与无邪二类。

眩晕以眼花头晕、视物旋转为特征。病因分为风、火、痰、虚四种。《内经》云：“诸风掉眩，皆属于肝。”《河间六书》云：“风火皆阳，阳多兼化，阳主乎动，两动相搏。则为旋转。”《丹溪心法》云：“无痰不作眩。”《景岳全书》云：“无虚不作眩。”

不寐与眩晕关系至密，不寐既久，眩晕多作。譬如常人，夜不安卧，昼必头昏，况属虚人，昏当更甚。昏虽非晕，实乃晕之渐也。

本案患者童精早泄，肾不封藏，年已不惑，精血日虚，虚则不能上承于心，心肾失交，则心火独亢而为不寐，为眩晕矣。不寐、眩晕虽然关乎上，而病根在肾，法当疗于下，所谓上病下取也。本案脉象既为“尺虚细涩”，应以滋补肾阴为主，阴平则阳秘，又何虑乎“寸关大于平时”哉。

由于患者虚损已久，故既投煎剂以济急，再用丸药而缓调，并嘱“内观颐养”，意在“取乐琴书”（《北史·崔光传》），如此以药疗虚，以乐养神，颇为得法。证诸前治“旧患”之成功，验于今时之“矍铄”，亦不谬。程氏治虚损，除倡导精神疗法外，尚善于运用因人、因时制宜之治则而使用药疗。如患者“食多尚难运化”，“食蜜便即溏泻”，治当温健脾阳，而“腰脊时痛，遗泄间或有之”，法又应滋润肾阴。但“温多恐助相火，润多虑伤脾阳”，利于脾时而碍于肾，益于肾时损于脾，故避青娥丸而不用，此因其人也。鉴于时将夏至，“一阴初复”，议从保肺和脾而图功，此因其时也。其所以保肺者，在于金水相生，实则滋肾也。

又少君水火失济之证

水火之道，宜交而不宜分，水上火下名曰交，交为既济，不交为未济。由是观之，水火之切于人身者大矣。据脉与证，良由肾元下亏，水火失济，以致魄汗淋漓，玉关滑泄。腰为肾腑，肾虚则腰膂多疼。心为神舍，心虚则夜卧欠逸。面赤颈热，虚阳上炎；体倦头倾，髓海不足。且金乃生水之源，肺肾为子母之脏，子虚盗窃母气，此喘咳之所由。肾开窍于二阴，心与小肠相表里，心热移于小肠，此血淋之所自。昔肥今瘦，虚里跳动，种种见证，虚象奚疑？不知持满御神，日啖草木无益。积精自刚，积气自卫，积神自旺。酸以收之，介以潜之，厚味以填之。水火交，精神治矣。

【按语】水火之道，相济则安，不济则乱，此自然之理也。天人相应，其理亦然。心属火，肾属水，心肾二脏相互制约，相互作用，以维持生理动态平衡，此称“水火相济”。若肾水不足，或心火扰动，使水火失调，不能维持生理动态平衡，就称“水火失济”。

试观本案滑精腰痛、血淋喘咳，此肾阴走泄而亏也；寐躁汗多、面赤心跳，此心阳失制而亢也。证属阴阳不交，水火失济甚明。因此，程氏用酸收之品以涩精敛汗，鳞介之类以潜纳虚阳。《内经》曰：“精不足者补之以味”，又曰：“味厚者为阴”，今患者阴虚于下，阳亢于上，故又用“厚味以填之”，补阴即所以抑阳也，同气相求，法自允当。然则，药物虽可资其肾精之源，却不能塞其耗散之流，若不“持满御神”而恣情纵欲，即令进补不辍，亦难冀其得效焉。

胡观察疝证

经云：任脉为病，男子内结七疝。督脉为病，不得前后为冲疝。是疝病，虽属于肝，而实冲任督三脉所主。据证睾肿，少腹形坚，痛甚攻冲腰俞，病根深远，愈发愈剧。考任脉起于中极之下，上毛际，循腹里；冲脉起于气街；督脉统督诸脉而为奇经之长。叶氏云：大凡冲气从背而上者，系督脉主病，治在少阴；从腹而上者，系冲任主病，治在厥阴。揣诸病情，确为奇经受病无疑。医不中肯，是以药治无功。

【按语】中医文献记载："疝者痛也，不待睾丸肿痛为疝，即腹中攻击作痛，按引上下者亦得名称疝。"故疝有筋、水、狐、㿉、气、血、寒七种之分，而主治亦各有专方之异。

本案"据证睾肿，少腹形坚，痛甚攻冲腰俞"，似属气疝。《儒门事亲》对此曾作生动描述："气疝其状上连肾区，下及阴囊……号哭忿怒，则气郁之而胀……"案中虽未提及病发于"号哭忿怒"，却言"痛甚攻冲腰俞"，故谓气疝。

医者多因厥阴之脉循阴器而抵少腹，故以"疝证"属肝。其实《内经》云："任脉为病，男子内结七疝"，又"督脉生病，从少腹上冲心而痛，不得前后为冲疝"（《临证指南医案》）。"冲脉起于胞中，为气血之海，乃呼吸之根"（《难经正义》）。若受病，则难以导气上行而气坠于下。故言疝证"实冲任督三脉所主"也。

气疝在腹，当以张子和辛香流气为法；气坠下结，似可仿叶天士以鹿茸鹿角升阳为主。

郭松厓郡侯疟疾

疟虽小病，而《内经》论之最详，首称夏伤于暑，藏于皮肤之内，肠胃之外，因得秋气，汗出遇风，内外相搏，是以日作，可知疟病由于暑风相搏而成。然暑必兼湿，若无湿，但为干热，非暑也。即此推之，疟病虽属暑风相搏而成，又必挟有湿邪酝酿之所致矣。特六淫分配四时，暑之与湿，气虽异而因则同，有可分不可分之义也。今岁太阴司天，湿土主事，其变骤注，其灾霖溃，人在气交之中，感而即病者，为霍乱、吐泻、肿满诸候。其不即病，邪伏膜原，内趋大肠则为痢，外走少阳则为疟。故疟之寒热往来，亦犹痢之赤白胶黏耳。恙逾匝旬，疟经五发，胸腹饱闷，呕恶不渴，脉沉弦缓，显系湿郁中焦，腑阳失运，幸得从枢外达，不致滞下痘满，邪净自瘳，无须过虑。

【按语】疟疾，古称“痎疟”，以寒战、壮热、出汗、定期发作为特征，多因夏秋之季，感受暑邪，伏于体内，待时而发。故《内经》云：“夏伤于暑，秋为痎疟。”又云：“夫痎疟皆生于风。”可见疟由暑风相搏，暑又挟湿而成。

程氏据此而论湿气为害，略谓：“今岁太阴司天，湿土主事”，意在指出当时气候之湿浊，“人在气交之中”，感而受之，急则为吐泻，缓则为痢疟，从而说明人病何疾，与天主何气有其相应关系。

本案患者“恙逾匝旬，疟经五发”，其与天时主气，湿土用事自有渊源。故症见：“胸腹饱闷，呕恶不渴”。其所以然者，乃脾阳受困，“湿郁中焦”也，脉见：沉弦而缓，乃少阳受病，阳不健行也。少阳为枢，为疟邪潜伏之所，截之得法，则邪从外达，病可自愈；截之不得法，则邪向里陷，病必有增，扭转之机，在于医得其法矣，岂“幸得”所能已哉。

鲍莳春部曹尊堂血枯久伤奇经

产育多胎，冲任受亏，兼之自乳，阴血更耗。恙经年远，腰膂刺痛，转侧维艰，小便血淋，痛引少腹，揣摩其故，非特血气之伤，而且奇经亦损，故归地养阴，参芪益气，均无灵效。冲脉起于气街，任脉起于中极之下，淋痛诸候，必有所关，即寒热一端，亦阳维为病耳。病由血海空虚，损及奇经八脉，寻常药饵，谅难奏功，宗《内经》血枯，治以四乌鲗骨一藘茹丸。

【按语】本案患者为“部曹”之“尊堂”，若非先天禀薄，后天营养当无匮乏之虞，然其“血枯”者何也？盖因“产育多胎”，“兼之自乳”，遂使“冲任受亏”，“阴血更耗”有以致之。

冲为血海，乃十二经气血聚汇之区，任主胞宫，系人体妊养之本。今既“血枯”，督脉必然受困，因冲任督三脉同起而异行，一源而三歧也。且“督脉者，起于下极之俞，并于脊……”（《难经·二十八难》），故“腰脊刺痛，转侧维艰”。腰为肾之腑，其痛必及肾。张景岳云：肾为阴中之阴，肾主闭藏，肝为阴中之阳，肝主疏泄，二脏俱有相火，其系上属心，故心火一动，则相火翕然从之，多致血不静而妄行。况血枯之人，阴虚必甚，血随火动，故“小便血淋”，肝肾同源，母病及子，故“痛引少腹”。

按血枯之病，当以补血为先，血与气配，又应以益气为要。故以四乌鲗骨一藘茹丸治之，缘“气生于精血，血脱则气竭矣。用乌鲗骨四者，以布散于四支也。血乃中焦所生，用藘茹一者，主生聚于中焦也。卵白主气，卵黄主血，丸以雀卵者，补气而补血也。”（《医部全录·妇人经脉门》）。

周司马非风病后，足膝软弱

前患非风，调治小愈，案牍劳形，元虚未复，腰脊虽能转侧，足膝尚觉软弱。肝肾真元下亏，八脉不司约束。参芪归地，仅可益其气血，未能通及八脉。古人治奇经精髓之伤，佥用血肉有情，岂诸草木根荄，可同日而语。推之腰为肾府，膝为筋府，转摇不能，行则振掉，不求自强功夫，恐难弥缝其阙。恬澹虚无，御神持满。庶几松柏之姿，老而益劲也。

【按语】“非风”一证，即时人所谓中风证也。此证“本皆内份积损颓败而然，原非外感风寒所致”，故张景岳曰：“单用河间，东垣之意，竟以非风名之，庶乎使人易晓而知其本非风证矣。”

“非风”，既为内伤积损之候，其衰败可知。理当调补气血，充养精髓，以健其身，今竟“案牍劳形”，益虚其体，体虚既甚，则八脉皆空，欲求坚健，岂可得哉。

《临证指南医案》云：“奇经之脉，隶于肝肾。”现“肝肾真元下亏，八脉不司约束”，故患者腰脊转摇不能，足膝行则振掉。叶桂治斯疾，虽用血肉有情如虎胫骨、鹿角霜等品，但亦参入当归、牛膝之辈，以策其成。所谓“参芪归地仅可益其气血，未能通及八脉”，未必全然。须知奇经八脉具有联系十二经脉，调节气血作用，参芪归地既能补益气血，当可惠及奇经。诚如滑寿所云：“人之气血．常行于十二经脉，其诸经满溢，则流入奇经焉。”故只需气血充盈，筋骨自能强健，又何虑乎不及奇经耶。

程氏认为治疗本证要力求自强，所谓自强，当以锻炼为上，更无求于名利，以颐养精神，所见甚是。

王明府夫人积聚久痛

脉弱质亏，操持多劳，昔年产后，少腹起有痞块，不时作痛，迩来痛于早晨，日日如是。经云：任脉起于中极之下，循腹里。任之为病，其内若结，男子七疝，女子瘕聚。再考古人论积聚，分癥瘕两端，癥者征也，有块可征，其病在血，瘕者假也，聚则有形，散则无迹，其病在气。良由新产之后，或因寒侵，或因气滞，以致循经之血，凝结成形，胶粘牢固，长大则易，铲削则难，须待本身元气充旺，始能消磨，倘务急攻，非但积不可消，反伤正气。《内经》有大积大聚，其可犯也之戒，旨可见矣。现在痛势攻冲较甚，滋腻之补，似非所宜。思久痛在络，冲为血海，先商煎剂，调和冲任，使其脉络流通、气机条畅，痛势稍缓，再议丸药，图刈病根。

【按语】“积”为有形，坚硬不移；“聚”为无形，集散不一。合而言之，则谓“积聚”也。而《诸病源候论》则以积为癥，以聚为瘕，故又有癥瘕之名。凡此二者，皆因饮食、血气、风寒致之，盖总以正虚邪踞为其本源。

本案患者“脉弱质亏”，显见其虚，“昔年产后，少腹起有痞块”，未言其散，当为癥也。癥结不通，故“不时作痛，”癥病既久，阴静为根，最兴阳动之气欲旋运之，故“迩来痛于早晨”。病既起子产后，常因留瘀而成，瘀之所以留，皆由气之所为滞也。然欲运行其气，必补其虚，待“元气充旺”，瘀积渐可消磨，此王道之治也。张洁古云：“若遽以磨坚破积之药治之，得药暂快，药过依然，疾未去而人已衰矣。”但程氏却言

“滋腻之补，似非所宜”，何也？诚以“现在痛势攻冲较甚”，恐补之气益壅，痛益剧耳。再观其痞块生于少腹，却又与冲任相关。因任脉在腹，总统诸阴，冲为血海，灌溉阴阳，故程氏以调和冲任为先，若冲任不调，血气痹阻，脉络不通，而欲痞块不痛，岂可得哉。

沈虹桥广文疫证

时疫十朝，正虚挟邪，症见神倦耳聋，热发不退，脉息沉细无力。凭脉用药，理应壮中温托，阅方曾服理阴煎三剂，病样日增，前法似难再进。夫阳证阴脉，原属不宜，方书有时疫邪伏于里，脉多沉细，不同伤寒，邪自外来，脉多浮大，语属可参。仿赵氏六味汤加柴胡一法。复诊脉仍虚细，神形倦怠，唇齿干枯，舌苔黄燥变黑。夫邪热最为真阴之贼，高年肾阴本亏，热甚津液更耗。《己任编》所谓感证始终以存津液为第一义，盖阳明燥土，全赖少阴肾水以滋养之。如旱田侧有井泉，犹可供其灌溉之资，倘并井泉干涸，燥土炎蒸，则苗槁矣。宗甘露饮。

【按语】疫为时行疠气袭人致病，更相传染之证，因多发于夏秋之季，故称时疫。《临证指南医案》云：“疫疠一证，邪从口鼻吸入，直行中道，流布三焦，非比伤寒六经，可表可下。”然则何以治之？古多用涤秽清解之法，盖以疫为秽浊之气，侵入人体，邪伏于里而为热也。

本案“时疫十朝，正虚挟邪”，虚甚则“神倦耳聋”，邪伏则“发热不退”。但诊其脉，“沉细无力”，从症从脉，医必权衡，今竟二服理阴煎壮中温托，以致证情增剧，未免失于轻率。杨栗山曾言：“瘟病内外皆热，其脉不洪不数，但指下沉伏小急，不可误认虚寒而以温药治之，益其热也。所以伤寒多从脉，瘟疫多从症，盖伤寒邪从外入，循经传也，瘟病邪从内炽，溢于经也。”故医临疫症，不能惑于脉，必须虑其症也。程氏知其要而从其证，改用赵氏六味汤加柴胡一法，虽未即效，但较平稳。其所以“神形倦怠，唇齿干枯”者，乃真阴耗伤，肾水不能上承也，“舌苔黄燥变黑”者，乃邪热之炽也。对此热疫之证，当以甘寒清解之剂，养阴退阳，岂可骤投温壮，益助炎威耶。《医述》记郭恕先之论，略谓：“此证初起，用达原饮不解，即当出入于六味饮、甘露饮、疏肝益肾汤等方，大剂与之，少加柴胡为向导，奏效虽迟，稳当之至”。观程氏治此例，殆遵此法欤。

洪广文少君损过脾胃

书云：卫虚则恶寒，营虚则发热。症见日晡寒热往来，已经数月，洵为营卫二气之虚，断非客邪外感也。病既属虚，虚则当补，昨服补剂，胸膈反增滞闷，此中消息，颇难窥测。盖非药不能应病，乃胃气不行药力耳。夫上损过胃，下损过脾，越人且畏，姑遵经旨，虚痨不足，当与甘药。

两进甘药，寒热依然，唯粥食稍增，咳嗽[1]略缓，药病尚觉相符。稽古补虚方法，千蹊万径，而其关键，总以脾胃为之主脑。夫人之一身，内而五脏六腑，外而皮肉经脉，何一非借谷气长养之功，苟土母倾颓，既难输化饮食之精微，焉能传送药力，宜乎虚不纳补也。难经发明五损勿过脾胃，仲景治虚痨诸不足，出活人手眼，其所立建中方法，亦皆稼穑作甘，此古圣贤明训，内伤大病，可不以脾胃为首重耶。然病真药假，终难图功。

【按语】素体不健谓之虚，久虚不复谓之损，虚损之因，原非一种，临床证候，亦难缕析。本案症见寒热往来，状似少阳经证，但无口苦、咽干、目眩等记载，故非也。舍此，或为阴虚阳胜，或为阴阳俱虚，而见寒热往来者，一般多见于虚损之证。如程氏所言之“卫虚则恶寒，营虚则发热”是也。

但损有轻重，治有多端。《难经》发明五损勿过脾胃，今损过脾胃则言其重矣。越人治虚损，有上损从阳，下损从阴之议，叶桂治虚损，有清肺、养胃、滋肾之不同。程氏按照“虚则补之”、“损者益之”之经旨，而予患者以补剂，自属甚当，缘何“胸膈反增滞闷”耶？此因损过脾胃，虚不纳补之故。后改进甘药，证有起色，其所以然者，盖遵《金匮》之立建中汤意，急建其中气，俾饮食增而津血旺，以充血生精，而复其真元之不足也。

---

[1] 光绪六年刻本为“嗽咳”。

鲍觉生宫詹精气内亏，详叙证治次第

恙经半载，脉症合参，究属质亏烦劳以致坎离不交，水火失济，五液内涸，虚阳不藏。误服苦寒，重伐胃气，诸证蜂生，纠缠不已。揆之古训，以虚能受补者可治。虚火可补，参芪之类；实火可泻，芩、连之类。劳伤之火，虚乎？实乎？泻之可乎？赵氏谓阴虚之火如盏中油干，灯焰自炽，须以膏油养之，专主补阴，其说是已。然阴生于阳，血去于气。顾此食少欲呕，脘闷不快，又难强投滋腻。反复推详，计唯培养脾胃，默运坤元，以为先着。脾为土母，安谷则昌。《金匮》治虚劳，首用建中。越人言：损其脾者，调其饮食。脾元日健，饮食日增，变化精微，滋荣脏腑，不治火而火自熄，不润燥而燥自濡，充肤热肉之功可渐见矣。然，内伤之病，宜内观静养，所谓大病，须服大药。大药者，天时春夏，吾心寂然秋冬也。参透此关，以佐草木之不逮为妙。

服药旬余，脉象稍转，寝食略安，唯足膝酸软，项脊时疼，形神疲倦。考治五脏之虚，《难经》言之甚悉。曰：损其肺者，益其气；损其心者，调其营卫，损其脾者，调其饮食，适其寒温；损其肝者，缓其中；损其肾者，益其精。阐发精微，了无遗蕴。再考《金匮》云：男子脉大为劳，极虚亦为劳。夫脉大为真气泄越，心脾耗伤，此归脾、建中、养营、四君等汤之所宜。极虚亦为劳，乃精血内夺，肝肾下衰，此六味、八味、天真、人造等丸之所宜也。但病证多端，治须次第，首先稼穑作甘，培补中宫，专崇其土，次当荣养心脾。盖心为离阳，补心阳以生胃土，虚则补母之义。至于皮枯肉瘠，肢懈形羸，精髓内竭，筋骨废弛，明属本实先拨，舍填纳固摄，则解㑊何由而振？枯槁何由而回？特草木无情，须假物类之脂膏，益人身之血液，煎丸并服，脾肾分施，炼石补天，而收桑榆之效矣。

调治两旬，虽未大效，然处境烦剧，犹能支撑，未始非赖药饵扶持之力。七年之病，三年之艾，原无速功。春三月，此谓发陈，恪服煎丸，春气得生，夏可得长，一阴来复，自可霍然。

病机前案已详，其中奥义难测者，尚有数端，请再陈之。凡人病若劳动，反觉精神强健者，此阴火沸腾扶助于内，不觉其元气之衰，若静养调适，反觉神疲气弱者，此阴火退，本相露故也。病情有类乎此者一也。解㑊一证，由于肝肾二经之虚。肝虚则筋软，无力以束，周身肌肉皆涣散而若解；肾虚则骨痿，不能自强，遍体骨节皆松懈而多伤，故恹恹悒悒[1]若不知所以为人，病情有类乎此者二也。男子精未满而早摇其精，五脏有不满之处，异日有难状之病。病情有类乎此者三也。卫气昼行于阳，主寤。夜行于阴，主寐。平人夜卧，则阳升阴降，阴阳交合，然后渐入睡乡。若营弱卫强，坎离失媾，神明之地，扰乱不安，万虑纷纭，却之不去。卫气刚入于阴，契合浅而脱离快，升而复升，降者复降，是以欲寐之时，忽惊而寤矣。病情有类乎此者四也。至若饮食虽能强餐，腹中常觉不畅者，胃得受纳之司，脾失健运之职也。大便燥结，数日始一更衣者，肠脂枯涩，传导艰难也。脘中时痛者，木失水涵，肝叶怒张而迫鬲也。心乍怔忡，营虚之故。臂多青脉，血脱之征。更有皮肉之间，时如冰水滴溜，症状之奇，方书未载。曾治一妇，患此疾数年，投补百剂而愈，岂非血气空虚，失其温分肉、实腠理之司耶。

【按语】“精气”亦称正气。凡生命之精华物质与功能皆属之。患者“质亏烦劳”，为致病之源，“误服苦寒”，乃伐胃之剂。胃气重伤，虽虚难补，“劳伤之火”，岂可轻驱，证本属于阴虚，故有液涸阳浮之象，法当膏油濡养，奈何滋腻不可强投。精气既亏，将何以复？

程氏根据本案之证情，首先从脾胃入手，加以调治；其次嘱“内观静养”，以健其身。前者重在物质摄入，通过脾胃，化生精微，以“滋荣脏腑”，后者重在精神疗养，强调情志安适，不为声色所摇。唯其如此，始不失于偏矣。且“精气内亏”，多因劳伤引起。如房劳伤肾，思虑伤心，劳倦伤脾等。今欲弥缝其阙，非“培补中宫”，不足以行其药力而资化源；非安神定志，不足以补其罅漏而充心血，此其一。

但内伤之疾，急切难图，必须待之以时，治之以法，始可见功。经“培补中宫”之后，证情虽稍有好转，而“足膝酸软，项脊时疼，形神疲倦”，仍未减轻。此皆气血亏虚，不能壮筋骨而荣形神也，故以“荣养心

[1] 恹（yān）恹，有病的样子。悒（yì）悒，愁闷，不安。有病而愁闷不安的样子。

脾”为继，营血既充，心脉得养，脾气益健，又何虑乎“皮枯肉瘠，肢懈形羸”耶。此其二。

血由精生，精由血化，一则藏于肝，一则贮于肾，故有“补肾即所以补肝”之论。案述患者“精髓内竭，筋骨废弛”，显属精亏所致。《内经》云：“精不足者补之以味。”补以味而节其劳，则精贮渐富，大命不倾。程氏“假物类之脂膏，益人身之血液”，益血即所以填精也。此其三。

程氏详论病机，洞察奥秘，指出病人劳而反觉健，静而反觉疲者，在于阴火之进退，故有精神盛衰之表现。至于“解㑊”，则指肢体困倦，少气懒言，消瘦渐见之病证。此病多因肝肾虚损、精血不足所致。盖以肝主筋，肾主骨也。诸凡男精早泄，五脏皆虚，“精气内亏”，常因此而起。所谓“营弱卫强”，实即阴虚阳盛。阴阳不能交合，水火岂可相济，故欲寐不得，或寐而易醒。他如脾不健运，肠失传导，脘中时痛等，其因虽多，但总不离乎“精气内亏”有以致之。

程氏治病还重视“人与自然”关系。因人生于自然环境之中，时刻受其影响。《素问·宝命全形论》曰：“人以天地之气生，四时之法成”，故程氏云：“春三月恪守煎丸，春气得生，夏气得长，一阴来复，自可霍然。”诚以患者证属阴虚，得夏至一阴来复之助，更恃药力支持，则阴可平，阳可秘矣。

殷仲周先生筋挛便浊

据谕病原始末，考诸经云：肝主筋，身之所束者筋也，所以荣筋者血也。病本血不荣筋，而跗筋之血，又耗于足瘤之渗漏，加之时疫热邪，深入经络，足跗之大筋，得热而短。经又云：肝气热，胆泄口苦，筋膜干，则筋急而挛者是矣。然治挛固难，而治浊亦不易，虽津液藏于膀胱，气化能出，但肺为生水之源，金燥则水不生。诸病水液浑浊，皆属于热，义可知矣。进而求之，筋挛血涸，使非养血荣筋不可也。然徒知荣养，而不明夫辅金制木之法，亦不可也，苟以金制木，而木反荣，筋反舒矣。且金清则水生而热降，此荣筋即可以治浊也。水足则木畅而筋柔，此治浊即可以荣筋也，明见谅以为然。

【按语】“筋挛”，指肢体筋脉收缩；“便浊”，指小便浑浊不清。前者多因血少津亏，经脉失于荣养所致；后者常以湿热流于膀胱，不得宣通而成。凡此二证，状似两途，实有联系。如筋为肝所主，气为肺所司，筋赖血养始能荣，溺非气化不能出，若逢火热之邪，销金灼木，则水不能生，木何以溉，于是筋不得荣养而挛急，溺不得宣通而浑浊矣。

本案患者，“病本血不荣筋，而附筋之血，又耗于足瘤之渗漏”，此指其血虚之由，“加之时疫热邪，深入经络，足跗之大筋，得热而短”，此指其热陷之道，血虚热隐，焉有不挛急者。刘河间云：“小便浑浊，皆属于热。”《内经》云：“诸气者，皆属于肺。”由于肺虚气弱，则宣通乏力；由于热陷玉海，则水液浑浊。故在治疗上，程氏特别强调养血以荣筋，辅金以制木，二者缺一不可。盖以“金清则水生而热降”。“水足则木畅而筋荣”。便浊、筋挛，两得其治，可谓善矣。

张佩韦先生肝肾两亏证治

两尺细涩，肝肾下亏，必得之醉而后使内也。壮时血气方刚，故无所苦，自强仕以来，渐觉目盲不能远视，耳如蝉吟蛙鼓，虚里其动应衣，阖目转盼，则身非已有，腰膝酸楚，行步不正，种种病状，就衰之征。经云：肝开窍于目，肾开窍于耳，目得血而能视，耳得血而能听，血气衰耗，不能上充，故视听失其常度。心为君主之官，血虚心无所养，故掣动不安。脑为髓海，下通命门，上气不足，头为之苦倾。腰者肾之府，肾疲则惮于转侧。膝者筋之府，筋疲则艰于屈伸。方用人参为君，形不足温之以气；地黄、河车、龟鹿胶为佐，精不足补之以味，更用山萸、五味，摄纳肾气归元，气旺精充，百骸司职，收视而视明，返听而听聪矣。

【按语】肝藏血，肾藏精，精血为人体重要物质基础和生命活动本源，若其人精血旺盛，必寿而且康，反之，损其血而摇其精，未有不衰而且病者。

本案“两尺细涩”，当为肾虚命弱之症。肾为主水之脏，藏精而涵肝木，今其病也，必及于肝，故谓“肝肾下亏”。所谓“必得之醉而后使内也”。实为精亏血少常见之因，精血既亏，诸如：目盲耳鸣，心悸眩晕，腰酸膝楚，相继而作矣。《内经》云：“以酒为浆，以妄为常，醉以入房，以欲竭其精，以耗散其真……故半百而衰也。”可见过度酒色，竭精散真而就衰，衰久必病，病甚必殆，能不戒哉。

治疗之法，当补气益血，生精添髓。故用人参、地黄补其气血，河车、龟鹿益其精髓，山萸、五味纳其肾气。此即所谓“形不足者温之以气，精不足者补之以味”也。盖以人体之形为阳，精为阴，药物之气为阳，味为阴。如是治疗，其目的在于运用药物气味之阴阳，来调和人身之阴阳，所以补形以气，补精以味。俟其“气旺精充，百骸司职”。又何虑乎视不明，听不聪耶。

家近陶翁肝阳逆肺咳嗽，加感风温，标本异治

两寸关脉候俱大，左关尤急。据述前冬因情志抑郁，先见此脉，后觉心烦不安。旧春心烦稍定，咳嗽至今不止，舌苔时黄时退。此肝为受病之源，肾为传病之所。夫肝之伤脾，人所易知，肝之伤肾，人所不识。譬如折花枝安插瓶中，花枝日茂，瓶水日为吸干。肝阳吸引肾阴，此之谓也。且肺为肾母，子虚必盗母气，不特金不制木，而木反得侮金。肝阳上升，冲心为烦，冲肺为咳。脉大不敛，舌见黄苔，要皆阳亢阴亏之所使然。所幸寝食如常，别无兼证。议以滋肾生肝，保金比液，辛温刚愎，似非所宜。

复诊脉急依然，连日嗽甚于前，夜卧欠安，头额手心俱热，是属挟有风温外因。若云阴虚之热，当发于日晡，不应发在午前，且其来也渐，何骤若此？质虚恙久，固不能正从标治，然亦未可过补。仿汪广期前辈风温汤方法。

【按语】咳嗽有外感、内伤之别，寒热虚实之异，临床必须辨明，始不致误。

本案为肝阳逆肺咳嗽，显属内伤所致。肝性刚而升，喜条达，恶抑郁。今情志不舒，郁勃化火，火性炎上，“冲肺为咳，冲心为烦”。势在

必然。再观脉候则寸关俱大，左关尤急。须知“寸关”者，肝肺也，“脉大”者，病进也，“左关尤急”者，肝苦病甚也。病因脉证既详，木火刑金甚悉。

然木火刑金之病机却有两途：一则由于阴亏阳亢，发展至木火过旺，直灼肺金；一则由于阳亢阴亏，导致肾水渐竭，不能承心济肺。前者属于常，后者属于变也。本案当为后者，此从“脉大不敛，舌见黄苔，要皆阳亢阴亏之所使然”可证。程氏喻以瓶花为肝，瓶水为肾。花日茂则水日涸也。肾水被耗，则子盗母气，又令肺金不足，而亢盛之肝木乃有反侮之机。故谓“肝为受病之源”。以其因郁而致阳亢；“肾为传病之所”，以其子亏而殃及于母也。

治用滋肾生肝，保金化液之法，甚当。因肾水得滋，肝木可涵，使亢盛之肝阳得平，金不受侮，更可消除肺母之气被盗之忧，且能化液保金，强金制木，其咳当可自止矣。张景岳曰：“内伤之咳……治宜甘平养阴，阴气复而嗽自愈也。”

前治并无不妥，何其证情有加？盖以“质虚恙久”，内伤未已，复外感风温矣。所谓“固不能正从标治，然亦未可过补”，意在标本兼顾也。汪氏风温汤果可任乎？

汪舜赓翁令爱水肿

色白肤嫩，肾气不充，数月病魔，脾元又困，诸医调治，病势日增，请求其本而论治焉。经言：诸湿肿满，皆属于脾。曩服五苓、五皮，非无所据，但肾为胃关，关门不利，故聚水而从其类。仲师主用肾气丸，即此意也。若谓童年精气未泄，补之不宜，然治标不应，理应求本，所谓有者求之，无者求之是已。夫水流湿，火就燥，二阳结谓之消，三阴结谓之水。消者患其有火，水者患其无火，且水病虽出三阴，而其权尤重于肾。肾居水脏而火寓焉，此火者，真火也。天非此火，不能生物；人非此火，不能有生。即膀胱津液藏焉，亦必由命门气化而出。华元化曰：肾气壮则水还于肾，肾气虚则水散于皮。前服肾气丸颇应，日来饮食不节，病复再投不效。考诸《己任编》云：此病单用肾气丸不效，单用补中益气汤亦不效，须用补中益气汤吞金匮肾气丸。谨宗其旨。

【按语】 水肿，亦名水气或水病，其轻者肿见于睑跗，重者肿达于全身，甚者水满于胸腹。所以然者，或因外邪侵袭，肺失宣降；或因脾肾阳虚，运化无权，以致水湿潴留，而成斯疾。

本案首述患儿“色白肤嫩”，显然言其禀质阳虚，因凡阳虚之体，不能鼓血上腾而为红润之色也。同时肾阳一虚，脾阳必困，运化失职，水湿难除。可见其病本在肾而不在脾，现专从脾治，岂能应验？

或谓：“渚湿肿满，皆属于脾”（《内经》），从脾论治，焉得谓非？殊不知“诸”者，乃指“一般”而言，并非全部，若见肿治脾，不加分辨，宁非胶柱鼓瑟乎？或谓“童年精气未泄，补之不宜”，此见亦偏矣。盖以年少者肾精固无纵欲耗丧之患，但其形气未备，精血未充，焉得谓之不虚而拒补乎？况“肾精”之义，并不限于“生殖之精”哉。

且“肾者，胃之关也”（《内经》），肾气不足，则关门不利，聚水而成肿矣。因此，程氏前以金匮肾气丸温补肾阳，果效。但旋因食复，原法再进，何其不效耶？或以关门初开，又受食扰而不启乎？故遵《己任偏》法，以补中益气汤吞服金匮肾气丸，脾肾同治，以期脾健则运化水湿之力足，肾充则膀胱气化之功强，水肿能不愈哉。

方芷南茂才夫人产后心脾两亏之证

《金匮》云：妇人新产有三证：一曰痓，二曰郁冒，三曰大便难。三证所因，无非阴阳血耗之所致耳。人知四物汤能补血，此第认其面目，而未审其根源。夫血生于心，统于脾，欲求其源，舍此谁与？再按脾主肌肉，脾虚故肌肉发热；心主神明，心虚故神明失藏。计唯黑归脾汤一方，可称对证之药，泛涉他求，恐多岐也。

语云：宁医十男子，莫医一妇人。盖女科病本无难，其所难者，胎产两端而已。胎前诸病尚须培养气血，况乎产后百脉空虚，不言可知矣。产经十朝，发热昏冒，肢掣烦躁，夜卧欠安，脉息数大无力，断非蓄瘀风邪，显属阴亏阳越。病关根本，非枝叶小恙可比。归脾汤培养心脾化源，喜其虚能受补。第补药治虚，如旱田稼穑灌溉宜频。病人畏药，昨晨至今停药未进，心烦肢扰，痉厥欲萌。原方加胶黄枣麦，守服勿懈。

【按语】《慎疾刍言》曰：“产后，则阴血尽脱……”言虽过甚，但子离母体，未有不失血者。故丹溪认为“产后当以大补气血为先”，医者多投以四物汤为治。其实此方虽有补血之功，殊不知血之生成，来源于气化，如出血过多，必须本“血脱益气”之旨，重用补气之品益气以生血，若单以四物汤补血则缓不济急矣。所以程氏云：“此第认其面目，而未审其根源。”

然则究以何方为是耶？根据本案患者“肌肉发热”与“神明失藏”之表现，其证属产后心脾两虚无疑，法当以归脾汤施治较妥。因归脾汤为益气补血之方，健脾养心并重，再加熟地，名为黑归脾汤，以治本证，确为“对证之药”也。

产后心脾两虚，当非实证。其“发热昏冒”，显为阴血暴虚，阳无所附，虚阳上僭以成，故脉呈“数大无力”之象。产后血亏津乏，心营筋脉均失所养，热盛则“肢掣心烦”，乃必然之势也，岂为“蓄瘀”发热，“风邪”欲痉哉。归脾汤为心脾两补之剂，服无间断，效颇可期。奈患者“畏药”骤停，致证情反复，故于原方中加滋阴清热、益血宁心之品，以增强其效。

鲍禹京翁夫人厥证治法节略

伤寒论厥证，分别阴阳，阴厥属寒，阳厥属热，寒宜温而热宜凉。杂病论厥证，分别虚实，夺厥、煎厥、痿厥为虚；薄厥、尸厥、食厥为实，实可消而虚可补。病由情怀不释，肝失条达，血气日偏，阴阳不相顺接，因而致厥，与全虚全实者有间，理偏就和，宜用其平，偏补偏消，怎能治情志中病？

厥证妇人常有之，其为情志郁勃致病显然，唯昼夜频发，阴阳脏气俱伤，却为可虑。若乍发乍止，殊而且轻，亦无坊碍。所嫌病关情志，难以除根，务必戒怒舒怀，惜劳静养。冬令收藏之际，加意慎持，来春草木萌动，庶可不致复发。

厥证有因痰者，有不因痰者，因痰而厥，厥时喉中必有痰声漉漉，此则厥来寂然无闻，且痰厥脉应带滑，今脉细兼弦涩，洵属气厥无疑。

持脉之道，须知人之平脉，然后察其病脉。质亏脉细，此其常也。唯细中见涩，右寸关兼带弦象，故主病耳，涩者，血虚气滞，弦者，胃弱肝强；细小弦涩，主病尚轻；牢大弦长，主病重矣。

诸厥属肝，女子以肝为先天。肝主怒，怒则气上。经云：血之与气并走于上，乃为大厥。其由肝郁为病可知。考古人治郁证，多用越鞠、逍遥二方，但越鞠燥而逍遥则润矣，越鞠峻而逍遥则和矣。

治肝三法，辛散、酸收、甘缓。逍遥一方，三法俱备。木郁则火郁，加丹栀名加味逍遥，滋水以生木，加熟地名黑逍遥。《己任编》中，一变疏肝益肾汤，再变滋肾生肝饮，前用逍遥减术者，恐其守中，用丹皮减山栀者，恐其苦泄伤胃也。

肝胃二经同病，须分别其肝阴胃液已亏未亏。如阴液未亏，气药可以暂投，若阴液已亏，治唯养阴濡液。所谓胃为阳土，宜凉宜润；肝为刚脏，宜柔宜和。

叶氏论治郁证，不重在偏攻偏补，其要在乎用苦泄热而不损胃，用辛理气而不破气，用滑润濡燥涩而不滋腻气机，用宣通而不揠苗助长。数语深得治郁之理。

血虚治当补血，四物汤为补血之首方，然其中尚须分别阴阳。若血虚肝燥，木火沸腾，芍药微酸微寒，在所必需；地黄先用生，凉血生血，继则用熟，补水涵木；川芎辛窜，固属不合，当归亦须蒸去辛温之性。

养血诸药除四物外，唯丹参为胜，《本草》言其色赤入心，有去瘀生新之能，功兼四物，乃女科要药，可以备用。

木郁生火，火则宜凉。第此火非从外来，良由木失水涵，以致肝阳内炽。芩连知柏，苦寒伤胃，洵非所宜，不若生地、丹皮之属，清肝凉血为稳。

五行克制，木必犯土，肝气上逆，胃当其冲。洵其厥来，脘中有块，按之则痛，食下阻滞，此肝犯胃，厥阴顺乘阳明故也。既知气逆为患，治应先理其气，无如气药，多燥肝阴，胃液已亏，如何燥得。经言，兰除陈气，并能醒胃舒肝，可加为引。桑叶轻清，能泻肝胆之郁热，叶案每与丹皮同用见功。

虚则补其母，肝肾同治，乙癸同源，乃治肝病第一要诀。然须俟其痞消厥定，以作善后之筹。若用六味汤，可加当归、白芍，或去山萸，恐其温肝故也。如用须陈者乃佳，分两减轻，并用盐水拌炒。

肢掣名为肝风，此非外来之风，由乎身中阳气变化。故曰：诸风掉眩，皆属于肝。肝为刚脏，须和柔济之。治用和阳熄风，及养阴甘缓等法。至于钩藤、菊花，桑寄生均有平肝熄风之能，发时随宜加入。

《内经》有肝苦急，急食甘以缓之之语。《金匮》出甘麦大枣汤，只用甘草、小麦、枣肉三味。盖小麦春生，肝之谷也，最能养肝，合诸甘草、枣肉之甘，以缓其急。后贤治肝风诸风诸病，每参此法。

木喜滋而恶燥，阴亏血燥之体，或逢天时阳气泄越，或触情志恚嗔，因而激动肝风，变幻痉厥，纠缠日久，阴液内竭，可以借用《千金》之复脉汤。盖脉乃血派，血脉既亏，借其药力，以通营卫致津液。叶氏于方内除去姜桂益精。

诸厥虽属肝病，然心为君主之官，主安则十二官各得其职。厥发日久，肝风为扇，震动心营。养心安神药品虽多，首推抱木茯神者，盖茯神本治心，而中抱之木又属肝，以木制木之义。其次柏子霜既能养心，更可润肾滋肝。用枣仁须猪心血拌蒸晒。用麦冬须辰砂拌染。或加琥珀，牡蛎均有镇静之功。

肥人之病虑虚其阳，瘦人之病虑虚其阴。阴亏于下，则阳越于上，下虚上实，而为厥巅之疾。是故养阴药中，必作以潜阳者，如畜鱼千头，须置介类于池中之意。牡蛎，鳖甲者，取蛎之咸能软坚，鳖之色青入肝，不独潜阳已也。

【按语】“厥”，其证有三：一为突然昏倒，不省人事，但多能苏醒一类病证，二为四肢寒冷；三为厥证之危重者。此证可出现在多种疾病之中。就内伤疾病而言，常见有气厥、血厥、痰厥三类。

本案病由“情怀不释，肝失条达”而起。情怀不释则多郁，郁而不解则易怒。《内经》云：“大怒则形气绝而血菀于上”，致“气血日偏，阴阳不相顺接”而成厥。厥既有三，何程氏独诊为气厥？盖以患者无痰、血为厥之脉证，却有脉细兼弦涩之象，而与《证治汇补》所述：“暴怒则倒，身冷无涎者，名曰气厥”相类故也。气厥多见于癔病性晕厥，故又与思郁有关。张景岳云：“思郁者，则唯旷女，嫠妇，及灯窗困厄，积疑在怨者皆有之。”所以程氏云：“厥证妇人常有之，其为情志郁勃致病显然。”

夫郁因思起，思则气结，结于心而伤于脾也。故厥证虽以肝为主，而心肺脾肾亦多涉及。良以气由肺主，郁之则滞。气滞则不能朝百脉，布水津，运营血，于是百病乃生焉。气厥之治，景岳经验：“宜先顺其气，然后随其虚实而调理之。”程氏本此旨，嘱患者“戒怒舒怀，惜劳静养”，以除其因。若肝不舒，郁不解，怒何去？气何顺？厥当常发，肝必更损，病必愈甚。况属女子，尤应开郁为先，然后施以药治。

治郁之方，古有多种，程氏首重“逍遥”，因“逍遥”一方而纲三法，即“辛散、酸收、甘缓”俱备，且其和润而不峻燥，乃治郁之良方也。以此施于“阴亏血燥之体”甚合。而阴亏血燥，又当补血养阴。四物汤固尔相宜，而芎辛须去，归蒸减温，地黄生用于先，意在滋阴以制虚火，熟用在后，实为补血以济其虚。可见程氏遣方用药，何等审慎。

木郁既久，必犯阳土，阳土为胃，首当其冲，故有“厥来，脘中有块，按之则痛，食下阻滞”之表现。欲理其气，则燥之伤阴，乃从醒胃疏肝泻热着手，唯以兰桑等药是赖。此举，非通经达药者不可为也。

厥而肢掣，乃风阳激荡所为。风从内来，肝急可知。故须借助于甘麦大枣汤和千金复脉汤熄风缓急。诚以“厥发日久，肝风内扇”，必将累及心营。心为君主之官，主不明则十二官危矣。宁心安神之茯神、枣仁、琥珀等品，岂可缺乎。为虑其阴虚阳越，潜之以牡蛎、鳖甲，势在必行。此皆治厥之兼证也。

“俟其痞消厥定”，用加减六味汤以滋肾养肝，肝木得养，则条达畅茂可期矣。再加达观静养，情志得舒，厥安从来。

从上可知，程氏对于本案之辨证，重视阴阳虚实之变化，气血脏腑之关联，其论治也，则侧重于疏肝解郁，理气养血，滋阴潜阳，并以滋水涵木善其后，井然有序，纤毫不乱。

张仲篪翁息贲喘嗽

情志抑郁原属肝病，辛散、酸收、甘缓，俱厥阴正治之方，屡投未应。窃思肝木不平，金失其刚，肺脏不能无患。肺欲收，观其胸痞喘咳不得卧，岂非肺张不收，卧则叶黏背俞，阻塞气道之故乎。经言：诸气膹郁，皆属于肺。喻氏发明秋伤于燥、冬生咳嗽之义，是知郁病可不专责于肝，而燥证则全关于肺也。盖肺主气，居相傅之官，苟治节有权，则清肃下行克称其职。病缘木郁生火，兼挟燥邪，金受火刑，令失清肃，肺燥叶张阻塞气机而为患矣。倘果专属肝病而不涉肺，何至喘咳不能着枕耶？且肝病治肺，辅金制木，道犹不悖。设令肺病不救，则烦冤逆满，内闭外脱，更何加耶？拟千金苇茎汤大意。

【按语】息贲，系指呼吸急促、气逆上奔之疾患，属于五积之一，其病在肺。而“情志抑郁”、“肝木不平”，其病在肝。唯肺主气，司呼吸，喘嗽之证，要皆从肺治，若专责于肝，非其宜也。故屡授“厥阴正治之方不应”。虽然有侮金之变，但金亦有制木之常，果金不失其刚，木何能以侮耶？

本案之所以证成息贲者，除因肝木不平，木郁生火，而使金受火刑之外，还缘兼挟燥邪，肺受其苦。喻昌曰：“燥亦火类”，二火相加，灼烁娇脏，必有水涸金枯之患，试问清肃之令何以行，喘嗽之证何以起？程氏有鉴于斯，以肺论治，苦其急也。同时金可制木，治肺亦即治肝也。故以千金苇茎汤清降肺气，涤痰泄热，庶无“烦冤逆满，内闭外脱”之危。善哉其治。

方竹坪翁头痛

质亏烦劳，证经多日，诊脉虚弦带急，精神欠充，夜寐少逸。询其病初并无寒热，知非外因。唯头痛乍轻乍重，推求其故，东垣云：内伤头痛，时痛时止。究缘烦劳抑郁，水不涵木，肝风上扰清空，鼓动不定。夫头痛神烦，倏然而至，迅速莫如风火。但身中阳化内风，非发散可解，寒凉可平，必须阳和，庶乎风熄。经旨以下虚则上实，阴伤阳浮冒，上病疗下，滋苗灌根，语可味也。

【按语】本案患者头痛多日，“乍轻乍重”，其初并无寒热。故谓“知非外因”。既非外因，当为内伤头痛无疑。况其禀质素亏，又加“烦劳抑郁”乎。《见闻录》云：“外感头痛，如破如裂，无有休歇；内伤头痛，其势稍缓，时作时止”，更进一步证明程氏之言有据。

然内伤头痛，率有多端，或为气虚，血瘀，或为肝火，痰浊，或为寒厥等均可致之。而程氏认为本案则为“水不涵木，肝风上扰清空……”所见甚是。一因其“质亏烦劳”，伤于心肾；二因其“脉虚弦带急”，病于风木。肝肾居于下焦，今伤而且病，故言其“下虚”也；肝阳化火生风，循经上僭，故谓其“上实”也。而欲制其上，必须疗其下，法唯壮水滋木，和阳熄风，方为上乘，岂寒凉、发散所可为法耶？

洪竝锋翁脾阳虚，寒湿内伏，重用温补治法

夏月伏阴在内，当于寒湿中求之。议以理中汤，温理脾阳。服药泻止呕减，舌苔少退。此由脾阳向亏，卑监之土易于酿湿，阳气不足，寒自内生，既无外邪干之，本气自能为病。今既投机，只可于方内增分两，不必于方外求他味。其所以不骤加阴药者，盖恐肥人之病，虑虚其阳耳。

经云：阳气者，若天与日，失其所则折寿而不彰，故天运当以日光明。日光不到之处恒多湿生，土之薄也。经又云：脾苦湿，急食苦以燥之。脾阳健，可冀运矣。昨方加增分两有效，足见尚是病重药轻。然当此盛暑，参附大剂服逾两旬，病犹未却，虚寒情状亦可畏矣。安心稳守，功到自成。

【按语】脾主运化，喜燥恶湿。寒易伤阳，湿多困土。脾阳气虚，寒湿不能辞其咎，运化失健，已土又内生寒湿。二者互为因果，其理甚明。

患者脾阳向亏，失于温补，伏阴在里，夏月犹寒。以致清气不升，故为“下泻”；浊气不降，故为“上呕”。清气者何？脾气也；浊气者何？胃气也。若升降失调，则脾胃皆病，不升不降，则气立孤危。

本案以脾阳先虚，寒湿内伏，治当以燥药升之，升燥属阳，正所以补其虚也。故程氏以理中汤加附子与之，而收“泻止呕减”之效。所谓“太阴湿土，得阳始运”（《临证指南医案》），义可知矣。效不更方，药增其量，岂可以盛暑而避之，以阴药而制之哉。即若是，亦仅见“舌苔

少退”，病未全蠲，其虚寒之重，于此可见。故医者“胆欲大而心欲细”，否则病重药轻，不能却其证，病轻药重，又将伤其元。程氏嘱其“安心稳守，功到自成”殆取其中乎。

洪庭光兄肝风眩晕，证类猝中

病起偶然眩仆，医谓急虚身中，猛进甘温峻补，转增胸胀呕吐，不饥不便。有时浮阳上腾，面赤唇口干燥。然脉尚和平，寝尚安稳，言语尚觉明白，求其所因，良由肾元下虚，水不生木，肝风鸱张，以致发时状如中厥。经谓：诸风掉眩，皆属于肝。温补药重，激动肝阳，其胸胀呕吐，不饥不便者，无非肝风扰胃，阻胃之降而然。使果真阳飞越，雷龙不藏，则脉必浮大无根，证必烦躁，无暂安时。且前服温补诸方，岂有不效，而反病增之理。所定制肝安胃，尚有商者。盖肝阳冲逆，非介不足潜其咸；木火沸腾，舍酸无可敛其焰。拟于方内加牡蛎、乌梅二味，更觉相宜。痰涎频吐，胃液必伤，再加石斛、蔗汁，益阴保液，尤为符合。

【按语】肝风多由肝火和肝阳转化而来，其特点具有内风征象，即动摇症状。由于肝脉系目交巅，一旦病发动摇，则脑转目眩，易致“晕仆”。前医失察，竟谓“急虚身中”，“猛进甘温峻补”，转令证增，何其不慎之甚哉。果为“急虚身中”，其脉尚和平，寝尚安稳，语言尚觉明白”，又将何以解释？

其证既明，其因何在？程氏认为：“良由肾元下虚”，不能滋养肝木，导致肝阴不足，阳不敛藏。由于肝阳上亢，化风扰巅，故成“晕仆”。“晕”为旋转，“仆”为颠翻，故谓“证类猝中”。

初治此证，当以滋肾养肝为妥。今“证类猝中”，实重用温补之过也。程氏知其非而易其法。根据其现实证情，于“制肝安胃”之中，增用介潜酸敛，蔗、斛保津之品，俾其风阳可熄，阴液得滋，又何患乎肝风上巅扰胃哉。

叶振标翁证患似膈非

肝主怒，怒则伤肝。脾主思，思则伤脾。病缘情志不适，初患上焦痞闷嗳噫，此肝气横逆，阻其胃降而然。医者不察，浪投槟榔枳朴，损伤胃气，转致胸脘胀痛，泛泛欲呕，食面尚安，稍饮米汤，脘中即觉不爽。纠缠三载，似隔非隔，百计图之，总不见效。经云：肝在地为木，其谷麦。不能食谷而能食麦者，肝强胃弱之故也。盖胃弱故谷不安，肝强故麦可受耳。安胃制肝，法当不谬，但证属情志内伤未可全凭药力。张鸡峰以为神思间病，当内观静养，唯逃禅二字甚妙。夫禅而名之曰逃，其心境为何如哉？

【按语】“膈证”，以阻塞不通，食物难以下咽为主。《内经》云：“膈塞闭绝，上下不通，则暴忧之病也。”《医贯》云：“噎膈者，饥欲得食，但噎塞迎逆于咽喉胸膈之间，在胃口之上，未曾入胃即带涎而出”，言之更凿。

本案病由情志不适而起。“情志”属肝，“不适”当郁，郁而犯胃，和降失职，故“上焦痞闷嗳噫”。奈何医者不治肝而治胃，转令胃伤，岂仅槟榔枳朴之浪投，实亦舍本逐末之不当也，因此，“胸脘胀痛，泛泛欲呕”。所幸尚能食面，但“稍饮米汤，脘中即觉不爽”，似膈非膈，证极显然。

程氏见其恶谷受麦，颇合《内经》肝强胃弱之论，故以“安胃制肝”为法，甚当。但以情志为病，药物难奏全功，须以“逃禅”为助，“禅”为静思，“逃”为避开，实即含有超然脱俗、不为尘念所扰之义，故谓“甚妙”。

洪星门翁吐血

脉大不敛，阳虚体质，兼多烦劳，旧病喘、汗，服温补煎丸相安。月前偶感咳嗽，续见鼻衄痰红，日来吐多不止，口苦食减，头昏气促。若论寻常吐血，不过肝肺之火，药投清降，火平其血自止。尊体精气本虚，一阳初复，形神交劳，水火不交，气随血脱，病关根本，再投清降损真则阴阳离决矣。先哲有见血休治血之语，可味也。议从黑归脾汤，培养心脾，佐以生脉保金，摄纳肾气。

服药三剂，血止脉敛。经云：人四十而阴气自半。平素质亏多病，今复大失其血，生生不继，脏真耗伤，灌溉栽培，尤非易事。夫血虽生于心，藏于肝，实则统于脾。古人治血证，每以胃药收功，良有以也。再按痰之本，水也，原于肾；痰之动，湿也，由于脾。《内经》以痰多为白血，此果痰也，果精血也，岂精血之外别有称痰者耶？故昔贤又有见痰休治痰之论。参五阴煎，水、土、金，先天一气化源也。

【按语】 本案患者于偶感咳嗽之后，出现“鼻衄痰红”，可见血由肺来，经气道而出，非由胃来。从食道而出，证名“吐血”，未必尽然。但“日来吐多不止，口苦食减”，又似脾胃内伤、气不统血，若谓“咳血”，理亦欠妥。究其出血之源，无非肺胃，且皆从口出，故以“吐血”名之乎。

《医家心法》云：“吐血一证，其所因表里不同，虚实各异……”医不明辨，习为火盛。夫出血虽以热迫为多，但亦有虚寒所致者。如“气虚挟寒，阴阳不相为守，荣气虚散，血亦错行”（《千金要方》）。患者素体阳虚，“质亏多病”，证非实火，当无疑义。

程氏证因并重，从虚论治，切中病机。方用黑归脾汤培养心脾，合生脉散益气养阴。心脾既健，则生生不息，血得其统；肺气受滋，则治节有权，肾亦蒙益，因肺为水之上源也。由于澄其源而塞其流，故获“血止脉敛”之效。

景岳五阴煎为治真阴亏损脾虚失血之方，所重在脾。方中除酸敛之白芍、五味，与滋肾之熟地、山药外，余为参苓术草、莲肉、扁豆一派健脾补气之品。以此善其后，盖从《仁斋》所谓血症经久，多以胃药收功耶。

龚西崖兄咳血

向患血证，发将匝月，医用血脱益气之法未为不是，唯嫌脉数不静，肌肉咽干，呛咳莫能正偃，咳甚则血来，咳止血亦止。血去阴阳，阴不恋阳，水不制火，刻值金燥秉权，肺被火刑，金水不相施化。《医贯》云：不投甘寒以降火，骤用参芪以补阳，此非医误，不知先后着也。自述胸脘乍觉烦冤，即咳频血溢。按冲为血海，其经起于气街，挟脐上行至胸中。冲脉动，则诸脉皆动，岂非下焦阴火上逆，血随火升之故耶？火在丹田以下曰少火，出丹田以上曰壮火，少火生气，壮火食气，欲止其血，须止其嗽，欲止其嗽，须熄其火。然非寻常清火止嗽之药所能奏功。务使下焦阴火敛藏，火不上逆，金不受刑，嗽止血自止矣。

【按语】肺主气，咳者气病也，故咳血属之于肺。肺为娇脏，喜润恶燥，喜清恶浊。若肺阴不足，感受风燥之邪，或肝火犯肺，或阴火上腾……均能损伤肺络，使血液离经而咳出。

本案“向患血证，发将匝月”，当为咳而出血已非一朝。病久体虚，虚而复病，可以想见。“刻值金燥秉权”，肺受火克，清肃之令不行，故而“脉数不静”，“呛咳不能正偃”。治当甘寒滋润，壮水制火，始为正途，岂可药投温补，益虚其阴耶。所谓“血脱益气”，乃急救之法也。今血虽出而尚未至脱，骤用此法必气壅而烦冤，咳频而血溢。云非医过，指其功可扶正，但施之非时，究难免法乖之议。

故凡血证由阴火上腾所致者，必须滋阴降火，导龙归海。阴火敛藏。自无上逆之机，金不受刑，岂有咳血之变哉。

吴曜泉翁乃媳痉厥变幻，证治之奇

前议安胃制肝，呕吐稍止，脘仍痞痛，大便未圊，手抖目窜，齿龂唇干，舌黄肌热，肝风痉厥，状已显著。据述病因情怀郁勃，夹食而起。郁则伤肝，食则伤胃。木郁宜达，腑病宜通。

昨宗仲圣厥应下例，便解结粪数枚，中宫痞形稍软，饮入不呕。唯肝风未熄，痉厥仍发，肌热口渴，面赤齿干，胸脘嘈杂。病由肝木抑郁，腑气阻闭，变化火风。下焦腑气虽通，上脘火犹未降。姑议平肝熄风，舒郁清热。

诸厥属肝，肝为风木之脏，相火内寄，体阴用阳。肝气上逆，胃当其冲，食不得入，是有火也。古称寒热之气相结于心下而成痞，相阻于心下而成格。又云：厥阴为郁，气上冲心，心中疼热，饥不能食。仿半夏泻心，减去守中之品。

肝郁逆胃，阻胃之降，中焦痞塞，不食不便，连日肝风势平，脘热亦减。唯胸痞未宽，不思饮食。前用润下，微解结粪，昨晚两番欲便，未得解出，似有宿滞未净。胃宜通，肝宜凉，乃病治之法则。

郁抑夹食，激动肝风，神昏肢掣，烦热胸痞，不饥不便，曾投承气泻心获效，加怒病复，连日诊治，证犹未减。自言脘中热闷，口渴唇干，头筋抽痛，有时气冲，厥晕即发，大便欲出不解。病久反复，诚难想法。然扬汤止沸，不若仍用釜底抽薪，阳明腑气一通，厥阴风木自平。但成败利钝，虽武侯之明，亦难逆睹也。

便通复闭，脘痞依然，按之尚痛，食不阻塞不行。然下法用经两次，燥粪已圊，所有热滞，亦应推荡。何至牢锢若此，迁延两旬。言微形倦，似未可以再攻。奈痞结不开、补之不纳，仍宗土郁夺之，实有羸状之义。

【按语】《临证指南医案》云：“厥者，从下逆上之病也，痉者，明其风强之状也，所以二字每每并言”。故凡突然昏仆无知，手足僵冷者多为厥；项强、口噤、肢掣、筋挛，甚至角弓反张者，当为痉。

患者“手抖肢掣”，齿龄目窜，显属痉象；“神昏厥晕”，乃厥之征。呕吐便秘，脘痞而痛，“食少或不食”，胃腑不通也。唇干肌热，里热之甚也。症情虽然复杂，无非肝胃为病。既因“情怀郁勃”而伤肝，“夹食”壅滞而伤胃，故当达郁通腑为宜。

通腑则当下，达郁则宜舒，因遵长沙治厥应下之旨施治，“便解结粪数枚”而痞软呕止，初见成效。唯“痉厥仍发”，未建全功。或因通腑重在涤滞，力不及肝。肝性刚强，善干他脏。肝气一逆，则诸气皆逆，逆甚则厥。肝郁化火，热极生风，阴液重伤，经脉失养，痉何能息？可见本证以郁为主，以食为从，治由食始，郁不能伸，欲求痉平厥止，何由而得？故法易“平肝熄风，舒郁清热”，效否？未详。且谓“肝气上逆，胃当其冲”，气结痞成，食何能入？法仿半夏泻心之意，证情虽减而痞结未开，饮食不思，欲便不出。因又以“凉肝泄胃为继，颇合过郁者宜辛宜凉，乘势达之，过壅者宜通宜泄，因势导之”之旨，效否？又未详。

综观前治，先从承气通腑，后以泻心散结，均获小效。但待“加怒病复”，胃热肝强之际，两用下法，便通复闭何也？盖以病变在怒，通腑难平。根据“急则泻其子”之义，似当再用泻心为愈。久病反复，必具羸状，岂属“实”为？仍夺其土，恐非良治。

叶震先兄肝风眩晕

肝者，将军之官，刚极之本，其藏血，其主筋，肝病则血病，筋失所养，眩掉强直，诸证生焉。要知此乃肝家自生之风，非外中之风也，治肝之法可不以为先着耶？但东方木，生于北方水，使无此水，何以生之？使水不足，何以涵之？虚则补母，厥有深意。平素嗜饮，醪醴伤阴，足间常患流火，行步振掉，皮肉干瘠，春来渐有眩晕之象，肝风勃勃内动，加以阴络之血，又从痔孔内溢，淋漓不已，将何以荣筋泽肉乎？斯恙由来有自矣。目下年纪尚壮，犹可撑持，过此以往，欲求良治，不可得也。

【按语】肝性刚强，内寄相火，须得肾水以涵之、真气以制之，始成柔和之体，遂其条达之性。尚精液有亏，肝阴不足，血燥生热，热则风阳上升，窍络阻塞，而为头目不清，眩晕跌仆等证，故名肝风眩晕。

本案患者平素嗜饮。酒性热为阳，易伐肝体，嗜饮过度，阴血益伤。兼之“痔孔内溢，淋漓不已”，皮肉不得其养，故而干瘠。酒味甘甜，易生湿热，湿热下注，发为流火。邪滞经络，步行受制，故而振掉。风性动摇，其用属阳，得春之气，必然升发。肝为风木之脏，应之则“勃勃欲动”，眩晕乃作。故程氏以从肝论治为先，以滋水涵木为法，切中肯綮，当可取效。但强调壮年施治，以借助生生之力，否则精力就衰，得毋丧失其机乎！

吴双翘兄幼女目疾

目得血而能视。黑轮上戴日久，涩痒羞明，弦烂流泪。眼科苦寒消散，屡服无功，可知无形之火，原非苦寒可折。王太仆云：寒之不寒，是无水也，壮水之主，以镇阳光。小儿纯阳，从钱氏六味地黄汤治法。

曩缘血虚肝燥，目痛羞明，苦寒消散，阴气益弱。今年厥阴司天，风木气王，秋深燥气倍张。肝藏血，其荣在爪。观其爪甲，枯槁剥落，肝血内涸显然。前议壮水，以平厥阳冲逆之威，继佐芍甘培土，酸味入阴，甘缓其急，交冬肾水主事，木得水涵，庶可冀安。

哭泣躁烦，究由脏躁。肝在窍为目，肺在声为哭。地黄滋肾生肝，二冬清肺润燥，所加黑羊胆汁引之者，盖肝位将军，胆司决断，胆附肝叶之下，肝燥胆亦燥矣。故取物类胆汁以济之，同气相求之义也。

【按语】目为肝之窍，肝血足，则目得所养而司灵明；肝血虚，则目失所养而视物昏花。故目疾虽生于局部，而与肝脏却有密切关系。唯本证之生，常因火致，但火有虚实，不可不分。有形之火，须苦寒直折，无形之火，应壮水滋阴。眼科未事详求，以虚为实，误用苦寒消散，宜其屡服无功也。

要知实火为患，必见红肿掀热。今其“黑轮上戴”，血燥生风也，“涩痒羞明”。燥气所致也，“弦烂流泪”，燥胜化火也。然则燥自何来？观其爪甲不荣，便知肝血不足所致。再加秋深燥极，目疾乃成。所议“壮水平肝”正所以急其所急也。

病儿“哭泣燥烦”，程氏认为“脏燥”，但此“燥”究非彼“燥”，岂可等同？故用地黄、二冬滋肾清肺，俾金水相生，云腾雨降，则燥又何患乎？

汪式如兄阴暑感证转为瘅疟，前后治法不同

证经七朝，两投温解，寒热退而复发，干呕不渴，舌腻、头痛。病缘本质不足，因热贪凉，感受阴暑之邪，怯者着而为病。方订理阴煎，冀其云蒸雨化，邪从少阳转枢，归于疟途则吉。

寒热如期，呵欠，指甲变色，似走疟途。证因阴暑逗留，非开手正疟可比，仍宜壮中温托，参以姜枣和解。现在寒来，且看晚间热势若何，明日再议。

寒热仍来，邪犯未解，口仍不渴，体犹怕风，时当盛夏，姜附服至四剂，并无火象，使非阴暑，安能胜任？不问是疟非疟，总属正虚邪留，辅正即所以祛邪，强主即所以逐寇。

昨发热至五更，汗出始退。今日午初又至，呕恶呵欠。前次尚有微寒，此番并无寒意，脉见弦急，由阴转阳之机。大凡阴证，得以转阳为

顺。证既转阳，温药当退，中病则已，过恐伤阴。病经多日，正气受亏，辅正驱邪为是。

汗出热退，头痛稍减，脉仍弦急，舌苔转黄，疮刺俱见，寒邪化热无疑。恐其热盛伤阴，酌以补阴益气煎出入。

质亏感证，经十二朝，单热无寒，午初起势，黎明汗出退凉，确系伏暑为病，较之伤寒，其状稍缓，较之正疟，寒热又不分明。经云：少阳为枢。阴暑伏邪，得从枢转，尚属好机，不然则邪正溷淆，如白银中参入铅铜，不成银色矣。夫伤寒一汗可解，温暑数汗不除。盖暑湿之邪，伏匿膜原，所以驱之不易。今寒邪既传，似可清凉，唯嫌受病之原，终从阴分而来，甫经转阳，苦寒未便骤进。昨日养阴和解，夜热稍轻，头痛稍减，脉急稍平，窥其大局，守过二候，当可获效。

热来稍晏，势觉和平，黎明退凉，渴饮较多。汗至午时，尚未收静。夫暑汗和虚汗不同。经言：暑当与汗皆出，勿止。脉急渐缓，头痛渐轻，小便渐淡，邪剩无多，今将二候，愈期不远。按纯热无寒曰瘅疟，瘅卸阳亢之名，用药自应转手。

昨热乍止，势犹仿佛，脉急已平，神采稍好。唯舌根尚有黄苔，口犹作渴，仍属伏暑余波，今朝两日，热难骤止，好在发作有时，上瘅疟同例。《内经》以为阴气孤绝，阳气独发，参加减一阴煎。

昨热仍作，其势较轻，证属瘅疟，因系伏暑，了无遗义。喻氏论瘅疟，会《内经》、《金匮》微旨，从饮食消息，调以甘药二语悟入。主用甘寒，保阴存液，《指南医案》治用梨蔗，亦此意也。推诸病状，与秋时晚发之证相类，气候稍有不符，情形大略则一，必须两三候外，日减一日，方得全解，届期可许霍然。

【按语】 阴暑者，因暑受寒也。瘅疟者，但热不寒也。二者一阴一阳，变化于一人之身。欲其从阴出阳，由重转轻，终期可解，自非朝夕可就，必须因势利导，始可为功。

案述患者“本质不足，因热贪凉，感受阴暑之邪”而致病。然两投温解，何其不效？盖以唯虑其寒，未虑其虚也。故改以理阴煎为治。此方既有熟地、当归之补，又有干姜、炙草之温，温补两全，虚寒皆济，可谓善矣。奈证虽有转疟之机，而阴暑却有逗留之意，乃以“壮中温托”继之，“参以姜枣和解”，以待其吉。《温热经纬》曾言：“温热暑湿诸感证之邪气流连者，治之得法，亦可使之转疟而出。”今“寒热如期”，“指甲变色”，自属疟状。但“邪犹未解”，正尚多虚，续以扶正祛邪为法，终使寒邪化热，渐次纯热无寒，“脉见弦急”，而为瘅疟。王孟英云：“瘅，单也，谓单发于阳而病热也。”瘅疟之治，李中梓认为“感暑发者，人参白虎汤，秋凉发者，小柴胡汤”。程氏认为本案证由阴转而来，不拘其方，而略采其意。初则补阴益气，继则养阴和解，病情渐减。此时脉急虽平，神采稍转，但苔黄口渴，余热尚羁，故参用加减一阴煎濡液滋阴，以善其后。

综观本案之治，其特点并不在于前后证情不同而治法有异，而在于如何促使其病证由阴转阳，寒从热化。析其转变之机有三：一为阴暑之邪，伏于膜原，界乎半表半里之间，为少阳所主，具有转枢可能；二为因势利导，见其虚寒，投以温补，温以驱寒，补以却虚而建立转化基础；三为掌握沉阴既解，阴暑渐去，阳气独发，瘅疟乃成之机，远苦寒而护津液，因此，阴平阳秘，而致和平。

又乃嫂喉痛，清药过剂变证

恙经两旬，起初喉痛，清凉迭进，喉痛虽好，变出舌强语涩，食少形疲，头昏足麻，虚里跳动，一派虚象，切防肝风变幻，若恐余烬未熄，亦当壮水养阴，断无再用苦寒之理。舌乃心苗，肾脉系舌本。当于心肾两家，求其水火既济之道。

早诊言防肝风变幻，午后突然口眼歪斜，心悸、肢掣，此肾真下虚，水不涵木，以致内风鼓动，更怕痉厥之险。经云：肝苦急，急食甘以缓之。祖千金复脉方法。

连日肝风已平，食少欲呕。人以胃气为本。病久正亏，全仗饮食扶持，胃气不旺，药难奏功。究缘前患喉证，煎、吹二药，清凉过度，脾胃受伤，不必虑其有火，且恐变为虚寒。脾开窍于口，脾和则口能知五味。口冷不渴，岂非脾胃虚寒之明验。与温养脾阳，仿理中六君方意。

服药两剂，呕止胃安，虚里跳动，舌强，口歪诸证尚未见效。虚风不息，谷少胃虚，固当扶助脾元，建其中气。第土由火生，既虚且寒，更须兼补其母。

【按语】喉痛一证，除外感邪毒外，内伤之损于五脏者亦可导致，尤以肝肾阴虚者为多见。肝肾阴虚，则水火失济，相火妄动，发为喉痹。

本案"起初喉痛"，即因水亏火旺。火热上蒸所致。肾主水，水亏不能涵木，肝主木，木旺则风火升腾。由于上实下虚，所以"头昏足麻"，由于风痰阻络，所以"舌强语涩"。舌为心之苗，心火一动，则相火翕然从之，故"虚里跳动"。肝风实起，上干头面，而为"口眼歪斜"，纵横冲逆，而为"心悸、肢掣"。此皆因清凉过剂，重伤真元也。张景岳曾言："邪火之盛……可以苦寒折之，亦不可过剂，过则必伤元气。"清凉虽非苦寒，但过剂则无异于苦寒矣。正因如此，而使胃气受戕，"食少欲呕"。千金复脉方，虽已抑其肝风，却未和其脾胃。脾气不升，胃气不降，重寒之故也。所以程氏曰："不必虑其有火，且恐变为虚寒。"故又以理中六君温养脾阳，而收"呕止胃安"之效。但其口歪、舌强、心跳之象尚存，足见其虚风未熄。而胃虚纳少。法应建中，建中首在补脾，补脾更须益火。待其元气恢复，则虚风当可渐熄矣。

综观本案以虚火始，以虚寒终，变幻多端。皆因清药过剂之咎。医者用药，能不慎欤！

又患伏暑危证，拯治原委

日前诊视，拟属质亏受暑，热伤胃阴。诸呕吐酸，皆属于热。商仿黄土稻花汤，养胃涤邪，服药呕减热缓，唯舌腻未退，脉急未和，寐仍欠逸，心烦体躁。正虚邪留，辅正兼理余波，治法固虽不谬，所嫌热久呕多，形倦不支，目阖少神，不独伤阴，亦复伤气。不患邪之不除，而患正之不守，未可以呕减小效，恃而不恐。

昨夜仍不安寐，今日巳刻，陡然神昏齿嘸，状类痉厥，舌苔黄腻，反甚与前。证虽多朝，伏邪未透，本体向亏，况经三侯之久，驱辅两准。暑喜伤心，风喜伤肝，入心则昏迷，入肝则瘈疭，其危若此。姑订甘露饮台乾一老人汤，养正涤邪，稳持不变，庶可转危为安。

夏暑内伏，秋时晚发。前见热势鸱张，不得不为清凉，复虑正气不胜，兼佐养阴固本，以杜痉厥脱变。其热朝轻暮重，口渴心烦、舌黄欲黑，足征内热燔灼，若非急为徙薪，必致焦头烂额，幸得热退，方许坦途。质亏伏暑，病经多朝，邪热虽减，正气更虚。自云：心中焦烦，口渴嗜冷，固知邪热未清，然形倦如此，清凉又难再进。前案所谓不患邪之不除，而患正之不守，洵非虚谬。原知邪实正虚，未敢直行扫荡，无知邪热蕴炽，舌苔欲焦，神迷欲厥，所商养阴固正，清热涤邪，睹斯症状，邪未净而正欲倾，将何图治耶？复脉生脉合参，再望幸成。

昨订亟固真元，以拯危殆，夜来狂叫晕汗，黎明神识渐苏，脉大稍敛，面赤略退，舌苔仍黄，口仍作渴，头额手心尚有微热，倦怠依然。唯询问病原，略能应对，较昨昏沉形状稍好。质亏载邪，纠缠四候，正虚固不待言，余烬似乎未熄，苦寒虽不投，甘寒尚可取用。

证将匝月，危而复苏，虽属伏邪黏着迅速难驱，亦由正气不充，无力托达。凡治质亏加感之病，起初最难着手，不比壮实之躯发表攻里，邪去病除之为易也。神明清爽，似属转机，然肌热未退，大便欲圊不解，固非实热为殃，亦缘虚焰不熄，仍议育阴固正，濡液存津，阴血下润，便自通耳。

养阴濡润，便仍未圊，热仍未净。病人自言心烦，口渴喜吃生冷，总属热久阴伤，津液被劫。虽仲景有急下存津之法，现在正气动摇，焉能商进？考渚张介宾及高鼓峰前辈所论，伤寒温暑，热甚伤阴，舌黑便闭之候，悉用左归、六味、甘露等方，以代白虎、承气。见效虽迟，稳当过之，谨宗其旨。

病候缠绵，变幻不测，刻诊脉耎，形疲气坠，都系虚象。外热已轻，舌苔既退，内热料亦无多。大便未圊，腹无苦楚，听其自然。知饥啜粥，胃气渐开。一意固本培元，当此九仞，加意留神为上。

【按语】本案患者质亏受暑，暑邪内伏，秋金气搏，病发于里。此证转变规律，一般外达则日轻，内陷则日重，主要取决于体质强弱与治疗当否。现病已“热伤胃阴”，形成呕吐。暑热既减，正气必戕，呕吐若多，阴液应竭。故仿黄土稻花汤与服，以甘平和胃而获呕减热缓之效。状似可为，实则气阴两伤已至“形倦不支，目阖少神”之际，决非小效所能弥缝其阙也。

诚以正气过虚，不能托邪外出而内陷入里，以致热闭心包，风生肝木，故有“陡然神昏齿噤，状类痉厥”之变。病危若是，清解自不宜迟，养正更难或缓。因以甘露饮与乾一老人汤合而谋之。其热幸减，但其正气则益虚矣。夫热甚则易痉，虚甚则易脱，养阴益气，势在必行。程氏有鉴于斯，方以复脉与生脉同用，以济其急。或谓“夜来狂叫晕汗”，乃药之不效使然。答曰：非也。正因其放，口噤得开，邪随汗达，只是汗甚则虚，因虚而晕耳。岂不见患者神识渐苏，脉大稍敛，面赤略退耶，病示转机，可谓幸焉。但苔黄口渴、微热倦怠，尚未消除，取用甘寒，以清余烬，自宜。

由于暑热伤阴，津亏肠燥，故有“大便欲圊不解”之象。仲景有急下存阴之法，用于体壮邪实之人则可，用于阴亏气弱之人则非也。因此效法前贤，而用左归、六味、甘露等方以育阴固正，濡液生津，从而借水行舟，润通大便，方为上策。若仍如故，但腹无所苦，又何虑焉？

总之，程氏之治本案也，重在顾质亏，存津液，托邪达表，固本益元，卓识良谋，实堪效法。

吴妇血崩

经云：阴虚阳搏谓之崩。又云：悲哀动中则胞络绝，阳气内动，发为心下崩。病机已见大端。至于治法，方书虽有暴崩宜温，久崩宜清之语，要知此温清二字，乃示人大意，未可执论也。夫气为血之帅，暴崩气随血脱，每见晕汗诸证，故宜甘温以益其气。盖有形之血不能速生，无形之气所当急固。初非指温字为温烈之温也。阴为阳之守，久崩血耗阴阳，每见躁热诸证，又当滋养以培其阴。盖壮水之主，以镇阳光。盏中加油，浮焰自敛，亦非指清字为清凉之清也。

病由半产失调，始而经漏，继则崩中，黑归脾汤一方，按心、脾、肝三经用药，暴崩之顷，洵属合宜。若谓反复之故，除肝脾失其藏、统之外，或情怀不释，因怒动血者有之；或冲脉空虚，不司约束者有之；或肾水下亏，不能坐镇心火者有之；或元气大虚，不能收摄其血者有之，断无因服归脾汤而反致崩之理。

凡血离宫便成块，未可见血之有块即认为瘀。果真内有蓄瘀，必然胀痛拒按，何崩决数番，腹无所苦耶？血色紫黑固多属热，然须辨其热之虚实。经言：阳搏其阴必虚。心崩由乎悲哀太甚，其旨可见。再按肾开窍于二阴，冲为血海，脉起气街。据言：小解后，血随溢出，此肾真下亏，冲脉不固，益彰彰矣。

【按语】血崩乃漏下之甚也。二者证候虽有轻重缓急之不同，但“漏为崩之渐，崩为漏之甚”，关系又极密切。崩漏之成，率有多端，寒、热、虚、实、瘀、郁等因，均可导致。唯以阴虚阳盛，迫血妄行为多见；阳虚气弱，不能固摄亦有之。临证必须明察其久暴，治疗也当判别其温清。一般皆以“暴崩宜温，久崩宜清”。盖以暴崩血涌而防脱，故须甘温以益气，切忌燥烈；久崩阴耗而躁热，故须清润以滋阴，当避苦寒。程氏论述颇详，可谓深得治崩之妙。

患者“病由半产失调”而起，半产虽非足月而产，然其失血或有过之。所谓瓜未熟而强扭之，斫伤必甚。更何况产后失于调理，故“始而轻漏，继则崩中”。程氏于“暴崩之顷”，使用黑归脾汤施治，并无不妥。岂不闻《医贯》曰：“心生血，脾统血，肝藏血，凡治血证，须按三经用药”。《成方切用》曰：“归脾汤者从肝补心，从心补脾，率所生所藏而从所统”，安能用于暴崩而反致崩之理耶？其所以然者，除统、藏失职之外，必有他因存焉。

凭其血崩有块，血色紫黑，或谓瘀热在里则非也。其实离宫之血，每多挟块，苟为蓄瘀，岂能“腹无所苦”？紫黑之血，固多属热，然有虚实，不可不辨。本案病生于产后，产后百脉空虚，冲任尤甚，何以为实？况暴崩势急，阴血重伤，阳必搏动而为虚热，热盛则迫血离经，溢于宫外。病机如此，似无可疑。至于尿后出血与暴崩出血虽属两途，但因虚所致却一也。

许妇内伤经闭，辨明非孕

病由不得隐曲，以致脏真内伤，经期阻闭。女科不察病原，佥用清热安胎，愈医愈剧。考《金匮》虽有䗪虫丸治虚痨血痹之法，顾此羸躯恐难胜任，即水、土、金俱病，古人亦无笼统治理。议以早用四阴煎，育阴保金；晚仿周慎斋前辈，淡养胃气，甘益脾阴。盖土为物母，脾乃至阴。其他退热止嗽之药皆置不用，叶氏云：勿见热而投凉，勿因咳而理肺，诚哉是言也。

形瘦阴亏，脉虚近数，证见咳嗽侧卧，汗多食少，经停九月，失红三次。据述囊因腹中微动，疑是妊娠。经云：妇人手少阴脉动甚者，孕子也。又云：身有病而无邪脉也。今脉证如此，谅非孕征。果真有孕，不过气血之虚，胎不长养，虽费调理，尚在可为。无孕则血海干枯，势走怯途，殊难着手。且妇人重身，即有病端，但去其病而胎自安。漫究妊娠之是否，唯论疗治之何如。君以育阴保金，佐以调养胃气，夏至一阴能复，差可保守。

【按语】 妊娠必经闭，因血聚养胎也。但经闭未必妊娠，因寒凝、热涸、血枯、血瘀等均可导致。故辨别胎孕与否。仅凭“经闭”，似失周全。前医不察，“佥用清热安胎”。殊不明热从何来？胎有何据？要知其为热也，因患者有“不得隐曲”之情，志郁化火，灼金则为咳，犯土则伤阴，阴虚内涸，脏真失滋，故“经期闭阻”。今误为胎孕所致，而以凉药清之，不唯难以应验，势必益甚其疴。《医学从众录》曾言：“凡凉血清火之药……施之于阴火，未有不转助其虐者也”即可说明。且其“脉虚近数”，乃“邪脉”之征也，与“手少阴脉动甚”迥然不同，此其非孕者一也；“经停九月”，腹未见渐增大，若谓“气血之虚，胎不长养”，岂有临产依然腹无改变乎？此其非孕者二也。既然无胎，安之何益？

病既属于“脏真内伤”，其水必亏，木失水涵郁之更亢，克土侮肺，诸证皆作。四阴煎可治阴虚劳损，相火炽盛，津枯咳嗽等证，功能保金，兼以甘淡之品而培己土。金能生水，敷布全身，土可载物，化生不息，又何虑乎脏真不复哉？

汪孚占翁乃孙暑风惊证，反复治法

一热即搐，幼科呼为急惊。经云：东方青色，入通于肝，其病发惊骇。昨日惊作，至今热发不退，神识昏迷，哭不出声，唇干鼻燥，舌苔中黄尖绛。虽属时感燥邪，然必挟有伏暑，两邪相合，致病势暴如此。叫喊作努，头仰肢搐，肝风动摇，亟亟清解。守过一候，邪净热退，庶可安稳，夏暑伏邪，秋时感发，病起三日，热甚作惊，新旧两邪内犯心肝二脏。入心则昏迷，入肝则抽掣。观其撮唇弄舌，尖绛苔黄，伏邪化热显著。夫邪在皮毛，疏散可解；伏热内蕴，非清不除。病来势暴，未可因循，亟当清解伏邪，舍此别无法想。

两服清解，热退七八，惊势虽定，神犹未清，舌仍干黄，唇红目赤，伏邪未尽故也。口中生疮，火寻窍出，心热外解之征，清药仍不可少。虑其热盛伤阴，参以养阴亦可。

九朝惊定复作，馀烬复燃，肝风熄而复动。幸病不由吐泻而来，证属急惊，犹可无妨。热蕴在里，外反不热，肢反厥冷，所谓热深厥亦深也。若谓热盛伤阴，理则有之，若直指为虚寒，思投温补，断乎不可，仍当涤邪清热，平肝熄风。

病逾两旬，惊犹未定，神迷齿龂，肢掣头摇。证由夏伏暑邪，兼感秋燥之气，两邪相并，一热即惊。邪传手足厥阴，深伏于里，所谓脏者，藏也，邪难入亦复难出，故治法宜守。更有初、中、末三法，病初邪热炽甚，治宜清解，急驱其邪，不使陷伏；中治则和阳熄风，末治唯有养阴存津、缓肝之急而已。若云初起热甚惊作之时，当服桂枝汤，岂不抱薪救火，而犯桂枝下咽，阳盛则毙之戒乎？是病纠缠至今，尚有生机可图者，幸能纳谷，胃气未败，倘一投桂附温补，阳遇阳则为焦枯，胃气消亡殆尽矣。病势溃裂若此，恐难扭转机关。

伏暑至秋而发，邪陷手足厥阴，证经五十余日，肝风虽定，神躁未安，舌绛唇红，鼻疮便结。虽属病久阴亏，心肝伏邪总未涤净。今岁少阴君火司天，阳明燥金在泉，故多热燥之证，治病须明运气也。缓肝之急以熄风，滋肾之液以驱热。

服药数日，躁定寐安，时或仍有强直之状。经云：诸暴强直，皆属于风。许宣治前辈书称，暑风惊后强直者，属阴虚，治当养阴舒筋，僭仿其旨。

【按语】《世医得效方》认为：伤暑之后，又感风邪，以致手足时有搐搦者，可谓之“暑风”，《临证指南医案》认为：大凡可畏之事，猝然而至者，谓之惊，即“其病发惊骇”也。本案病名“暑风惊证”，殆以暑、风合邪蕴于前，形、声之异激于后而为惊乎？抑系因热盛而搐，习呼为惊哉？根据其“发热不退、神识昏迷”，“头仰肢搐”等证情，当为后者，而其远因则为伏暑，近因则为秋感也。二邪为患，内犯心肝，心火炽盛，故为昏迷，肝风内动，遂成肢掣。且夫“舌绛苔黄”已示“伏邪化热”，其病来势暴，昭然可知。

治应先彻伏邪，以清内忧，其在皮毛之外患者，又何愁而不解？故程氏主张以清解为法。初药之后，热大减而惊亦定，但神识未清，余邪尚在。所谓“口中生疮，火寻窍出，心热外解之征”，未必尽然。果如此，何时仅九朝，惊定复作耶？须知伏热内蕴，可外解亦可深陷，如此势暴之疾，岂可一鼓荡平？故初清只能遏其热势，不能彻其淫威。证既属于急惊，且有热深厥亦深之象，医者不为假寒所惑，而仍用“涤邪清热，平肝熄风”之法，可渭善诊者也。

然，病逾两旬，惊犹未定，何其顽固若是！盖以邪热深入厥阴，伏而难出矣。程氏认为治有三法，分期而用清热、和阳、养阴为治，甚当。本案由于热甚伤阴，非清莫解，故力斥温散之非，而以坚守清法为是。奈童休未充，抗邪力薄，致“证经五十余日”，邪犹未净。此非治不得法，实乃燥火用事使然。经曰：“燥胜则干”，必伤津液，火气偏胜，有害真阴，故滋肾养肝，法不可少。至于惊后强直，时或有之，显为液涸阴虚，筋惕肉瞤，治当养阴舒筋，以图其效。

查暑风惊证病机与治法，初集已有详明。程氏经验：若由吐泻而起，脉细质亏，不能受清凉者，多不可治。倘不因吐泻，一热即惊，脉洪质实，能受清凉者，十中可救七八。本案虽未记载其体脉，但病非由吐泻而来，且能纳谷，终当可救。

黄禹功兄阴虚咳血，误服阳药致害

操持经营劳思过度，病起咯血，后加咳嗽。孟秋诊过，告以肺肾阴亏，久咳虚火上升。津液生痰不生血，治当补水制火则其痰自除。第此甘醇静药本无速功，更医参附养阳，服至半月，诸证倍增。经曰：刚与刚，阳气破散，阴气乃消亡。是知证有阴阳，药有动静，阳主动，以动济动，火上添油也，不焦烂乎？且一星之火能烘千仞之山，一杯之水难救车薪之火。恙本火多水少，救阴尚恐不逮，岂堪燥烈更灼其阴乎？三冬肾水枯涸，来春奉生者少。语云：昌阳引年，欲进豨苓❶，其斯之谓欤。

【按语】“凡咯血者，于喉中微咯即出，非若咳血、嗽血之费力而甚也”（《景岳全书》）。二者血色皆鲜，多见于肺心疾患。

患者“病起咯血，后加咳嗽”。咳血出于肺，其实根于肾。肾水亏虚则阴火上炽，刑金灼肺，络伤血出；炼液成痰则痰与血混。故欲止其痰血，必制其阴火。何以制之？唯补水耳。岂可以“参附养阳”，更助其炎炎之势耶？《名医汇粹》云：“凡阴虚多热者，最忌辛燥，恐助阳邪也。”人参甘温，附子辛热，未有不助阳者。“阳有余便是火”，火益盛则阴益虚，病将无宁日矣。

要知药乃补偏救弊之剂，是以性味之偏调整其人阴阳之偏，故《内经》有“寒者热之，热者寒之，虚者补之，实者泻之”之训，自古遵行，焉能易辙。今反其道而行之，即非有意，必致误之，能不戒哉！

方侣丰兄挟虚伤寒，误治致变坏病

年届五旬，心事内伤兼挟外邪，误药因循，邪留不解，脉濡无神，汗多头晕。交午寒热，此阴阳衰惫，邪正交争，乌可与传经少阳之寒热同语。张介宾云：邪气如贼，其来在外，元气如民，其守在中，足民即所以强中，强中即所以御外。斯证斯时，曰：但驱邪可以却病，吾不信也；曰：舍扶正可以拯援，亦不信也。仲圣云：伤寒若吐、若汗、若下、若温针不解者，名曰坏病，知犯何逆，随证治之。虽然理固如斯，而病已濒危，大厦欲覆，一木恐难撑持。

劳感经旬，因循误治，邪陷正亏。喻氏所谓轻则半出不出，重则反随元气缩入。观其晕汗，每现于寒热之顷，此阴阳交争，正不胜邪，脱机

---

❶ 语出韩愈《进学解》。昌阳，即菖蒲，旧说久服可以长寿。引年，即延年。豨苓，即猪苓，有利尿逐水功用，与滋补药相反。全句意为：把菖蒲当作长寿药，却想推荐猪苓去代替它。于此说明更医参附养阳，与病相反，却反以为补。

显露。如盗入人家，门户洞开，藩篱不固。主惫如斯，何堪与贼角胜负耶。请先救人后医病。

【按语】凡感四时六淫之邪而病身热者名为伤寒。其谓挟虚者。邪实之中兼有正虚也。若治法乖违而致病情恶化，即称“坏病”。

患者内伤外感于半百之年，其体衰也可知。倘见外邪而解表，不虑体虚以强中，必使正气更亏，邪自内陷。案述“误治致变坏病”，盖则一因误于药，二因误于时也。误于药者，重在御外，疏于安内，误于时者，因循延宕，治不及时。因此，“脉濡无神”，“汗多头晕”。脉濡乃气血多虚，无神为脉来散乱，汗多属心营外溢，头晕系血不上承。尤其“交午寒热”，显示邪正斗争，而交午始作者，则因“日中而阳气隆”（《内经》）可助虚人一时抗御之力也。但“寒热之顷”，晕汗乃见，其为坏病，夫复何疑？

当此正不胜邪之时，谨防晕脱，苟拘于“知犯何逆，随证治之”，则大厦将倾，缓不济急矣。故程氏“请先救人后医病”。

谢翁证治，并答所问

年逾花甲，天真既薄，酒多谷少，脾胃复亏。书称胃主四肢，脾主肌肉。脾宜升则健，胃宜降则和。睹此手足牵强，肤腠绷急麻痒岂非脾胃不和，失其升降之道乎？《内经》以胃之大络，名曰虚里，出于左乳下。即今乳房肿胀，胃络不和之症。又按：痰生于湿，湿生于脾，由土薄也。土厚则无湿，无湿则无痰矣。阅所服诸方，均从肝治，以为凡病皆生于郁。但土为万物之母，试以五行言之。木虽生于水，然江河湖海，无土之处，则无水生。是故树木之枝叶萎悴，必由土气之衰，一培其土，则根木坚固，津汁上升，布达周流，木欣欣以向荣矣。

又问肾气丸能治手足麻木否？答曰：天一生水❶，水之凝处为土，坚者为石，其最坚者为金。水、土、金原同一气。凡人戴九履一❷，心肺居

❶ “天一”，北极神之别名。北方属天干壬癸，故言“生水”。

❷ 戴九履一原系“九宫图”中说明八卦中坎离二卦的位置及序数。离卦在上，故曰戴，其数九；坎卦在下，故曰履，其数一。戴九履一寓有离上坎下之意，而离卦属心火，坎卦属肾水，此处喻心肺肝肾在人体中的上下位置。

上，脾胃居中，肝肾居下。胚胎始基，先具两肾，此肾为先天之根，元牝之宅。肾气丸先天之药也，能助右肾命门火，使肾火生脾土，脾土生肺金，肺金生肾水，肾水生肝木。一方而五脏皆调，一法而水火两备。且夫人之手足，犹树之有枝也，人之肾命，犹树之有根也。乌有根本充盈，而枝叶不敷荣畅茂者乎？引指使臂，灌叶救根，何可与言至道？

【按语】 东垣曰："饮食失节，寒温不适，脾胃乃伤"。本案患者年高禀薄，"酒多谷少"。酒性温而味甘醇，易为湿热，热甚则伤胃，湿重则困脾，故饮酒过多，必为所戕。谷，性味甘平，滋阴长力，营精奉生，若食入过少，则脏腑失养，神形皆蔽，故"人以水谷为本"也。唯纳谷者，胃也，输精者，脾也。脾胃中伤，化源将绝，升降失司，清浊混淆，其不为病者几希。

案述病家："手足牵强，肤腠绷急麻木"，何也？皆以五味不和，骨乏其正，筋失其柔，气血难以畅流，腠理不能致密之故。洎乎"乳房肿胀"，显因胃络失于疏通；痰浊内生，当为脾土过于瘠薄。病非郁致，治肝何为？程氏按照脏腑五行属性论述土木关系，从而说明培土可以荣木之义，以纠正前医之谬，颇为中肯。

患者"年逾花甲"，其"形体皆极"，"命火衰微"可知。肾阳不定，易致脾阳不振。脾主四肢，由于得不到阳气温煦而手足麻木，亦不少见。肾气丸为温补肾阳之方，以之补水中之火来温运至阴，治疗手足不仁，未为不可。但以"肾为先天之本"、"水火之脏"为依据，运用脏腑五行学说，概论其方可调五脏，并喻肾如树根，四肢如枝叶，灌根则枝繁叶茂，亦治"手足麻木"，似嫌笼统。果如此，则健脾、补肺，养心、强肝等方均可不置矣。

饶君扬翁脾虚泻血，肺燥咳嗽，证治异歧

诊脉细濡，恙经多时，始而便泻，继则下血，渐致食少欲呕，形疲心愦，药无灵效，略投辛温，血下即多，稍用清凉，饮食即减，辗转却难借箸。然，医贵变通，未可见病治病，印定眼目。经曰：湿多成五泻。病始

于泻，脾虚酿湿。治湿固宜于燥，但脾为血之统，刚燥过剂，致动其血，内溢不已，阴络受伤，无如养阴之品恒多腻滞，又与脾胃欠合，此培其中州，扶其土母，不得不为之亟亟也。昔贤治血证，每以胃药收功，土厚自能胜湿耳。酌以淡养胃气，甘益脾阴，宗嘉禾饮。

服药数日，谷食稍增。视其病状与痢相似，即痢久正气未有不亏，亦当培养本元，资其生气。据述脘中如饥如嘈，是属下多亡阴，兼伤其气，观其得食则安，情已显露。方内参力加重，佐以乌梅，取其酸能生津，并可摄血。再考方书论久痢病根在大肠曲折之处，药力所不能到。有用至圣丹一方，余仿其法治验颇多，可备采择。

经云：阴络伤血内溢。然药用清热养阴而不效者何耶？经曰：营出中焦，中焦取汁变化而赤是谓血。中焦盖指胃而言。夫胃为水谷之海，气血俱多之经。药之浅者，饮食如常，旋去旋生；病之深者，谷少气衰，所生不偿所耗。脾与胃以膜相连，胃弱则生化无权，脾虚则统摄失职。书称不问阴阳与冷热，先将脾胃为调和。万物以土为根，元气以土为宅。议进归脾，理当如是。又述向有肝阳冲逆之恙，近兼举发。方内加入首乌，既可益阴，又可固摄，非熟地滋腻可比，乌梅畏酸不用亦可，但肠滑已久，须参涩以固脱。李先知云：下焦有病人难会，须用余粮赤石脂。

便稀食进，大有好机。病缠两月，气血受伤，以故尻骨[1]酸楚，颊车乍痛，便时急坠，行动乏力。初议专培脾胃乃血脱益气之法，续进归脾乃虚则补母之方。李士材先生云：先天之本在肾，后天之本在脾，二脏安和，百骸皆治。今既食增泻减，脾胃已调，自当进加肾药。

治疗匝月，诸证均减，寝食俱安，精神渐长。休素阴亏，加以便血久伤阴络，屡服胃药，气分虽充，阴犹未复。金为生水之源，金燥不能生水是以上膈焦干，鼻痒咳呛。夫药随病转，移步换形，医如珠之走盘贵乎活泼。气不足便是寒，气有余便是火。改议养阴润肺，金水相生，津回燥自濡矣。

经言：虚邪贼风避之有时。恙后体亏，加受外因，形寒头痛，脘闷欲呕，然舌无苔，脉不急，受邪知不甚重。正气不充，未可直行表散，治宜

---

❶ 尾骶骨。

扶正驱邪。

外感已解，痔疮举发，肛痛便复见红。然每日便止一次，并不溏泻，此乃痔血，非前肠血可比，痔平血当自止。知饥能食，食后脘中微痛。按胃司受纳，脾主运化，脾健失职，运化较迟。若果食滞致痛，则饱闷不饥矣。地黄益阴固妙，稍嫌其腻，不利于脾。暂商养胃调脾，复诊再筹进步。据谕向来冬春，左畔畏风，夏秋上焦热闷，药投清散，服时虽效，过后依然。揆度其故，谅缘营卫失和，藩篱不固，邪之所凑，其气必虚，断无六淫之邪，久羁人身之理，使非探本寻源，徒泛治标无益。且俟新病瘥后再为图之。

下极为魄门，魄门亦为五脏使。痔血去多，阴亏阳冒，上焦燥热干咳，阳加于阴谓之汗。前则泻多纳少，故仿胃药收功，兹则大便如常，多食善饥，病情迥别。丹溪谓：男子阳常有余，阴常不足。阳主动，阴主静。理当育阴济阳，静以制动。据言：每届秋时即患咳嗽，服清润之剂颇验。目前感后恐有余邪，地黄滋腻似未可服。按质虚偶感，邪本无多，既已驱逐，谅无逗留。肺与大肠相表卫，肠热上熏，肺燥则痒，痒则咳，此咳嗽之故，非关于风而实由于燥也。经云：燥者濡之。痔血、咳嗽，同归一途，无烦分治矣。

【按语】本案病兼脾肺二脏，证属湿燥两途，湿困脾土则为泄泻，燥伤肺金则为咳嗽，此其证因之大端也。

诸凡脾阳虚弱之人，不能运化水湿，饮食入胃，即欲下注，完谷不化，便泻乃作，精微丧失，久必衰疲。治应辛温之品，但温之则动血，若投清凉之剂，但凉之则伤脾，事出两难，如何则可？程氏认为“医贵变通”，采用“扶其土母”之法，甚当。盖以土为金母，母健则子强，肺燥可润，土厚胜湿，湿去则中州健运，便泻当止，一法两全，堪称良治。嘉禾饮为治脾胃不和之方，具有利湿健脾、理气润肺之功，用之颇合。药后谷食虽增，而泻状似痢，久痢伤正，血失伤阴。脘嘈如饥，湿郁胃腑也；滞下未止，邪伏肠曲也。至圣丹（鸦胆子）功能燥湿止痢，其效甚捷，自宜用之。血由水谷精微所化，但非脾健胃强不可，今脾胃失调，化生受制。归脾汤补脾益血之功甚著，以治失血颇验，唯熟地滋腻，故易首乌，兼疗眩晕；乌梅味酸，故去而改为余粮、赤石脂，止痢可期，凡此更张，无非出于兴利除弊。

经“血脱益气”、“虚则补母”之后，证情好转，但病伤气血，后天之本虽安，先天之本尚怯，故增进肾药，以益真元，疗效甚显。奈阴亏未复，膈焦呛咳尚存，金燥未除，上源之水将竭，因此“养阴润肺”，以济其涸也。病后体虚，外邪凌弱，邪固不甚，表散难为，恐犯虚虚之戒。故辅正驱邪，外邪遂却。无如肛痛痔发，复见便血，其仍肠血乎？非也，乃痔血耳，待痔平血止，又何虑为？唯食后脘中尚有微痛，乃因“运化较迟”之故，“养胃调脾”自可。所谓“畏风”、“热闷”，因时而异，部位不移，程氏认为“营卫失和”易为邪凑，非“探本求源”，不可妄治。其审慎若此，良堪为范。

总之，本案主症非多，兼症甚杂，内伤外感，此起彼伏，皆因湿、燥而致虚，因虚而受困也。前以健脾法湿为主，后以养阴润燥为法，前后证治虽然不同，但重在补益并无二致，终使燥去湿除，虚回正复。

方女慢惊

周岁女婴，病经两月，消散多剂，脾元内伤，面青目定，肢掣指冷，证属慢惊。势颇危殆，无风可逐，无惊可疗，治唯温补脾阳，百中冀图一二。

病缘脾元大亏，木横土困，变生慢惊。屡进六君温补脾元，已臻小效，日来停药，神形复疲。小儿脏腑柔脆，初生萌芽，非花枝老干可比。根蒂伤伐，恐难图效，尽人工以邀天眷❶耳。

【按语】“慢惊”乃儿科常见病证，多因气血不足、肝郁脾虚所致，且每出现于重病后期正气虚弱之时。患儿年仅周岁，脏腑娇嫩，“脾常不足”，病之药伤，脾元益困，故成慢惊。

尝观慢惊之方，如《古今医统》惺惺散，《证治准绳》醒脾散，《小儿药证直诀》温白丸等均有全蝎、天麻之入，若谓“无风可逐”，用此何为？唯此风非外来之风，乃内生之风也。又病既名为“慢惊”，当有惊证

❶ 尽可能发挥人的力量，求得上天垂怜及爱惜。

在焉。要不何至“面青目定，肢掣指冷”乎？可见“无惊可疗”亦非也。

六君汤有健脾养胃化痰之功，前用既效，当续服无怠，中途停药，致“神形复疲”实不智之甚也。须知“脾为后天”之本，今竟重伤，化源将绝，程氏议用“温补脾阳”之法固当，但惊风已起，效否难知矣！

某妪市病风痱，加感暑邪

本证风痱，近加受暑，脉虚身热，倦怠口渴。经云：脉虚身热，得之伤暑。暑伤气，是以倦怠。夫暑乃六淫标邪，虽无大害，特恐质亏不胜病耳。商仿清暑益气汤大意，以俟消息。

脉仍虚急，热甚心烦，夜不安寐。方内酌除芪术，加以玉竹。《本草》言，其用代参芪，不寒不燥，且能治风淫湿毒，寒热痁疟❶。大便五日未圊，小溲数热。肺与大肠相表里，又与膀胱通气化。古人治暑证，每用生脉散者，以其有保肺清金之能也。

病躯加受暑邪，恙经六日，两进清暑益气，扶正涤邪。形倦肤干，热仍熇熇，心烦口渴，溲数便闭。张介宾云：干锅赤裂，润自何来？但加以水，则郁蒸畅然而气化四达。宗玉女煎。

早服玉女煎，薄暮复视，病势依然，暑邪留着，原难急驱。今日已服药两渣，未便再进，暂与荷蜜煎代茶。

便通肤泽，往日早晨热缓，交午复甚，心内如焚。今午热势平和，无焦烦辗转之状。病躯治标，亦不得已。兹既势平，自当斟酌，无使过也。

前药退松，昨午其热复甚，溲数口渴，心如煎熬。质虚恙重，况加反复，切虑变更。揣诸病情，得无心营胃液，为热灼伤，以致焦烦嘈杂者与？宗阿胶鸡子黄汤法。

【按语】原证风痱（一种中风后遗症），后伤于暑，从标本论，则风痱旧病为本，伤暑新病为标，故曰：“暑乃六淫标邪。”暑为阳邪，易伤津耗气，故“脉虚身热，倦怠口渴”。其证较急，“急则治其标”，因以清暑益气为法。但药后“脉仍虚急”，热势未减，津伤渐甚。遂去芪术以避

❶ 古时所称疟疾的一种。二日一发之疟曰痎，多日一发之疟曰痁（shān）。

温燥，加玉竹以养阴生津，病犹未却何也？或因东垣之方偏于祛湿而略于清热之故。

生脉散为益气养阴之方，药仅三昧，却治补、清、温于一炉，对暑热伤气、津液亏损之症，确具疗效。但此时患者“便闭溲数”，热势较重，已呈水亏火旺、虚实相兼之象，非生脉散所能胜任，故以玉女煎法补虚泻实、壮水清火。并与荷蜜煎代茶，既清其暑，又通其便，终获“热势平和”之效。

未几，复见热、渴等证。程氏告诫曰：质虚恙重，切虑变更。故宗阿胶鸡子黄汤以防阴虚风动，可见未雨绸缪思想贯穿在程氏治疗之中。

胡某令郎麻后颈生瘰疬，筹治三法

麻出于脏，由阴而及乎阳，火毒燔灼，营血耗伤，故麻后每多遗毒之患。不可补气以助火，只宜养阴以退阳，此治法之大纲也。

病由麻后颈生瘰疬，自春徂冬，滋蔓不已，鄙筹三法而论治焉。盖瘰之未消，由毒之未清。然，毒即火也，欲去其毒，须去其火。要知火有虚实，病有新久。麻出之先，其火属实，药宜清凉；麻敛之后，其火属虚，药宜滋养。酌以六味地黄汤煎送清瘰丸，庶乎瘰消而元气不伤。且人以胃气为本，久病服药，必究脾胃，此养阴软坚消其瘰，培补脾胃扶其元，道并行而不悖也。

【按语】 “麻疹之发，多为天行厉气传染，沿门阖巷，遍地相传”（《麻疹拾遗》）。所谓“厉气”，即指疹毒。疹毒属阳，易于伤阴，故麻疹后期多见阴亏液涸，治疗常以甘凉养阴为主。或有后遗症者，如口疳、发颐等症，皆因余毒未净所致，须凉血解毒，方可见功。程氏认为“只宜养阴以退阳”，作为治法大纲固可，但对火毒较盛者却不宜拘泥不变。

本案“麻后颈发瘰疬”当于麻毒有关。程氏治秉毒火相连，去火即所以除毒之旨，自无不妥。唯火有虚实，治有滋清，不可不分。本证既发于麻后，其火为虚，其毒为实，聚而成核，治当有别。故以六味地黄汤养阴清火，瘰疬丸软坚化结，并培土扶元，以补其虚，三法同用，实为至善。

家若谷兄乃郎胁痛

感证已逾两旬，胁痛依然不愈。按外感胁痛，病在少阳；内伤胁痛，病在厥阴。今外邪解经多日，胁痛何以不瘳？既无情志抑郁，定属动作闪力之伤，外邪引发耳。夫久痛在络，络主血。防其蓄瘀动红，从《金匮》“肝着”例，用旋覆花汤一法。

【按语】“胁痛一证，多属少阳厥阴。伤寒胁痛，皆在少阳胆经，以胁居少阳之部，杂证胁痛，皆属厥阴肝经，以肝脉布于胁肋。”（《临证指南医案》）。

本案胁痛，“既无情志抑郁”，似与厥阴无关，“外邪解经多日”岂同少阳有涉？程氏认为“定属动作闪力之伤，外邪引发”，此见未必尽然。因“动作闪力”，筋膜、肌肉均可受伤，气血运行必有障碍。经曰：“不通则痛”，证当立见，何待外邪侵入，始行引发？岂闪力之痛尚能隐伏耶？若谓“久痛”还可理解，但“外邪引发”又难存在矣。根据案述“久痛在络，络主血；防其蓄瘀动红”观之，其为“久痛”无疑，故有感证已愈、胁痛依然之象。程氏用旋覆花汤施治，因共功能疏肝故结、活血通络，为治“肝着”之方，当效。

梅氏女呕吐经闭

病逾四载，起初呕吐，渐致经期不行，温清攻下遍投无验，医乃视为痨瘵，弃而不治。诊脉不数，亦无风消、息贲、寒热、咳嗽兼症，似与痨瘵有间。果真损怯已成，病人膏肓，焉能久延岁月乎？经云：治病必求其本。又云：先病为本，后病为标。恙由呕吐而起，自当以呕吐为病之本也。苟能止其呕吐，则仓廪得藏，生生有赖，气血周流，诸证不治而自安矣。考诸方书，论吐证非止一途。斯病既非真寒，又非实火，所以温清俱不投机。至于下法，乃治伤寒暴急之方，施于内伤久病，殊属悖谬。询其饮食下嗌，停注膈间，不肯下行，旋即呕出，冲逆不平，时时嗳噫。所以然者，乃肝为受病之源，胃为传病之所。胃宜降则和。肝气横逆，阻胃之降，致失其和而为患也。夫脾为湿土，胃为燥土，六君、异功，止可健运脾阳。今病在胃，而不在脾，湿燥异歧，不容笼统而论矣。再按肝为将军之官，脏刚性急，木喜条达，最嫌抑郁。古人治肝病，辛散，酸收，甘缓，与夫补水生木，培土御木，方法多端，非仅伐之、泻之而已。治宜安胃制肝，厥阴、阳明两调。王道无近功，戒怒舒怀，以佐药力为要。

【按语】 本案“恙由呕吐而起”，“渐致经期不行”。从现象看，呕吐与经闭似无多大联系，但就本质言，却有因果关系。盖以呕吐之作，多缘胃失和降，吐久伤阴，戕害胃气。胃为水谷之海，气血生化之源，今不能受纳水谷，何以营养脏腑，滋荣百脉？脉道中虚，冲任自竭，而欲月事以时下，不可得也。

然则胃又何以失降？诚如程氏所言“肝气横逆，阻胃之降”，“肝为受病之源，胃为传病之所”耳。无如前医不察，误以经闭论治，舍本逐末，岂可为功？屡治不效，又妄谓痨瘵，殊不知痨瘵多见恶寒潮热、咳嗽或咯血、自汗或盗汗、舌红、脉细数等症，现其无一具备，焉得为痨？

证既属于肝横胃阻而成呕吐，安胃制肝自为良治，唯安胃必须降逆，不可以健脾之剂，取代治胃之方。脾胃虽同属中土，但其阴阳属性不同，脏腑之体用相异，不能混为一谈。古人早有脾胃分治之论，医者当深明其旨。而制肝则首重解郁，解郁须顺其条达之性，开其郁遏之气。本案证虽发展至肝气阶段，横逆犯胃，为“嗳噫”，为“呕吐”，但究由肝郁而起，故宜以解郁为先。《类证治裁》曾言：“肝木性升散，不受遏郁，郁则经气逆，为嗳，为胀，为呕吐……皆肝气横决也。”显已阐明肝郁与肝气既有联系，又有区别，故医者在辨证时，不可气、郁不分，在治疗时。则应虚实并重。

叶某喉痛

病逾一年，医称阴亏阳升、水不制火。育阴清火、潜阳，屡治无效。若云痨瘵已成，非草木之所能治。现在饮食如常，脉不细数，似又不侔。求其何以屡治不效之故，理殊难测，岂非另有隔膜未窥透耶？据述病缘旧春郊外垂钓，感冒风热而起。经云：肺主皮毛，皮毛者，肺之合也。皮毛先受邪气，邪气以从其合。此肺为受病之原。比诸劳风，法在肺下，巨阳不能引精，青黄之涕不能咳出，适足伤肺之例。当时虽曾服过清解之剂，但外邪入肺，如油入面，有仓卒难以浣涤者，胶粘酝酿，郁而为热，郁热熏灼，津液受伤。所谓因病致虚者，由肺病而累及之也。何以言之？凡人咽喉两管，咽通于胃，喉通于肺。今喉虽辣痛，而纳食无碍，可知其病在喉而不在咽。人身之气，左升右降。肝主升，其脉萦于左，肺主降，其脉萦于右。今左畔肢体如常，而病端偏着于右，足见其病在肺而不在肝。肺脉虽萦于右，然位居上焦，为脏腑之华盖。观其上脘烦热，时冲喉咙，颈下皮肤作痒，搔爬如痱，咯吐痰色灰黄等因，其为肺脏蕴热，金燥液干，情已大露。再按大便坚硬，数日始一更衣者，肺与大肠相表里也。倘果因虚致病，悉属内伤，水不制火而致喉痛，早已咳血音嘶，走入怯途，焉能缓待？且滋阴壮水，药证相符，何以久服不应耶？然病情虽窥一斑，治法尚难计议。盖治病须分新久，用药贵审机宜。病初体质无亏，治憔涤邪，无庸顾虑。兹则病魔经岁，正气已亏，岂容孟浪。进而求之，肺为娇脏，喜润恶燥，邪热久处肺中，金被火刑，津干液涸。是以养阴药饵，只可滋其津液之干，莫能驱其蕴伏之燥耳。古人治燥，甚少良方，唯西昌喻氏，会悟经旨，发明燥病根源，见得诸气膹郁，诸痿喘呕，以及心移热于肺，二阳之病发心脾，各种病机俱关于肺。所立清燥救肺一方，颇有深意。盖辅金制木即所以治肝，清肺澄源即所以治肾，僭仿其法，谅当有应。

【按语】“因病致虚”与“因虚致病”，二者虽同有“虚”、“病”之变，但因果关系不同，治疗重点亦异，临证必明“虚”、“病”孰因孰果，施治方可中的。

本案喉痛已逾一年，既无“咳血音嘶，走入怯徒”之征象，且其“饮食正常，脉不细数”，岂为痨瘵之形成？况屡行壮水滋阴罔效，自非“因虚致病”甚明。要知患者旧有感冒风热，邪由皮毛入肺之史，虽经清解，邪未尽除，蕴郁于肺，致成肺热，津液被灼，使金燥液干，燥气上腾，发为喉痛。故谓本案“因病致虚”，病在于肺耳。为说明其机制，程氏还运用脏象理论对喉痛而不碍食、肢体病端偏着于右，以及上脘烦热、颈皮瘙痒、咯痰灰黄、大便坚硬等症情，深入阐述，更令人置信“肺病而累及之（虚）也”。前医不明其源流，径以“因虚致病”而谋效于滋阴、清火、潜阳等法，焉能应验。

病情既悉，何谓“治法难计议”？试如案中所述“病魔经岁，正气已亏”，既需养阴以滋其液干，又要治燥以清其肺热。惜“古人治燥，甚少良方”，唯喻嘉言所创之清燥救肺汤尚合，因方中桑叶、石膏清宣肺燥，阿胶、麻仁润肺滋阴，杏仁、杷叶苦泄肺气，参、草、麦冬益气生津，诸药合用可使肺燥得润，金水相生，洒陈脏腑，敷布周身，程氏所论辅金清肺，即所以制肝、治肾者，理出于此。故仿其法而治之，喉痛虽久，能不除乎？

朱百春兄令婶半产崩晕，寒热似疟

质亏生育多胎，此番重身三月又复半产，气随血脱，昏晕频发，幸赖独参汤挽回。日来热发不退，时时怯寒，舌白喜饮热汤，头痛形倦，脉急无力。合参脉症，明是气血两虚，即有外邪，投鼠忌器。丹溪云：“产后当以大补气血为主，他证从末治之。”仿甘温除大热之旨。

下午复诊，脉象仿佛。早间服药，安眠片时，顷复寒热交作，此属阴阳两虚，正气不胜，非疟证也。原方更进一渣，明日再议。

两进甘温，昨午寒后热甚，扶掖下床，小溲遗出，直至半夜，热始渐缓，切恐今午寒热复来，撑持不住。揣其寒热之故，非阴阳两亏，即正虚邪陷。当时危迫，不问有邪无邪，一意扶元固本。盖扶正即所以祛邪也。《本草》谓：“人参能回元气于无何有之乡。”古人治气随血脱之候，悉仗参力斡旋。昨药分两固虽加重，惜乏参力，故难奏效耳。

昨午寒热仍来，神形益倦，二更后，热势渐平。然起床劳顿，即作昏晕，顷进诊间，晕又复发。连服温补大剂，尚未见功，即云寒热由于外因。睹此狼狈情形，焉可再从标治。仍守原制，佐以河车，亟挽真元。医当医人，不当医病。

昨夕昏晕频作，顷诊右脉虚实，左犹带数，体倦无力，气怯懒言，虚象无疑。病缘质亏半产，加之寒热纠缠，波涛汹涌。现在热退神清，固见小效，奈病来势暴，大厦摇摇。前议补元归脾，更从养营进步。

两日未诊，脉象依然。在前发热之际，脉由热搏而数，今外热既退，理当和缓，何至数犹未平。口不干渴，并无火象，无非产时血去过多，营阴受亏，脉乃血派，是以急数不平耳。但诸药皆是草木根荄，人身真元耗伤，仓卒焉能挽转。参力既艰，他策又无可画，前方减去辛温，稍佐柔和之品。

产后崩晕，血气大亏，阴阳枢纽不固，见出种种疲惫之候，赖诸温补药饵，竭力挽回。寒热已除，胃安谷纳，无如事多磨折，臀生疡毒，痛楚不安。疡痈溃脓，痛势稍定。又加时感湿邪，腹痛便泻，节外生枝。暂与香砂六君，俟其痛泻愈后，仍须峻补真元，冀图恢复。

【按语】半产崩晕，系指胎成而堕，胞宫大量出血，血不能上荣于脑而引起昏晕之谓也。本案患者质亏多育，气血本虚，今半产失血，营阴更损，时为寒热，叠见昏晕。寒乃阳虚，故"舌白"，而"喜饮热汤"，热乃阴虚，故脉急，而搏动无力。证属阴阳两虚，殆无疑义。程氏治以甘温，法当合辙，奈何药经两服，均未应验。岂所见皆非，而为"正虚邪陷乎?"正虚当补，邪陷宜托，壮中温托，医之常法，与甘温除热，无甚轩轾，所异者一则有邪，需托之而出；一则全虚，宜专行温补耳。然对此气血大虚之人，姑无论其邪之有无，总宜以扶正为是，且扶正即可以祛邪，又何患乎邪之不却？所以程氏不从标治，而一意扶元固本，良有以也。幸得甘温迭进，热势渐平，但昏晕频仍，体倦气怯，"右脉虚耎"，脾阳与命火同衰，"左脉带数"，心营与肾阴皆弱，故补元、养营，理应取效。

唯身热已退，脉数未平者何也？盖以产时暴崩，阴血重伤，血不足以续其气，故使脉数也。方书云：血脱者益其气，独参汤最宜，而欲补其真元，单凭参力则维艰矣。因仍以前方加减，沉疴幸起。

观此，可知治病之要，在于择其重者而取之，不可动摇于疑似之间而广络原野。程氏之治本案也，始终以温补为法，不为"邪"扰，不因"热"惑，故获成功。

王氏妇妊娠，二便闭塞

孕妇脉来滑数，症见便溺不通，二阴牵胀，足膝浮肿，医药滋阴，疏利、升举，屡施不验。按肺与大肠相表里，又与膀胱通气化，是二便之通闭，肺有所关系焉。金燥水无以生，清肃之令不能下降，是以二肠交阻。喻氏谓：人生之气，全关于肺，肺清则气行，肺浊则气壅。清肺之热，救肺之燥，治其源也。气行则壅自通，源澄斯流清矣。凡禽畜之类，有肺者有溲，无肺者无溲。故诸水道不利而成肿满者，以治肺为急。前商清燥救肺，小溲虽通，大便未畅，足肿未消，二阴仍然牵张，夜卧不适，口苦舌黄，原方加枯芩、梨汁。

【按语】大凡小便不通者，有因膀胱热结而闭阻。有因水源不清而塞流。至于大便不通者，或以二肠气滞而传导不利，或以津液不流而血燥肠枯。其为孕妇也，除上述原因可导致二便障碍外，尚有胞胎下坠，压迫膀胱，使小便难出，与聚血营胎，肠道失养，致大便不行之特异。但前者“升举”则可效，后者“滋阴”即当通。缘何二法皆施不验，“疏利”亦失其功？此殆前医昧于证因，治不中病乎？

程氏鉴于前治之不灵，辟今治之蹊径。根据“肺与大肠相表里，又与膀胱通气化”之义，乃从“清肺之热，救肺之燥”着手施治，竟获小便得通之效。可见沈金鳌所云：“膀胱藏溺，气化则出，而主气化者，肺也，若燥则不能生水，气化不及膀胱，法当清金润肺”，十分正确。其时大便虽然不畅，但已通矣。既然源头水活，何患舟楫不行，后加芩梨者，增其效也。

李某鼻渊孔溃

经云：肺气通于鼻。又云：胆移热于脑，则辛頞鼻渊❶。可知鼻渊一证，病端虽责于肺，实由胆热移脑之所使然。证经数载，腥涕流多。肺肾为子母之脏，金被火刑，阴液受伤，加之鼻窍右侧，旧夏曾已穿溃，甫经收口，左侧又溃一孔，至今红肿未消。经谓：热胜则肿。虽由胆移之热，酝酿为患，但治病须分新久。诊脉数大无力，是属恙久，阴虚阳浮，非新病实热可比，苦寒伤胃，洵非所宜。计唯壮水保金，冀其水升火降，庶几

❶ 即鼻渊，主证为鼻流浊涕不止。頞（è）。

红肿可消，溃口可敛也。

【按语】《中医临证备要》云："鼻内常流青黄浊涕，挟有腥味，病名鼻渊。"渊者深也，上通于脑，故亦称"脑漏"。

鼻之为病，与肺有关。肺为华盖，并朝百脉，十一脏腑失调，均可影响到肺。所以程氏引经而言曰："胆移热于脑，则辛頞鼻渊"，此其一也。又鼻为肺窍，职司呼吸，外感六淫之邪，首先犯肺，寻窍而出，郁热成炎，此其二也。

本案"证经数载"，可知其久；"腥涕流多"，乃言其重。证重而恙久，故见孔渍蝉联，"脉数大无力"，"数大"为热，"无力"为虚，阴虚阳越，其证甚显。因此，左孔未敛，红肿未消。程氏用"壮水保金"之法，滋阴以制阳，清肺以利窍，颇为得体。若误为实热，药进苦寒，必将重伐胃气，更令其虚也。

王某背疡溃后，余毒未净

痈从六腑生，疽从五脏生。营气不循，逆于肉理，乃生痈肿，此先圣论痈疽之大端，疡科之纲领也。

证起月余，毒发于背，始初平塌不痛，药服温补内托，得以由阴转阳，焮肿溃脓，腐化新生，疮口渐敛。无如一波未平，一波又起。日前龈微肿痛，渐次肿甚流血。病中饮食本少，兹因龈肿，米汁难啜。人以胃气为本，疡溃之后，胃气空虚，全借饮食精华资其生气。既不安谷，仓廪必倾，何恃不恐？且疡后与产后同理，应培养气血。现在龈肿咽干，下利粪色如酱，利下龈肿稍轻，利止肿痛复剧。详审病机，似乎余毒未清，奈病久困顿如斯，固正则火势不平，清火则正气不守，如何借箸？姑仿少阴不足，阳明有余之例，宗玉女煎方法。盖肾主骨，齿者骨之余，上龈属手阳明，下龈属足阳明。据理推详，冀图侥幸。

【按语】证患发背，非痈即疽。痈证属阳，色红而高肿，焮热而疼痛；疽证属阴，色白而漫肿，坚硬而木痛或不痛。前者多因邪热壅聚，气血不宣所致，患浅易治；后者每为气血虚寒，阴邪沮逆而成，患深难疗。

本证初起"平塌不痛"，系疽属阴，经服温补内托之剂，则焮肿"溃脓"，系痈属阳。故谓"由阴转阳"。转阳则顺，因其所患由深出浅，由难疗而为易治矣。所以"腐化转生，疮口渐敛"。

但背疡尚未全敛，齿衄龈肿竟又形成，显为余毒未清，阳明受扰，少阴不足，虚火上腾。因龈属阳明，齿为肾主也。患者于疡溃之后，气血已虚，今则食入困难，营阴何续？经曰："虚则补之"，奈何其阳明有余；"实则泻之"，却虑其少阴不足。故宗玉女煎法治之，使滋阴与清火并用，胃肾皆能受益，诚两全之法也。

王锡章肺肾虚喘，畏补致脱

经云：呼出心与肺，吸入肾与肝。是肺主出气，肾主纳气。肺为气之主，肾乃气之根。母藏子宫，子隐母胎，金水相生之义也。前商保金生水，纳气归根，正本澄源，治不为谬。据述服药，脘中微觉痞闷，心疑药补，即不敢尝。此由胃虚不能传送药力之故，与补无干。如果补之为害，何喘不见增，病不见甚耶？经曰：能合脉色，可以万全。岂色悴神疲，喝喝不继者如是，而能以耗散收功者乎？先哲有云：喘生毋耗气。气本弱而复耗之，元本亏而复竭之，抱薪救火，入井下石，脱机甚速，勿怪言之不祥。

【按语】 虚喘以气为主，在肺虚多兼咳嗽，语言无力，或津液亏耗，微热口渴，舌红苔剥。在肾虚多见浮肿恶寒、肢冷等阳虚现象。《内经》曰："虚则补之。"因此，无论其证在肺在肾，均应以补为妥。前者可用生脉散保金生水，后者可用肾气丸纳气归根。若证同本案，二脏皆虚，则须肺肾兼顾，故程氏兼而补之，自无不当之处。但药后未能应验，且"脘中微觉痞闷"，患者疑为补致，"畏不敢服"。果如所疑乎？非也。程氏认为"胃虚不能传送药力"，与补何干？诚如是，未有不喘增病甚者，岂仅微觉痞闷耶？故此，欲愈其病，唯补为佳，若行消散，须施香燥，香燥之药耗气伤津，即犯虚虚之戒，衰竭而脱，势必危殆。

吴媪肺痹

恙经三月，脉大而急，证见呛咳气筑，胸满背胀，夜不安卧，卧则气冲，呼吸不利，目烂舌赤，口干心烦。审诸脉证，是属肺感燥邪，加之抑郁，痰气胶结，肺窍阻闭，清肃失司，酿成肺痹危险。盖肺为气之主，肺气逆，则诸气皆因之而逆矣。平素质亏受补，兹则补剂不投，虽虚而病则实，不去其病，徒补无益。经云：诸气膹郁，皆属于肺。秋伤于燥，冬生咳嗽。计唯清燥宣痹，幸得胸展痹开，方许机关扭转。仿苇茎汤，遵《金匮》法。

服药四剂，喉口燥象稍减，舌根焦苔亦退，脉象依然，痹犹时发，甚则胸膈膜胀，喘喝不已，欲人捶摩，咯出浊痰，略觉宽展。病由燥邪蕴伏上焦，治节不行，痰壅无形之火，火灼有形之痰，交相为患。天痹者，闭也。内闭则外脱，至危至急，无如上焦不开，未能填补其下，是以每投补剂，其闭更剧。按肺窍蕴结之痰，如屋之游、树之萝、石之苔，胶粘滋蔓，岂寻常消痰之品，所能芟刈。原方加蒌皮、海石。

轻清宣痹，病象未减，下虚不能纳补，上实通之无功。消补两难，颇为棘手。据述每痹甚时，唯饮莱水，则痰气稍平。即此推求，定有顽痰胶黏肺管，阻塞气机。苇茎频投不应，唯有进步葶苈一法，非不虑及老人质亏难任，当此危迫，畏首畏尾，身其余几，奈何？

苇茎、葶苈乃《金匮》治肺痹两大法门。前因年高恙久，不敢骤用葶苈峻攻，唯取苇茎轻清宣痹，冀其病去，元气不伤。服药虽见小效，痹终未宣。前论燥热酝酿为痰，肺窍气机阻塞，清肃失司，因而逆满，却非谬语。夫顽痰滋蔓，譬诸顽民，不服王化，不忍猛而宽，则萑苻盗风，何由而息❶。所加葶苈，虽系无可如何，亦理之所当然，非徒行险侥幸也。现在痹势稍松，足见有故无殒。从来峻剂原属可暂而不可常，然证经数月之久，痰热弥漫已极，甫得稍开，若旋行易辙，病根尚在，虑其复萌。今早鼻仍流血，可知肺火未清，方加石膏、山栀、竹沥彻其痰热余波，今夜得以痹再减轻，明日可为转手。

老人病逾百日，痰凝气壅，肺痹不舒，上实下虚，原难想法。数番诊视，因其痰火势盛，不能受补，无已，初投苇茎，轻清宣肺，继进葶苈，涤饮除痰，佐以膏、栀、竹沥以彻痰热余波，此皆古人成法，非杜撰也。

❶ 对不遵从国家法令和教化的人，若不严厉制裁而予以宽容，就会盗贼成风，不能停息。萑苻，芦苇丛生，盗贼出没之处。此处喻疾病的顽固而发展恶化，如不峻攻，难以获效。

今痹象稍减，虚状渐露，高年恙久，恐其元气不支，商佐深金辅正。

【按语】肺为娇脏，不耐邪侵，凡六淫之邪，一有所著，即能致病，寒热燥湿，均为所恶，风火之邪，尤为所畏，著之则清肃之令不行，阻塞肺窍而成痹矣。

本案病由外感燥邪，内兼抑郁所致。郁之则肺气不宣，胸满气筑，呼吸不利而为呛咳；燥之则肺金受灼，水源上涸，火伞高张，而为“目烂舌赤”，为“口干心烦”。再论其脉，大而且急，大者洪也，气壅火亢之象；急者疾也，阳极阴竭之征。脉症合参。证情危重。治宜速启其闭，急畅气机，无如年迈质亏，难施峻剂，故取苇茎汤轻清宣痹，以期化其胶结之痰，疏通气道，清其燔灼之热，保肺护阴，但病重药轻，获效不显。“痹犹时发”，“喘喝不已”。遂于方中加姜皮行气，海石消痰，冀增其效，奈仍未见功。其痰火互结，交相为患，可以想见。是以胶固之痰一日不除，痹闭之危一日难免。

葶苈子苦寒下降，能使气下喘平、水行痰去，特其性急不减硝黄，逐痰亦较峻猛，施之于衰老之人，似非所宜，但证已危急，王道无功，不入虎穴，焉得虎子。程氏毅然选用，终使“痹势稍松”。此方虽为《金匮》所遗，若因痞满去其大枣，而运用却更需胆识。峻剂固不宜常用，然也不可因噎废食，况如此“痰热弥漫已极”之病，岂能稍微即行易辙！穷寇当追，免贻后患。今则鼻衄尚存，显系肺火寻窍而出，故于方中再加膏栀清热、竹沥祛痰，以彻余波。唯高龄体弱之人，何堪百日之恙，此时痹减正虚，继当以滋益为佐。

施妇感证

证逾三侯，始而寒热溷淆，继则不寒单热，日晡热甚，黎明渐退。阅方初投逍遥，次用桃仁承气，愈医愈剧。食少便泻，足肿腹胀，热甚胀亦甚，热缓胀亦缓。若云肝气，未必发热，亦不必胀随热至。若云血痹，当在下焦，不应胀在中脘。求诸病因，非关气滞血凝，乃伏邪留着故也。《己任编》云：秋时晚发，感证似疟。本是伏暑之病，暑必挟湿，盘踞膜原，膜原即中焦部位。邪伏既久，乘时而发，自里达表，是以外热内胀。

至于便泻足肿，更属湿病无疑。欲消其胀，须祛其邪，邪一日不去，胀一日不除。所谓伤寒究六经，温暑辨三焦。上焦不解，势必蔓延中下，淡渗佐以微辛。盖无形之邪，未可作有形攻击耳。

前议服药，汗出、热退、胀减，伏邪外达之机。盖暑湿伏邪与风寒外邪不同，新邪当先彻表，伏邪当先清里，里清表自解也。日来兼见咳嗽，泻仍未止。按外感以嗽为轻，腑病以通为补，嗽泻均系伏邪之出路，不可止遏。

【按语】 伏暑乃发于秋冬而有暑湿见证之急性热病。其病候特点：发病初期颇与感冒相似，继而形如疟疾，但寒热多不规则，以后但热不寒，入夜尤甚，天明得汗稍减。证之本案寒热相似，故程氏视其为伏暑之患。既属伏暑，必有挟湿之性。如患者便泻、足肿、腹胀，宁非湿邪所致耶，前医或以为肝气，治用逍遥散；或以为血痹，治用桃仁承气汤，其诊误治左，焉有不“愈医愈剧”者。

要知伏暑为温病之一，温邪感人总自上焦开始，渐至中下二焦。其发病自内达外，病初即见里证，其治疗视病在何部，首重清泄里热，此与伤寒病由表及里，治则先表后里迥然相异。而暑即为热，湿蕴其中，热湿相缠，不能自已，还须去其湿，使热无所附而后已。

患者“证逾三候”，且有便泻，腹胀等表现，可见病已趋于中下二焦矣。程氏治以“淡渗”，重在祛湿，使里蓄之湿从溲而解；“佐以微辛”意在散热，使里热外达，微汗而彻。药后热退胀减，其效甚著。但泻未止而嗽兼见，奈何？程氏认为嗽泻乃伏邪出路，“不可止遏”。盖以止之，则余邪难尽，听之，则邪去正安，非洞察伏暑之习性者，不可有此卓见也。

江妇崩证

女子二七而天癸至，任脉通，太冲脉盛，月事以时下，故曰月经。经者，常也，反常则为病矣。是以妇人首重调经，经调则百病不生，失调则诸证蜂起。夫血生于心，藏于肝，统于脾，而冲为血海。血犹水也，若江河之流行。设有枯涸崩决，其为患也大矣。求其致病之因，有谓血枯者。

盖女子以肝为先天，素性多郁，木郁生火，火灼阴伤，以致经血日耗，地道不通。经言：二阳之病发心脾，有不得隐曲，女子不月者，此也。有谓崩决者，崩如山冢崒崩。决如波涛横决。盖血属阴，静则循经营内，动则错经妄行，经言：阴虚阳搏谓之崩。阳气内动，发为心下崩者，此也。

病经日久，形瘦阴亏，木火郁勃。旧春经阻崩晕，现又愆期两月，勿愁血之不行，切恐崩患复发。议养肾阴以济心阳，兼培冲任，冀其生生有自，血气调匀，无错妄之虞，复经常之度，不徒病去人安，更可勿药有喜。

【按语】妇科之要，首重调经，调之则康强，失调则衰病。其不调者，程氏认为约有二端，一为血枯，二为崩决，血枯者多因木郁生火，火灼阴伤，崩决者每为阴虚阳盛，血违常道。此就本案言之，固无不当，但就临床所见，却嫌过略。

案述患妇月经“愆期两月”，既非怀孕所致，当为经涩而停，血蓄胞宫，久必决而成害。况其前有“经阻崩晕”之史，今呈阴亏木郁之形。阴亏则阳旺，木郁则火生，迫血妄行之变，已显露其机矣。所以程氏云：“勿愁血之不行，切恐崩患复发。”议用“养肾阴以济心阳”，防其变也。盖因心者，火也，肾者，水也，肾水上济，则心火安宁，肾水不足，则心火亢盛，此亦示承制亢害之义。故欲防崩制变，必须宁其心火，又当滋其肾阴，水壮木涵，相火亦熄矣。其所以“兼培冲任”者，良以冲为血海，任主胞室，培之则经血应时而至，鲜有不获毓麟之庆。

江氏子足痹，误治成废

经云：风寒湿三气杂至，合而为痹。风气胜者为行痹。据述证由右足膝盖痛引腿胛，渐移于左，状类行痹。行痹属风，治以驱逐，理不为谬，但邪之所凑，其气必虚，况童质禀薄，肾元未充，驱逐过猛，血气受亏。肝主筋，筋无血养则挛急，脾主肉，肉无气煦则枯瘦，以致腓日干，髀日肿，足不任地，酿成废疾矣。古云：治风先治血，血行风自灭。闻所服诸方，非全无治血之品也，无如桂麻羌独，药性太狠，难以监制，故只见其害，不见其益。在病初血气未衰，犹可辅驱并行，今则疲惫如斯，尚有何风可逐，何络可通。倘再求速功，见病医病，非但病不能医，而命亦难保矣。要知疾既成废，欲图转泽回枯，诚非易事，唯有培肝肾一法，膝为筋府，肝肾之脉丽于足，足得血而能步。复有调养脾胃一法，四肢皆禀气于胃，脾病不能为胃行其津液，脉道不利，筋骨肌肉皆无气以生，故不用焉。脾强胃健，四肢得禀谷气，脉道流行，自能充肤热肉。二法虽不言治病，然治病之旨在其中矣。

【按语】 本案足痹误治成痿，皆以治未因人制宜。《内经》曰："能毒者以厚药，不胜毒者以薄药。"说明人有强弱，药有厚薄，以薄治强，则药不胜病，以厚治薄，则人不胜药。因此医者必须权衡得失，加以施治，始不致误。

患儿"童质禀薄，肾气未充"，言其弱也，"驱逐过猛"，医之过也。张景岳曰："诸痹者，亦总由真阴衰弱，精血亏损，故三气得以乘之而为此诸证"。提出："是以治痹之法，最宜峻补真阴，使气血通流"。今不循斯旨，竟用"麻桂"散寒，"羌独"驱风，使气血耗散，以致"只见其害，不见其益"，久痹成痿，势在必然。故治病当人药相宜，不可忽视。

要知痿者，病机重在筋骨、肌肉失去气血煦养之故。因此，程氏从培补肝肾、调养脾胃论治。盖以肝主筋，肾主骨，肝肾精血充盈，则筋骨可得其养矣。胃为水谷之海，气血生化之源；脾主肌肉，又为胃行其津液。故《内经》曰："治痿独取阳明"，其意义即在此也。

叶翰周世侄感证反复，状类内伤

曩议和中通腑，大便解后，痞闷渐舒，谷食稍进，时候寒暄不常，质虚最宜加感，以致寒热愈而复作。日来寒象虽除，热犹未净，脉虚近急，是属节外生枝，尚非本证变幻，特元亏未复，腠理空疏，起居最宜谨慎。若谓此番寒热不关外感，全属内伤，则是阴阳两虚，奇经为病，不应急骤至此，且内伤之寒热，当在日晡，日日如是，不能偶然，其状洒淅，亦不若此之重。掘理推详，似当不类。现在大便又复旬余未解，腹中虽无所苦，总觉欠舒，呆补唯恐不受。所以然者，病由湿凝气滞而起，医药庞杂，胃腑欠和，输化失职故耳。淡养胃气，甘益脾阴，参以润肠，不至蹭蹬再生，自可渐跻蔗境。

复诊便虽半月未圊，腹无所苦，下不嫌迟，毋庸亟亟。日前感复，寒热作后，至今申刻仍有微潮。热时口渴，交戌汗出始退，固属余波未清，但热久津液必伤。商进养阴，阴血下润则便通，非徒退热已也。

感证反复，热盛阴伤，肠枯便结，叠进养阴濡液，热退餐加，脉急已平，神采渐转。据述昨午便圊，燥粪依然，努挣艰难，足见病魔经久。元气受亏，津液未充，便通犹防复闭。按救阳气当用建中，救阴液须投复脉。宗千金方法，佐以人乳、团鱼、燕窝，血肉有情。且俟液复虚回，胃强脾健，再议善后之图。

【按语】《杂病源流犀烛》曰："内伤外感，内外因所生病也。外感者，风寒暑湿燥火六淫之邪感乎一身；内伤者，饮食劳倦七情之逆伤及五脏。外感当泻不当补，内伤当补不当泻，法治迥别。"明乎此，当知共辨矣。

案述"曩议和中通腑"，具见患者前必胃失和降，腑气欠通，发为寒热，经治便通痞减，寒热已除，此为内伤甚显。但以"时候寒暄不常"，外邪最易袭虚，故寒热复作，"脉虚近急"此为外感无疑。或谓病由本证变幻而成却不知置"天人合一"于何地？或谓病出于奇经之变，殊难解其来也，何如此之迅疾？更何况内伤寒热，发有定时，"当在日晡"，而外感寒热，发无规律，不时可见。其洒淅之状，亦不相同，一般内伤轻而外感重。故此，复作之寒热，并非内伤而为外感也。

前以通腑便解，今复便闭不舒，程氏认为此乃"湿凝气滞而起"。湿性黏腻，着于中士，失降失司，运化无权。故以脾胃同治，甘淡兼施。但余热尚稽，久必伤阴耗液，因又以养阴为法。阴存则热净，"下润则便通"，一法两图，果收热退便通之效。唯燥粪难解，气阴仍虚，方用千金复脉汤加味，冀其保液固虚也。所云："状类内伤"，殆此之谓欤！

附录

发微掘隐 画龙点睛

——评《杏轩医案并按》

安徽省史学组 史 议

医案是中医临床实践的忠实记录，因此历来受到重视。中医要求写医案的历史可以远溯至二千多年前的周代，在那时医师制度中，就已经十分明确地规定了医师必须作好治病记录和死亡报告，并以此作为对医师进行考核的重要依据；西汉医家淳于意更因为作我国现存最早的医案文献《诊籍》而扬名千古；唐宋两代虽少有医案专著，但凡上工名家之著作莫不附有病例验案作为旁证，如张从正之《儒门事亲》，李杲之《脾胃论》、《兰室秘藏》等。由明至清，作医案之风大盛，这一时期江瓘父子的《名医类案》、魏之秀的《续名医类案》，叶桂的《临证指南医案》，徐大椿的《洄溪医案》等著名医案先后问世，风行全国，有些几乎成为临床医家必读、必备之书。这些著述和其他许多医案的产生，对当时医疗经验的总结、医药理论的创新和临床疗效的提高都起到了十分重要的示范和促进作用。许多医家就是在读案中进一步加深了对中医理论的了解，并掌握了正确的临床观察和思维方法，“读书不如读案”之说，成了在临床医家中广为流传的至理名言和经验之谈。

然而，近代中医医案的著述和研究工作却被相当地忽视了，特别是很少有人肯花时间和精力去研究古代医案，去发掘中医药宝库的这一瑰宝。最近由安徽省科技出版社出版，皖南医学院中医科主任李济仁教授及其研究生胡剑北按着并校的《杏轩医案并按》（以下简称《并按》）弥补了这一不足。

《并按》一书，不仅有经作者认真点校后的《杏轩医案》全文，而且有李济仁先生为各条医案例所撰写的按语、注文。总计二十四万字，无论在医案选择方面，还是在按语的发隐掘微、画龙点睛方面都取得了突出的成就。对中医临床、教研工作者和广大中医院校学生来说，《并按》确是一本不可多得的理论和实践结合的好书。

选案精当　颇具代表

据不完全统计，明清时期，仅安徽一省就有医案六十二种之多。作者选择《杏轩医案》校注确为精当。因为《杏轩医案》是我国清代名医程杏轩的毕生心血之作，在明清两代大量涌现的众多医案著术中是最具有代表性的医案专著之一。该案不仅文理诵畅，言简意赅，而且具有许多其他医案所不具有的特点：第一，内容丰富，叙述详明。《杏轩医案》分初集、续集、辑集三部分、共载病例一百九十二条，不仅包括有内、妇、儿、外等临床各科的众多内容，而且对患者的姓名、里籍、治疗时间、体质、病情、辨证经过及长期追访结果等的记述也十分详明，使读者能对病人病情和医者的诊治思想及结果有十分明确的了解。第二，《杏轩医案》载录了脱症、大出血、伤暑、昏厥、小儿惊厥、癃闭、子痫等许多危重症的治验方法和抢救措施，这对改变今天某些人认为中医只能治慢性病的错误看法，无疑会有所帮助，并能给正在用中医药方法抢救危重病人者以借鉴和鼓舞。第三，《杏轩医案》实事求是，在记录大量成功医案的同时，也如实地记述了许多失治误治和治而不效的案例，不似有些医案之浮夸不实，只记成功，不录失败。程杏轩不图虚名的求实记述，不仅能使读者从其失误中吸取教训，而且能帮助后学建立高尚的医疗道德。可见选择《杏轩医案》校按，不仅在保存和整理古代医学文献方面有价值，而且在发掘中医临床医学精华，提高中医临床诊疗水平和建立良好医疗道德等方面也是很有意义的。

按语中肯　画龙点睛

《杏轩医案》虽为上乘之作，但其毕竟是没有标点的文言文，特别是杏轩为医胆大心细，探本存真之奥秘和匠心独具之秘旨，常隐匿于医案之未尽言词之中，并非洞若观火之可以一目了然。因此在点校的同时加以按注已成必须。《并按》的作者花费大量时间通过以下努力，较为完满地完成了这一工作。

1. 广征博引，发微掘隐。为言而有据、要而不繁，《并按》引录了上自轩歧，下迄近代著名医家的医学著作一百余种。除《内经》、《难经》、《伤寒论》等医学经典和《千金要方》、《和剂局方》、《本草纲目》、《临证指南医案》、《医林改错》等大家之作外；还有《补要袖珍小儿方论》、《麻疹拾遗》、《临症验舌法》等世间罕传医书及《谦虚医学讲稿》、《正常人体学》、《辽宁中草药新医疗法选编》等近现代医书，真可谓广征博引，包罗万象。更为可贵的是，所有引文不仅与阐发医案主旨密切相关，而且文字十分精炼。如在"族叔晓堂失志狂妄"一案，按语的病机分析中，只引用了《内经》云："诸躁狂越，皆属于火"一句话即把其病机主旨包括无遗，确有画龙点睛之效，这样的例子比比皆是。另外，凡案中所述，虽是极为平常的事，只要对辨证施治和处方用药有所影响，按语也莫不一一点出，发微掘隐于寻常之中，如许多案例中都有"体肥"、"体瘦"、"质污"等患者体质情况的描述，一般读者常以为这些都是公式化的老生常谈，不予重视，按语则反复分析强调以引起读者注意，使读者认识到"愿护体质""因人制宜"是杏轩、也是中医治病的一大特点，不应有所忽视。再如，在"许静亭翁夫人产后感邪重用清下治验案"的按语中，除对杏轩审症求因、循因论治，师古不泥古的处方用药加以肯定外，还重点提醒人们注意杏轩细心观察病人，注意到发病时节（"时值溽暑"），起居情况（"居楼"）（"闭户塞牖"）、并使用相应处理方法（"移榻楼下免暑气蒸逼"）的特点。

2. 理析病机，重视方药。准确的病因病机分析和正确的诊断，是提高中医临床疗效的基础的先导。据此，《并按》在按语中对杏轩所列各医案例的病因病机都给予十分详细的分析使读者能十分清楚地掌握和了解杏轩辨认疾病之思路和正确诊断的要领。如："王某血证频发”，“族弟义采血涌欲脱”、“龚西崖兄咳血”等均为血证，症状似乎相同，而病因不一，按语明确指出：前者属“胃膜所伤”其病为虚；中者属“中气上逆”为水火失济；后者则是“肺气逆”而病在肺。由于分析详明，丝丝入扣，确给人以启迪。科学合理地遣方用药是提高临床疗效的关键，为了帮助读者了解掌握杏轩处方用药的经验，《并按》的按语十分重视对方药作用的剖析，特别指出程氏对于复杂病变数方同用所取得的效应，如困服参苓白术散，夜服地黄丸治愈了妇女带下；早用四阴煎，晚用淡养胃气，甘益脾阴之方，治愈了内伤经闭症等。在“族人联开休息痢，症治奇验”一案中，按语还专门赞扬了杏轩一味鸦胆子治愈了叶天士也认为“最难愈”的休息痢，表现了《并按》作者对有效单方草药的重视。正所谓“治方无论大小，单复，在于求其一效耳”。

3. 精思明辨，不掩瑕疵。李济仁先生在高等医药院校行医、执教几十年，凭借其扎实的中医理论素养和十分丰富的中医临床经验，对《杏轩医案》的得失也进行了认真恰如其分的辨析。《并按》一如杏轩之实事求是，对好处拍案叫绝，对瑕疵不加掩饰。一方面“药症相符故获良效”。“选药精当，配伍周全”、“堪为后医者范”等赞誉之词比比皆是，另一方面，“尚待商榷”、“似嫌欠妥”“何为如此，吾之不明矣”等质疑、商讨，甚至批评的语言亦屡见不鲜。如《并按》在为“黄就唐表兄脘痛呕吐，危证治验”案作注时，引近代名医秦伯未《谦斋医学讲稿·论肝》中提出肝郁与肝气不同的理论，指出杏轩在该案中既言“木郁达土”又论“肝气棋逆”，将两者混为一谈，似有不妥，值得研究；在“许月翁令爱齿衄”治案中，《并按》更明确指出杏轩解释犀角能止齿衄的原因是“戴角者无上齿，阳明之血脉，上贯于角，齿衄用之辄应……”的说法，“义近乎玄，尚待商榷”。夫为医者，慕古则失之，纵泥古又失之拖，而《并按》既能以古为师，又能间出新意，指出不足，实堪为校按医书之典范。

该书亦有不足之处，一是有些案的按语面面俱到，过于冗长；二是还有一些在按语中应该加以强调的内容，没有能够突出。如为了弄清产后重用寒凉药是否影响生育，杏轩对静亭翁夫人追访了二十年之久，知其数生子女而明真谛；为探求噎膈的病机诊断和施治规律，杏轩又随访了噎膈患者梅文彩达十年之久等，充分说明程氏对患者极端负责精神和一丝不苟的治学态度。这些内容，《并按》就未能予以充分阐发，提醒读者注意，而这种长期追访病人，并予翔实记录，在《杏轩医案》以前是绝无仅有的。当然，瑕不掩瑜，《并按》的问世，无论对于近代医案的编写，还是对古医案的研究都会产生良好的促进作用，并将极大地有惠于广大医临床工作者和中医院校学生。